Guida completa

dell'ausiliario

di puericultura

MANU SEKODI

Indice dei contenuti

Conclusione generale

Capitolo 1:
Introduzione alla professione di assistente all'infanzia

Le origini e lo sviluppo della professione di assistente all'infanzia

Le origini della professione di assistente all'infanzia risalgono all'inizio del XX secolo, un periodo in cui l'assistenza pediatrica era ancora poco sviluppata e i bambini ricoverati in ospedale erano spesso assistiti da volontari non formati. A quel tempo, la mortalità infantile era elevata e gli ospedali non disponevano di personale specificamente formato per occuparsi dei piccoli pazienti.

• Gli inizi informali del sostegno ai bambini in ospedale:
All'inizio del XX secolo, le donne volontarie, spesso membri di congregazioni religiose o di associazioni caritatevoli, iniziarono a prestare assistenza ai bambini in ospedale. Queste donne, spinte da uno spirito altruistico, sostenevano i piccoli pazienti offrendo loro cure di base, calore umano e attenzione. Si resero subito conto dell'importanza di una presenza premurosa per il benessere dei bambini malati.

• La graduale professionalizzazione della professione :
Con la crescente necessità di cure pediatriche e l'aumento della complessità delle patologie infantili, l'assistenza ai bambini ricoverati è diventata un problema di salute pubblica. È diventato chiaro che erano necessari professionisti appositamente formati per fornire un'assistenza di qualità e soddisfare le esigenze specifiche dei piccoli pazienti. Di conseguenza, gli assistenti all'infanzia hanno cominciato gradualmente ad essere riconosciuti come attori chiave nel campo della salute dei bambini.

• I primi corsi di formazione specifici :
Negli anni '40 e '50, la professione di assistente all'infanzia iniziò a prendere forma con l'introduzione di corsi di formazione specifici. L'obiettivo di questi corsi era di dotare i futuri

professionisti delle conoscenze e delle competenze necessarie per assistere i bambini e i neonati malati. I programmi di formazione comprendevano lezioni teoriche e pratiche sull'igiene, la prevenzione delle infezioni, l'alimentazione dei bambini e dei neonati e il primo soccorso.

- Riconoscimento e integrazione nelle strutture di assistenza:

Con lo sviluppo della professione di ausiliario per l'infanzia, gli ausiliari sono stati riconosciuti come professionisti della salute a tutti gli effetti. Il loro ruolo nelle strutture sanitarie è stato ufficialmente riconosciuto e sono stati integrati nei team medici di ospedali, cliniche, reparti di maternità, asili nido e altre strutture di assistenza all'infanzia. Il loro contributo essenziale alla cura dei bambini malati e alla prevenzione delle malattie infantili è stato pienamente riconosciuto.

- L'evoluzione della professione nel tempo:

Nei decenni successivi, la professione di assistente all'infanzia ha continuato ad evolversi in risposta alle nuove sfide della salute dei bambini e alle mutate esigenze delle famiglie. Gli assistenti di nido hanno sviluppato nuove competenze per soddisfare le esigenze specifiche dei bambini in situazioni vulnerabili, dei neonati prematuri e dei bambini con disabilità, nonché per fornire cure palliative pediatriche.

Oggi gli assistenti di nido svolgono un ruolo essenziale nell'assistenza generale di bambini e neonati, in collaborazione con altri professionisti della salute. Il loro impegno nella cura e nel sostegno dei bambini e delle famiglie li rende protagonisti nel campo della salute infantile. La loro professionalità e dedizione contribuiscono a migliorare la salute e il benessere dei piccoli pazienti e testimoniano un'evoluzione significativa rispetto ai modesti inizi della professione, all'inizio del XX secolo.

L'evoluzione del ruolo dell'assistente all'infanzia nel corso del tempo è stata caratterizzata da cambiamenti significativi nelle responsabilità, nelle competenze e nelle aree di intervento. Nel corso dei decenni, la professione è stata in grado di adattarsi alle mutevoli esigenze della salute dei bambini e agli sviluppi della società, diventando un pilastro essenziale nell'assistenza globale di bambini e neonati.

- Dal supporto informale alla professionalizzazione:
All'inizio del XX secolo, il ruolo della baby-sitter era informale e volontario. Le donne premurose si offrivano volontariamente per assistere i bambini in ospedale, offrendo loro le cure di base e il calore umano. Con l'aumento della necessità di assistenza pediatrica, la professione è diventata più professionale e le assistenti all'infanzia sono state formate per fornire un'assistenza specifica e di alta qualità a bambini e neonati.

- Copertura dell'assistenza di base :
Nei primi tempi, il ruolo dell'assistente all'asilo nido si concentrava principalmente sulle cure di base, come l'igiene, il conforto, l'alimentazione e il cambio del pannolino. Le ausiliarie erano responsabili di assistere i bambini malati e di soddisfare le loro esigenze di base.

- Sviluppo di competenze tecniche e mediche:
Nel corso del tempo, le assistenti all'infanzia hanno ampliato il loro campo d'azione per includere compiti tecnici e medici. Sono state formate per somministrare farmaci, rilevare i segni vitali, fornire cure specifiche (medicazioni, iniezioni) e accompagnare i bambini alle visite mediche.

- Specializzazione in alcune aree di assistenza:
Con il progresso della medicina e delle pratiche sanitarie, le assistenti all'infanzia hanno avuto l'opportunità di specializzarsi in determinate aree di cura, come la neonatologia, la pediatria specializzata, la terapia intensiva pediatrica, le cure palliative, ecc. Queste specializzazioni consentono di fornire un'assistenza personalizzata ai bambini con esigenze specifiche.

- Promozione della salute e prevenzione delle malattie:
Oltre all'assistenza curativa, il ruolo degli assistenti di cura si è ampliato per includere la promozione della salute e la prevenzione delle malattie. Svolgono un ruolo cruciale nell'educazione alla salute dei bambini e delle famiglie, fornendo consigli sull'alimentazione, l'igiene e le vaccinazioni, e sensibilizzando sulle buone pratiche sanitarie.

- Collaborazione interdisciplinare e ruolo nel team di cura:
Oggi gli assistenti all'infanzia lavorano a stretto contatto con altri professionisti della salute in team multidisciplinari. Contribuiscono attivamente alla cura complessiva dei bambini,

apportando la loro competenza specifica e la conoscenza delle esigenze dei piccoli pazienti.

- Supporto emotivo e sostegno alle famiglie :
Oltre a fornire un'assistenza tecnica, le assistenti di cura svolgono un ruolo essenziale nel fornire un supporto emotivo ai bambini e alle loro famiglie. Sono attenti alle esigenze emotive dei bambini ricoverati e forniscono un sostegno caldo e confortante alle famiglie in questo momento difficile.

In conclusione, l'evoluzione del ruolo dell'assistente di nido nel corso del tempo è stata caratterizzata da una crescente professionalizzazione e da un ampliamento delle competenze per rispondere alle mutate esigenze della salute dei bambini. Gli assistenti di nido sono oggi professionisti riconosciuti e indispensabili nella cura generale dei bambini e dei neonati, contribuendo con la loro esperienza, compassione e dedizione a migliorare la salute e il benessere dei piccoli pazienti.

Compiti e responsabilità dell'assistente all'infanzia

La descrizione dettagliata delle mansioni e dei compiti quotidiani di un assistente all'infanzia varia a seconda del contesto lavorativo e del settore sanitario in cui opera. Tuttavia, ecco un elenco generale dei principali compiti e mansioni che caratterizzano questa professione:
- Assistenza ai bambini e ai neonati :
  - Fornire assistenza igienica (lavaggio, bagno, cambio) a neonati e bambini.
  - Assicurare il comfort e il benessere dei piccoli pazienti, fornendo calore e affetto.
  - Aiutare i bambini nelle attività quotidiane (vestirsi, mangiare, ecc.).
  - Monitorare il suo stato di salute e riferire eventuali cambiamenti all'équipe medica.

- Somministrazione di farmaci:
  - Preparare e somministrare farmaci in conformità alle prescrizioni mediche.
  - Monitorare gli effetti dei farmaci e informare il team di cura.

- Gestire le scorte di farmaci e garantire la tracciabilità della somministrazione.

- Collaborazione nel monitoraggio medico :
    - Misurare i segni vitali dei bambini (temperatura, polso, respirazione, pressione sanguigna).
    - Partecipare alle visite mediche e monitorare la salute dei pazienti.
    - Assistenza per ulteriori esami (esami del sangue, radiografie, ecc.).

- Supporto psicologico ed emotivo:
    - Fornire supporto emotivo ai bambini e alle loro famiglie durante la degenza in ospedale.
    - Creare un ambiente rassicurante e sicuro per i giovani pazienti.
    - Comunica con gentilezza ed empatia per dissipare le preoccupazioni.

- Prevenzione ed educazione alla salute :
    - Sensibilizzare i genitori sull'importanza delle buone pratiche sanitarie per i loro figli.
    - Promuovere l'allattamento al seno e fornire consigli sull'alimentazione infantile.
    - Partecipa alle campagne di prevenzione (vaccinazioni, igiene, prevenzione degli infortuni).

- Osservazioni e trasmissioni :
    - Tenga d'occhio la salute dei bambini e faccia attenzione a eventuali segni di deterioramento.
    - Registra le osservazioni e gli eventi importanti nella cartella clinica del paziente.
    - Assicurarsi che le informazioni rilevanti vengano trasmesse al team di assistenza quando viene sollevato.

- Trattamento specifico in base alla patologia:
    - Adattare l'assistenza alle patologie specifiche dei bambini (diabete, asma, ecc.).
    - Assistere i bambini con disabilità nelle attività della vita quotidiana.
    - Garantire il benessere dei bambini e dei neonati prematuri ricoverati in neonatologia.

15

- Gestione dei materiali e delle attrezzature:
  - Assicurare la pulizia e la disinfezione delle apparecchiature mediche utilizzate.
  - Gestire e mantenere le attrezzature necessarie per la cura dei bambini.
  - Rispettare le regole igieniche per prevenire le infezioni nosocomiali.

- Lavorare in un team multidisciplinare:
  - Lavorare a stretto contatto con infermieri, medici, infermieri, assistenti sanitari e altri professionisti della salute.
  - Partecipare alle riunioni di sintesi e trasmettere le informazioni ai vari membri del team.

- Formazione continua e aggiornamento delle conoscenze:
  - Partecipare a corsi di formazione per perfezionare nuove tecniche di cura.
  - Tenersi al corrente dei progressi medici e delle buone pratiche di assistenza all'infanzia.

Questi compiti e mansioni quotidiane dell'assistente di nursery riflettono l'importanza del loro ruolo nell'assistenza generale di bambini e neonati. La loro professionalità, empatia e dedizione contribuiscono a garantire il benessere e la sicurezza dei piccoli pazienti, oltre a sostenere le famiglie durante i periodi di ospedalizzazione o di cure mediche.

Il coinvolgimento dell'assistente di asilo nido nella cura dei neonati e dei bambini piccoli è essenziale per garantire il loro benessere e lo sviluppo ottimale. Grazie alla loro esperienza nell'assistenza pediatrica, gli assistenti di nido svolgono un ruolo chiave nella cura complessiva dei bambini, lavorando a stretto contatto con altri professionisti della salute. Il loro coinvolgimento si concretizza in diverse azioni e responsabilità:

- Cura dell'igiene e del comfort:
  Gli assistenti di nido assicurano l'igiene e il comfort dei neonati e dei bambini piccoli. Sono responsabili del bagno, del cambio, della vestizione, dell'alimentazione e dell'assistenza nelle attività quotidiane. Creano un ambiente caldo e sicuro per i bambini, contribuendo al loro sviluppo fisico ed emotivo.

- Monitoraggio della salute :

Gli assistenti di nido monitorano attentamente lo stato di salute dei neonati e dei bambini affidati alle loro cure. Prendono i parametri vitali, osservano i segni di disagio o malessere e informano il team medico di qualsiasi cambiamento significativo. La loro vigilanza consente di individuare precocemente i problemi di salute e di reagire rapidamente, se necessario.

- Somministrazione di farmaci e assistenza:

Sotto la supervisione di un professionista sanitario, agli assistenti all'infanzia può essere richiesto di somministrare farmaci ai bambini in base alle prescrizioni mediche. Forniscono anche cure specifiche, come medicazioni, prelievi di sangue o iniezioni, in conformità ai protocolli stabiliti.

- Cura dei neonati e dei prematuri:

In neonatologia, gli assistenti di nursery sono particolarmente coinvolti nella cura dei neonati e dei prematuri. Aiutano a monitorare e sostenere i neonati prematuri, prestando particolare attenzione al loro sviluppo e al loro benessere nelle unità di terapia intensiva.

- Supporto psicologico ed emotivo:

Gli assistenti di nido svolgono un ruolo cruciale nel fornire supporto psicologico ed emotivo ai bambini e alle loro famiglie durante il ricovero in ospedale o le visite mediche. La loro presenza premurosa e confortante aiuta ad alleviare le preoccupazioni e a creare un ambiente favorevole alla guarigione.

- Sensibilizzazione all'igiene e alla prevenzione:

Le assistenti all'infanzia svolgono un ruolo attivo nel sensibilizzare i genitori sulle buone pratiche di igiene e prevenzione per i loro bambini. Forniscono consigli sull'allattamento al seno, sulle vaccinazioni, su una dieta equilibrata e sulla prevenzione degli incidenti domestici.

- Collaborazione all'interno del team di cura:

Gli assistenti di nido lavorano a stretto contatto con altri professionisti della salute, come infermieri, infermiere, medici e psicologi, come parte di team multidisciplinari. Partecipano a riunioni di sintesi e trasmettono informazioni per garantire che i bambini ricevano un'assistenza completa e coerente.

In breve, il coinvolgimento delle ausiliarie dell'asilo nido nella cura dei neonati e dei bambini piccoli è multiforme ed essenziale per garantire il loro benessere fisico, psicologico ed emotivo. La loro professionalità, empatia e dedizione contribuiscono a creare un ambiente di cura adatto alle esigenze specifiche dei bambini e a sostenere le famiglie in quello che a volte può essere un momento difficile.

L'importanza degli assistenti all'infanzia nel settore sanitario

Il ruolo dell'assistente di nursery all'interno dell'équipe medica è essenziale e riconosciuto come cruciale nella cura complessiva di bambini e neonati. Gli assistenti di nido svolgono un ruolo complementare e interdisciplinare all'interno dell'équipe medica, mettendo a disposizione la loro esperienza specifica nell'assistenza pediatrica e contribuendo a garantire la qualità e l'efficacia dei servizi sanitari per i piccoli pazienti.

- Assistenza specializzata per i bambini :
  Gli assistenti di nido hanno una formazione specifica per la cura dei bambini e dei neonati. La loro esperienza nell'assistenza ai piccoli pazienti li rende una parte indispensabile dell'équipe medica, in quanto sono in grado di rispondere alle esigenze specifiche dei bambini e di adattare le cure in base all'età, allo sviluppo e alla patologia.

- Assistenza completa per i bambini :
  Come parte dell'équipe medica, gli assistenti di nursery svolgono un ruolo attivo nella cura generale dei bambini, in collaborazione con infermieri, infermiere, medici e altri professionisti della salute. Contribuiscono a garantire un approccio globale all'assistenza, tenendo conto delle esigenze fisiologiche, psicologiche ed emotive dei piccoli pazienti.

- Monitoraggio della salute dei bambini :
  Gli assistenti di nido svolgono un ruolo cruciale nel monitorare la salute dei bambini e nel rilevare precocemente qualsiasi cambiamento significativo. Prendono i parametri vitali, osservano i segni clinici e segnalano qualsiasi anomalia al team medico per un trattamento rapido e appropriato.

- Supporto psicologico ed emotivo:

Nell'ambito del loro ruolo di supporto, gli assistenti di cura forniscono un sostegno psicologico ed emotivo ai bambini e alle loro famiglie. La loro presenza premurosa e confortante aiuta a rassicurare i piccoli pazienti e a promuovere il loro benessere emotivo durante il soggiorno in ospedale o le visite mediche.

- Comunicazione con le famiglie :

Le assistenti del nido svolgono anche un ruolo importante nella comunicazione con le famiglie. Sono in contatto regolare con i genitori dei bambini ricoverati, informandoli sullo stato di salute del loro bambino e sulle cure fornite, e rispondendo alle loro domande e preoccupazioni.

- Prevenzione ed educazione alla salute :

Le assistenti all'infanzia svolgono un ruolo attivo nella prevenzione delle malattie e nell'educazione alla salute dei bambini e delle loro famiglie. Forniscono consigli sull'allattamento al seno, su una dieta equilibrata, sulle vaccinazioni, sulle misure igieniche e sulla prevenzione degli incidenti domestici.

- Gestione dei materiali e delle attrezzature:

In quanto parte del team medico, gli assistenti di cura sono anche responsabili della gestione e della manutenzione delle attrezzature mediche utilizzate per la cura dei bambini. Si assicurano che le attrezzature siano pulite e disinfettate e che le procedure eseguite siano tracciabili.

In breve, il ruolo dell'assistente di cura all'interno dell'équipe medica è fondamentale per garantire un'assistenza di alta qualità a bambini e neonati. La loro competenza, la loro dedizione e la collaborazione con gli altri operatori sanitari contribuiscono a garantire che i piccoli pazienti ricevano un'assistenza appropriata, sicura ed efficace, sostenendo le famiglie in un momento che può essere difficile.

Gli assistenti di nido svolgono un ruolo chiave nell'assistenza generale dei bambini e delle loro famiglie. La loro presenza e le loro competenze sono essenziali per garantire un'assistenza di qualità, il calore e il supporto indispensabile per tutta la salute dei piccoli pazienti. Ecco come l'assistente di nursery svolge un ruolo chiave nell'assistenza generale:

- Competenze specialistiche in pediatria:
    Gli assistenti di nursery hanno una formazione specifica per l'assistenza ai bambini e ai neonati. La loro esperienza nell'assistenza ai piccoli pazienti consente loro di adattare l'assistenza all'età, allo sviluppo e alle esigenze specifiche di ciascun bambino. Conoscono le particolarità dell'assistenza pediatrica e sono sensibili agli aspetti psicologici ed emotivi della salute dei bambini.

- Prendersi cura delle esigenze di base dei bambini:
    Gli assistenti di nursery sono responsabili dell'igiene, del comfort, dell'alimentazione e della vita quotidiana dei bambini. Si assicurano che vengano soddisfatte le esigenze essenziali dei piccoli pazienti, contribuendo così al loro benessere fisico ed emotivo.

- Monitoraggio della salute e diagnosi precoce :
    Gli assistenti di nido svolgono un ruolo cruciale nel monitoraggio della salute dei bambini. Prendono i parametri vitali, osservano i segni clinici e segnalano qualsiasi anomalia al team medico. La loro vigilanza consente di individuare precocemente i problemi di salute, favorendo un intervento rapido e appropriato, se necessario.

- Guida e supporto emotivo per le famiglie:
    Il ricovero in ospedale o le visite mediche possono essere fonte di ansia per i bambini e le loro famiglie. Gli assistenti di cura forniscono un sostegno emotivo ai piccoli pazienti, offrendo una presenza confortante e premurosa. Agiscono anche come intermediari tra i genitori e l'équipe medica, fornendo informazioni sullo stato di salute del bambino e rispondendo alle domande e alle preoccupazioni delle famiglie.

- Prevenzione delle malattie ed educazione alla salute:
    Le assistenti di asilo nido svolgono un ruolo attivo nella prevenzione delle malattie infantili, fornendo consigli sull'allattamento al seno, sull'alimentazione equilibrata, sulle vaccinazioni, sulle misure igieniche e sulla prevenzione degli incidenti domestici. Educano le famiglie sulle buone pratiche sanitarie per promuovere il benessere e la sicurezza dei bambini.

- Lavorare con il team medico:

Gli assistenti di nido lavorano a stretto contatto con altri professionisti della salute in team multidisciplinari. Il loro contributo è essenziale per garantire un'assistenza completa e coerente ai bambini e ai neonati. Partecipano alle riunioni di riepilogo e alla trasmissione di informazioni per garantire la continuità delle cure.

- Gestione dei materiali e delle attrezzature:

Gli assistenti di nido sono anche responsabili della gestione e della manutenzione delle attrezzature mediche utilizzate per la cura dei bambini. Si assicurano che le attrezzature siano pulite e disinfettate, contribuendo così a prevenire le infezioni nosocomiali.

In breve, il ruolo chiave dell'ausiliario dell'asilo nido nell'assistenza generale ai bambini e alle famiglie si riflette nella sua esperienza nell'assistenza pediatrica, nella sua presenza confortante, nel suo sostegno emotivo e nella sua collaborazione con l'équipe medica. La loro dedizione e professionalità contribuiscono a garantire il benessere e la sicurezza dei piccoli pazienti, fornendo al contempo un sostegno essenziale alle famiglie in un momento che può essere difficile.

Competenze e qualità necessarie per diventare assistente all'infanzia

Gli assistenti all'infanzia hanno bisogno di una serie di **competenze tecniche e interpersonali per avere** successo nella loro professione. Queste competenze consentono loro di fornire un'assistenza di qualità a neonati e bambini piccoli, stabilendo al contempo un rapporto di fiducia con i pazienti e le loro famiglie. Ecco alcune delle competenze tecniche e interpersonali essenziali per un assistente all'infanzia:

Competenze tecniche essenziali :
- Cura dell'igiene: gli assistenti di nido devono padroneggiare le tecniche di cura dell'igiene per i neonati e i bambini, compresi il bagno, il cambio e la cura del corpo.

- Somministrazione di farmaci: Devono essere in grado di preparare e somministrare i farmaci in base alle prescrizioni mediche, rispettando i protocolli di sicurezza.

- Monitoraggio della salute: devono prendere i segni vitali, osservare i segni clinici ed essere in grado di rilevare qualsiasi cambiamento significativo nello stato di salute del bambino.

- Assistenza specifica: gli assistenti infermieristici devono essere formati per fornire alcuni tipi specifici di assistenza, come medicazioni, prelievi di sangue, iniezioni, ecc.

- Uso di apparecchiature mediche: devono essere competenti nell'uso e nella manutenzione delle apparecchiature mediche necessarie per la cura dei bambini.

Competenze interpersonali essenziali:
- Empatia: gli assistenti all'infanzia devono mostrare empatia nei confronti dei bambini e delle loro famiglie, comprendendo e condividendo lo loro emozioni e preoccupazioni.

- Comunicazione: devono essere in grado di comunicare in modo chiaro, rispettoso e simpatico con i bambini, i genitori e gli altri membri del team medico.

- Capacità di ascolto: devono ascoltare le esigenze dei pazienti e delle loro famiglie, prestando particolare attenzione alle preoccupazioni e alle domande che possono sorgere.

- Pazienza: lavorare con i bambini a volte può essere impegnativo. Gli assistenti all'infanzia devono quindi essere pazienti e calmi per garantire il comfort dei bambini e gestire le situazioni difficili.

- Collaborazione: devono essere in grado di lavorare come parte di un team e di collaborare strettamente con altri professionisti sanitari per garantire un'assistenza completa e coerente al paziente.

- Senso di iniziativa: gli assistenti di asilo nido devono essere proattivi nel loro lavoro ed essere in grado di prendere l'iniziativa per garantire il benessere dei bambini e anticipare le loro esigenze.

- Discrezione: devono esercitare discrezione e rispettare la riservatezza delle informazioni del paziente.

Queste competenze tecniche e interpersonali sono essenziali affinché gli assistenti all'infanzia possano svolgere il loro lavoro in modo professionale, comprensivo ed efficace. La loro capacità di combinare le competenze tecniche con le qualità interpersonali consente loro di fornire un'assistenza di alta qualità, offrendo al contempo un sostegno essenziale ai bambini e alle loro famiglie in un momento che a volte può essere difficile.

Lo sviluppo personale e professionale è fondamentale per gli assistenti di asilo nido, al fine di migliorare la loro pratica e garantire un'assistenza efficace ai neonati e ai bambini. Ciò comporta un processo continuo di apprendimento, riflessione e miglioramento delle competenze tecniche e interpersonali. Ecco come lo sviluppo personale e professionale può contribuire a una pratica efficace per gli assistenti di nido:

- Formazione continua: partecipare a corsi di formazione regolari permette alle assistenti all'infanzia di tenersi aggiornate sui progressi medici, sulle nuove tecniche di assistenza e sui protocolli sanitari. La formazione continua consente loro di aggiornare le proprie conoscenze e di sviluppare nuove competenze, migliorando la qualità dell'assistenza fornita.

- Autovalutazione: gli assistenti di cura possono impegnarsi in un processo di autovalutazione delle loro competenze e del loro comportamento professionale. Ciò consente loro di rendersi conto dei propri punti di forza e di debolezza e di lavorare sulle aree da migliorare.

- Supervisione e feedback: gli assistenti di asilo nido possono beneficiare della supervisione e del feedback dei loro colleghi o dei responsabili di linea. Questi scambi costruttivi aiutano a identificare i punti di forza e le aree di miglioramento, per garantire una pratica professionale più efficace.

- Sviluppare le competenze interpersonali: lavorare sulle competenze interpersonali come l'empatia, la comunicazione e l'ascolto attivo migliora la qualità della relazione con i bambini e le loro famiglie. Una comunicazione buona ed efficace favorisce la fiducia e il comfort del paziente, che è essenziale per una cura globale di successo.

- Stress e gestione emotiva: lavorare come assistente all'infanzia può essere emotivamente impegnativo. Sviluppare strategie per gestire lo stress e prevenire il burnout è essenziale per mantenere una pratica efficace e il benessere personale.

- Lavorare come parte di un team: una collaborazione efficace all'interno del team medico migliora il coordinamento delle cure e la qualità della gestione del paziente. Gli assistenti infermieristici devono essere in grado di lavorare come parte di un team, scambiando informazioni rilevanti con altri professionisti sanitari e contribuendo attivamente alle riunioni di revisione.

- Sviluppare competenze specifiche: gli assistenti di nido possono scegliere di sviluppare competenze specifiche in aree come la neonatologia, le cure palliative o la pediatria specializzata. Queste competenze specialistiche consentono di rispondere meglio alle esigenze di determinate categorie di pazienti.

Sviluppando le loro competenze tecniche e interpersonali e investendo nel loro sviluppo personale e professionale, le assistenti all'infanzia possono migliorare la loro pratica e offrire un'assistenza di alta qualità a bambini e neonati. Questo approccio aiuta anche ad aumentare la soddisfazione sul lavoro e il senso di realizzazione professionale, favorendo così una carriera soddisfacente nell'assistenza all'infanzia.

Quadro legislativo e normativo per la professione

Il lavoro degli assistenti di asilo nido è regolato da **norme e standard** che mirano a garantire la qualità e la sicurezza dell'assistenza fornita a neonati e bambini. Queste regole sono in vigore per garantire il rispetto dei diritti dei pazienti e per definire il quadro giuridico all'interno del quale gli assistenti di nido svolgono le loro mansioni. Ecco le principali normative e standard che regolano il lavoro degli assistenti d'infanzia:

- Diploma e qualifiche: per lavorare come assistente all'infanzia, deve ottenere un diploma statale di assistente all'infanzia (DEAP) rilasciato da istituti di formazione approvati. Questo diploma certifica che l'assistente all'infanzia è qualificata per esercitare legalmente questa professione.

- Codice etico: gli assistenti infermieristici sono vincolati da un codice etico che definisce i principi etici e professionali da seguire nell'esercizio della loro professione. Questo codice mira a garantire riservatezza, dignità, integrità e benevolenza nell'assistenza ai pazienti.

- Protocolli e buone prassi: gli assistenti di cura devono seguire i protocolli e le buone prassi assistenziali stabilite dalle autorità sanitarie. Questi protocolli definiscono le procedure da seguire per alcuni tipi specifici di assistenza e contribuiscono a garantire la qualità e la sicurezza dei servizi sanitari.

- Responsabilità civile e professionale: gli assistenti di cura devono stipulare un'assicurazione di responsabilità civile professionale che li copra in caso di danni causati ai pazienti nel corso del loro lavoro.
- Lavorare in un team multidisciplinare: gli assistenti infermieristici devono lavorare con altri professionisti della salute in team multidisciplinari. Questa collaborazione è essenziale per un'assistenza completa e coordinata al paziente.

- Igiene e sicurezza: gli assistenti di nido devono rispettare gli standard di igiene e sicurezza nello svolgimento delle loro mansioni. Ciò include il rispetto delle regole di asepsi, la disinfezione delle attrezzature, l'uso di dispositivi di protezione personale, ecc.

- Riservatezza delle informazioni mediche: gli assistenti infermieristici sono tenuti al segreto professionale e alla riservatezza delle informazioni mediche relative ai pazienti. Non possono divulgare informazioni riservate senza il consenso delle persone interessate.

- Diritti dei pazienti e delle famiglie: l'assistente all'infanzia deve rispettare i diritti dei pazienti e delle loro famiglie, compreso il diritto all'informazione, al consenso informato e al processo decisionale in merito alle cure.

Questi regolamenti e standard sono stati stabiliti per garantire una pratica professionale etica, competente e responsabile da parte dell'assistente all'infanzia. Rispettando questi quadri legali ed etici, le assistenti all'infanzia contribuiscono a garantire la sicurezza, il benessere e il comfort dei neonati e dei bambini affidati alle loro cure, nel rispetto dei diritti e della dignità dei pazienti e delle loro famiglie.

Il Codice etico è un insieme di principi e regole etiche che disciplinano la pratica professionale degli assistenti all'infanzia. Questo codice mira a garantire che la professione sia esercitata nel rispetto dei diritti dei pazienti, in modo attento e professionale, preservando la riservatezza delle informazioni mediche. Il rispetto delle regole di condotta professionale è fondamentale per garantire la qualità dell'assistenza e la fiducia dei pazienti e delle loro famiglie negli assistenti all'infanzia. Ecco gli aspetti principali del Codice etico e del rispetto delle regole professionali per gli assistenti all'infanzia:

- Rispetto per l'individuo: gli assistenti infermieristici devono rispettare la dignità, la privacy e la libertà di ogni paziente, mostrando gentilezza e rispetto per la sua integrità fisica e morale.

- Riservatezza: gli assistenti infermieristici sono tenuti al segreto professionale e alla riservatezza delle informazioni mediche relative ai pazienti. Non possono divulgare informazioni riservate senza il consenso delle persone interessate.

- Non discriminazione: gli assistenti infermieristici devono esercitare la loro professione senza discriminazioni, rispettando le differenze culturali, religiose, sociali ed economiche dei pazienti.

- Responsabilità: gli assistenti infermieristici devono esercitare la loro professione con competenza e responsabilità, rispettando le regole professionali stabilite e tenendosi aggiornati sui progressi medici e sulle buone pratiche assistenziali.

- Consenso informato: prima di fornire l'assistenza o il trattamento, l'assistente all'infanzia deve ottenere il consenso informato del paziente o del suo rappresentante legale, informandolo chiaramente sulle procedure da eseguire e sulle implicazioni dell'assistenza.

- Collaborazione e comunicazione: gli assistenti infermieristici devono collaborare con altri professionisti della salute in team multidisciplinari e comunicare con rispetto e simpatia con i pazienti e le loro famiglie.

- Formazione continua: gli assistenti di cura devono impegnarsi in un processo di formazione continua per migliorare le loro competenze e mantenere aggiornate le loro conoscenze.

- Gestire i conflitti di interesse: gli assistenti infermieristici devono evitare i conflitti di interesse che potrebbero minare l'obiettività e l'indipendenza della loro pratica professionale.

- Rifiuto di eseguire atti non etici: gli assistenti infermieristici hanno il dovere di rifiutarsi di eseguire atti non etici o atti che potrebbero danneggiare la salute e la sicurezza dei pazienti.

- Diritti dei pazienti e delle loro famiglie: gli assistenti infermieristici devono rispettare i diritti dei pazienti, compreso il diritto all'informazione, alla privacy, al consenso informato e al processo decisionale in merito alle loro cure.

Aderendo a questi principi etici, le assistenti all'infanzia contribuiscono a garantire una pratica professionale etica, rispettosa e di alta qualità, assicurando al contempo la sicurezza e il benessere dei pazienti e delle loro famiglie. Il Codice etico è una guida essenziale per la condotta professionale dell'assistente all'infanzia e per mantenere la fiducia e il rispetto per questa professione, così importante nella cura dei neonati e dei bambini piccoli.

Sviluppi nella formazione e nei corsi per diventare assistente all'infanzia

La storia dei programmi di formazione per assistenti all'infanzia risale all'inizio del XX secolo. Nel corso degli anni, questi programmi si sono evoluti per soddisfare le mutevoli esigenze del settore sanitario e per garantire che i professionisti dell'assistenza all'infanzia ricevano una formazione completa e adeguata. Ecco una panoramica della storia dei programmi di formazione per assistenti all'infanzia:

- Nascita della professione: la professione di assistente di nido è emersa negli anni '20 in Francia, in risposta alla necessità di formare professionisti specificamente dedicati alla cura e all'assistenza di neonati e bambini piccoli.

- Formazione informale: all'inizio, la formazione degli assistenti all'infanzia era informale e generalmente avveniva sul posto di lavoro, attraverso l'apprendistato e l'osservazione con altri professionisti dell'infanzia.

- Le prime scuole di assistenza all'infanzia: negli anni '40, sono state istituite le prime scuole di assistenza all'infanzia per fornire una formazione più strutturata e formale agli assistenti all'infanzia. Queste scuole iniziarono a offrire programmi di formazione professionale con corsi teorici e pratici.

- Normativa: Nel 1949, in Francia è stato creato il diploma di Stato per assistenti all'infanzia (DEAP) per regolamentare la professione e stabilire gli standard di competenza e formazione per gli assistenti all'infanzia.

- Evoluzione della formazione: nel corso dei decenni, la formazione degli assistenti all'infanzia si è evoluta per includere corsi di fisiologia e patologia infantile, assistenza specifica per i neonati e i bambini piccoli, comunicazione con le famiglie, etica professionale e aspetti psicologici e sociali della salute del bambino.

- Formazione negli istituti di formazione: la formazione degli assistenti all'infanzia è stata gradualmente organizzata in istituti di formazione approvati, con programmi di studio standardizzati e tirocini pratici nei reparti pediatrici e di assistenza all'infanzia.

- Incorporare nuove competenze: con il progresso della medicina e della tecnologia medica, i programmi di formazione hanno incorporato nuove competenze e conoscenze, come le cure palliative, l'assistenza ai bambini disabili e gli aspetti della prevenzione delle malattie infantili.

- Formazione continua: la formazione continua è diventata una parte essenziale della professione di assistente all'infanzia, consentendo ai professionisti di tenersi aggiornati sui progressi medici, sulle nuove pratiche assistenziali e sui cambiamenti delle normative.

- Armonizzazione europea: in Europa, i programmi di formazione per gli assistenti all'infanzia sono stati armonizzati attraverso la creazione di un quadro comune di riferimento delle competenze per garantire il riconoscimento professionale e la mobilità all'interno dell'Unione Europea.

- Miglioramento continuo: i programmi di formazione per gli assistenti di nido continuano ad evolversi per adattarsi alle nuove problematiche sanitarie, alle esigenze della popolazione e ai progressi nel campo della pediatria.

Oggi, la formazione degli assistenti all'infanzia rimane essenziale per garantire un'assistenza di alta qualità ai neonati e ai bambini piccoli, contribuendo al loro benessere e allo sviluppo armonioso. Gli assistenti di nido ricevono una formazione completa e specifica per rispondere alle esigenze particolari di questo particolare gruppo di pazienti e per esercitare la loro professione con professionalità e dedizione.

Le prospettive per gli sviluppi futuri della formazione degli assistenti all'infanzia sono modellate dal progresso medico, dai progressi tecnologici e dai cambiamenti della società. Questi sviluppi mirano a migliorare la qualità dell'assistenza fornita ai neonati e ai bambini piccoli, a potenziare le competenze degli assistenti all'infanzia e ad adattare la formazione alle mutevoli esigenze del settore sanitario. Ecco alcune prospettive sugli sviluppi futuri della formazione degli assistenti all'infanzia:

- Integrazione di nuove tecnologie: La formazione degli assistenti all'infanzia potrebbe integrare maggiormente le nuove tecnologie mediche, come i dispositivi di telemedicina, gli strumenti di monitoraggio remoto dei pazienti e le applicazioni mobili per la gestione delle cure. Questo migliorerebbe l'assistenza complessiva al paziente e la comunicazione tra gli operatori sanitari.

- Specializzazione in aree specifiche: i futuri programmi di formazione potrebbero offrire l'opportunità di specializzarsi in aree specifiche della pediatria, come la neonatologia, le cure palliative pediatriche, la cura dei bambini con disabilità, ecc. Ciò consentirebbe agli assistenti all'infanzia di sviluppare competenze approfondite in settori che li appassionano.

- Formazione interdisciplinare: la formazione degli assistenti all'infanzia potrebbe essere rafforzata attraverso approcci interdisciplinari, incoraggiando la collaborazione con altri professionisti della salute, come pediatri, psicologi, assistenti sociali, ecc. Ciò consentirebbe una migliore comprensione generale delle esigenze dei bambini e un'assistenza più integrata.

- Rafforzare la formazione in psicologia infantile: La comprensione dello sviluppo psicologico ed emotivo dei bambini è essenziale per un'assistenza globale efficace. I futuri programmi di formazione potrebbero porre maggiore enfasi sulla psicologia infantile e sulle abilità interpersonali, per supportare meglio i piccoli pazienti e le loro famiglie.

- Sensibilizzazione sui temi della salute pubblica: gli assistenti di asilo nido potrebbero essere sensibilizzati sui temi della salute pubblica che riguardano i bambini, come la prevenzione delle malattie infantili, la promozione dell'allattamento al seno, l'alimentazione equilibrata, le vaccinazioni, ecc.

- Accesso più facile alla formazione continua: gli sviluppi futuri potrebbero rendere più facile la formazione continua per gli assistenti all'infanzia, offrendo formazione online, moduli di apprendimento interattivi e opportunità di sviluppo professionale regolari.
- Approccio olistico alla salute: i futuri programmi di formazione potrebbero enfatizzare un approccio olistico alla salute, integrando gli aspetti fisiologici, psicologici, sociali ed emotivi del benessere del bambino.

In breve, gli sviluppi futuri della formazione degli assistenti all'infanzia mirano a promuovere una pratica professionale adattata alle esigenze attuali dei bambini e delle famiglie, incorporando i progressi medici e tecnologici e sviluppando competenze specialistiche per un'assistenza completa e di alta qualità. Questi sviluppi consentiranno agli assistenti all'infanzia di svolgere un ruolo ancora più importante nella promozione della salute dei bambini e nell'aiutare i piccoli pazienti a svilupparsi armoniosamente.

Il ruolo dell'assistente all'infanzia nella società

Il lavoro degli assistenti all'infanzia ha un **impatto significativo sulla salute pubblica**. Fornendo un'assistenza completa e di alta qualità a neonati e bambini piccoli, le assistenti all'infanzia contribuiscono a proteggere la salute pubblica fin dalle prime fasi della vita. Ecco alcuni dei principali impatti del lavoro delle assistenti all'infanzia sulla salute pubblica:

- Prevenzione delle malattie infantili: le assistenti di nido svolgono un ruolo essenziale nella prevenzione delle malattie infantili, fornendo consigli sull'allattamento al seno, sull'alimentazione equilibrata, sulle vaccinazioni e sulle misure igieniche. Sensibilizzando i genitori alle buone pratiche sanitarie, contribuiscono a ridurre l'incidenza delle malattie infantili e delle epidemie.

- Individuazione precoce di problemi di salute: gli assistenti di nido sono in prima linea nell'individuare i primi segni di problemi di salute nei neonati e nei bambini. Grazie alla loro vigilanza, possono avvisare gli operatori sanitari di eventuali problemi, consentendo un trattamento precoce e una migliore gestione delle patologie.

- Sostegno ai bambini con disabilità: gli assistenti di asilo nido forniscono un supporto essenziale ai bambini con disabilità, assicurando il loro benessere, facilitando la loro inclusione sociale e contribuendo al loro sviluppo armonioso. Ciò contribuisce a migliorare la qualità della vita di questi bambini e delle loro famiglie.

- Promozione dell'allattamento al seno: le assistenti al nido svolgono un ruolo chiave nella promozione dell'allattamento al seno, che è riconosciuto come benefico per la salute dei neonati e per la prevenzione di alcune malattie infantili. Il loro sostegno e i loro consigli alle madri che allattano al seno contribuiscono ad aumentare i tassi di allattamento al seno e a migliorare la salute dei bambini.

- Sensibilizzazione sulle misure di prevenzione degli incidenti domestici: le assistenti all'infanzia sensibilizzano i genitori sulle misure di prevenzione degli incidenti domestici, come la scelta di giocattoli adatti all'età, l'installazione di dispositivi di sicurezza e il monitoraggio costante dei bambini piccoli. Queste misure aiutano a ridurre il numero di incidenti e lesioni tra i bambini.

- Sostenere le famiglie nel loro ruolo genitoriale: le assistenti all'infanzia forniscono un sostegno emotivo e pratico alle famiglie nel loro ruolo genitoriale, aiutandole a comprendere meglio le esigenze del bambino, fornendo informazioni sulle cure e sulle buone pratiche sanitarie e rassicurandole nei momenti difficili.

- Contribuire alla salute mentale dei bambini: Fornendo un sostegno caloroso e premuroso ai bambini, le assistenti all'infanzia contribuiscono al loro benessere emotivo e allo sviluppo psicosociale. Una salute mentale positiva fin da piccoli favorisce una maggiore realizzazione personale e integrazione sociale in età adulta.

In conclusione, il lavoro delle assistenti all'infanzia ha un impatto significativo sulla salute pubblica, contribuendo alla prevenzione delle malattie infantili, alla diagnosi precoce dei problemi di salute, alla promozione dell'allattamento al seno, alla prevenzione degli incidenti domestici e al sostegno delle famiglie nel loro ruolo genitoriale. Grazie alle loro competenze e alla loro dedizione, le assistenti all'infanzia svolgono un ruolo cruciale per la salute e il benessere dei neonati e dei bambini, contribuendo a costruire una società più sana fin dalla più tenera età.

Gli assistenti di asilo nido svolgono un ruolo essenziale nel **contribuire all'educazione e al benessere dei bambini**. La loro presenza e il loro sostegno premuroso ai neonati e ai bambini piccoli hanno un impatto positivo sul loro sviluppo fisico, emotivo, sociale e intellettuale. Ecco come gli assistenti di asilo nido contribuiscono all'educazione e al benessere dei bambini:

- Stimolare lo sviluppo motorio: le assistenti di nido sono formate per incoraggiare lo sviluppo motorio dei bambini, offrendo loro giochi e attività adatti all'età. Incoraggiano il movimento, la manipolazione e la scoperta per rafforzare le capacità motorie dei bambini.

- Incoraggiare lo sviluppo cognitivo: gli assistenti di asilo nido offrono attività di apprendimento precoce che stimolano lo sviluppo cognitivo dei bambini. Li incoraggiano ad esplorare il loro ambiente, a scoprire nuove consistenze, colori e forme e a sviluppare la loro curiosità e creatività.

- Incoraggiare la comunicazione e il linguaggio: le assistenti al nido comunicano regolarmente con i bambini, parlando con loro, cantando filastrocche e incoraggiandoli a balbettare. Questa interazione regolare incoraggia i bambini a sviluppare le loro capacità linguistiche.

• Sostenere lo sviluppo emotivo: le assistenti al nido offrono un ambiente sicuro e attento in cui i bambini possono esprimere le loro emozioni e i loro bisogni. Sono attenti ai segnali di disagio e di malessere e offrono sostegno emotivo ai bambini che ne hanno bisogno.

• Promuovere l'indipendenza: le assistenti al nido incoraggiano l'indipendenza dei bambini consentendo loro di fare scelte adeguate all'età, aiutandoli a svolgere semplici compiti quotidiani e premiando i loro risultati.

• Incoraggiare la socializzazione: le assistenti del nido creano opportunità di gioco di gruppo e di interazione con altri bambini, il che incoraggia la socializzazione e l'apprendimento di abilità sociali.

• Sensibilizzazione alle regole igieniche: gli assistenti di asilo nido insegnano ai bambini le regole igieniche di base, come lavarsi le mani prima dei pasti e dopo aver usato la toilette, il che aiuta a prevenire infezioni e malattie.

• Incoraggiare abitudini di vita sane: l'assistente all'infanzia incoraggia abitudini di vita sane in termini di alimentazione, sonno e attività fisica, che sono essenziali per una crescita e uno sviluppo armoniosi.

• Rassicurare le famiglie: le assistenti di nido svolgono anche un ruolo di supporto per le famiglie, informandole sulle cure prestate ai loro figli, rispondendo alle loro domande e rassicurandole sul loro ruolo di genitori.

In conclusione, le assistenti di asilo nido svolgono un ruolo essenziale nell'educazione e nel benessere dei bambini, fornendo loro un ambiente sicuro e stimolante in cui possono sviluppare le loro capacità fisiche, emotive, cognitive e sociali. La loro presenza premurosa e il loro sostegno attento contribuiscono a creare un ambiente in cui i bambini possono crescere fin dai primi anni di vita.

Capitolo 2:
Formazione e qualifiche

Percorsi di accesso alla professione di assistente all'infanzia

La formazione iniziale degli assistenti all'infanzia avviene generalmente in istituti di formazione specializzati, noti come scuole per assistenti all'infanzia. Queste scuole sono accreditate dalle autorità sanitarie e offrono programmi di formazione completi e rigorosi per preparare i futuri assistenti all'infanzia a esercitare la loro professione con competenza e professionalità. Ecco come funziona in genere la formazione iniziale per diventare assistente all'infanzia in un istituto scolastico:

- Prerequisiti e ammissione: per iscriversi a una scuola per assistenti d'infanzia, i candidati devono generalmente avere almeno 17 anni e superare un esame di ammissione che valuta le loro conoscenze e la loro motivazione per la professione.

- Durata della formazione: la formazione iniziale presso una scuola per assistenti d'infanzia dura generalmente un anno, ma può variare da Paese a Paese e da istituto a istituto.

- Corsi teorici: gli studenti assistenti d'infanzia seguono corsi teorici che coprono una serie di argomenti, come la fisiologia e la patologia infantile, la cura dei neonati e dei bambini piccoli, l'educazione sanitaria, l'etica e la deontologia, la comunicazione e le relazioni con le famiglie, la legislazione sul lavoro, ecc.

- Tirocini pratici: la formazione presso una scuola per assistenti d'infanzia comprende anche tirocini pratici in reparti pediatrici, asili nido, reparti di maternità, servizi di protezione materna e infantile, ecc. Questi tirocini consentono agli studenti di fare esperienza sul campo e di mettere in pratica le loro conoscenze teoriche.

- Valutazione: Gli studenti assistenti d'infanzia vengono valutati durante la loro formazione, sia durante le lezioni teoriche che durante i tirocini pratici, per garantire che acquisiscano le competenze necessarie per esercitare la loro professione in modo efficace e sicuro.

- Supporto didattico: gli studenti ricevono un supporto didattico da parte di insegnanti esperti e professionisti della salute. L'obiettivo è quello di sostenere gli studenti nel loro apprendimento e aiutarli a superare le difficoltà che possono incontrare.

- Diplôme d'État d'auxiliaire de puériculture: al termine della formazione, gli studenti assistenti d'infanzia sostengono un esame finale per convalidare la loro competenza nell'esercizio della professione. Se lo superano, ricevono il Diplôme d'Etat d'auxiliaire de puériculture (DEAP), che certifica le loro qualifiche professionali.

La formazione iniziale negli istituti scolastici prepara i futuri assistenti all'infanzia a esercitare la loro professione in una varietà di contesti sanitari e di assistenza all'infanzia. Mira a fornire loro le conoscenze e le competenze tecniche e interpersonali necessarie per offrire un'assistenza di qualità a neonati e bambini piccoli, nel rispetto dei principi etici e deontologici della professione. Questa formazione fornisce una solida base per una carriera soddisfacente e gratificante nell'assistenza alla prima infanzia.

L'apprendistato per diventare assistente all'infanzia è un'alternativa alla formazione iniziale negli istituti scolastici. L'apprendistato offre un approccio pratico all'insegnamento, consentendo ai discenti di combinare lo studio teorico con l'esperienza pratica sul campo. Ecco come funziona un apprendistato per diventare assistente all'infanzia:

- Contratto di apprendistato: i futuri assistenti all'infanzia firmano un contratto di apprendistato con una struttura sanitaria, un asilo nido, un ospedale di maternità o un reparto pediatrico. Questo contratto stabilisce i diritti e i doveri dell'apprendista, nonché gli impegni formativi del datore di lavoro.

- Corsi teorici: gli assistenti all'infanzia apprendisti seguono corsi teorici presso un centro di formazione per apprendisti (CFA) o una scuola specializzata. Questi corsi coprono le stesse aree della formazione iniziale in un istituto scolastico, come la fisiologia infantile, l'assistenza specifica ai neonati, l'etica professionale, ecc.

- Periodi alternati nelle aziende: i tirocini alternano periodi di formazione teorica nel CFA e periodi di lavoro pratico nelle aziende. Gli apprendisti assistenti all'infanzia lavorano a fianco degli operatori sanitari nei reparti di pediatria, nei reparti di maternità, negli asili nido, eccetera, dove mettono in pratica le loro conoscenze teoriche.

- Supervisione da parte di un tutor: gli apprendisti assistenti d'infanzia ricevono una supervisione educativa e professionale da parte di un tutor nominato dal datore di lavoro. Il tutor guida l'apprendista durante il suo apprendistato sul campo, gli dà consigli pratici e lo valuta regolarmente.

- Convalida dell'apprendimento precedente: durante l'apprendistato, gli apprendisti assistenti all'infanzia vengono valutati sia durante le lezioni teoriche che durante i periodi pratici in azienda. Queste valutazioni assicurano che gli apprendisti acquisiscano le competenze necessarie per esercitare la loro professione in modo professionale.

- Diplôme d'État d'auxiliaire de puériculture (Diploma di Stato di assistente all'infanzia): al termine dell'apprendistato e dopo aver superato le valutazioni, gli apprendisti ricevono il Diplôme d'État d'auxiliaire de puériculture (DEAP), che convalida la loro qualifica professionale.

L'apprendistato offre ai futuri assistenti all'infanzia una preziosa esperienza professionale fin dall'inizio della loro formazione. Questo approccio pratico consente loro di acquisire rapidamente le competenze necessarie per esercitare la professione sul campo, beneficiando al contempo di un supporto personalizzato da parte dei professionisti della sanità. L'apprendistato è anche un'opportunità per i datori di lavoro di formare professionisti qualificati in base alle loro esigenze specifiche, il che aiuta gli apprendisti a integrarsi più facilmente nel mondo del lavoro una volta ottenuto il diploma.

VAE (Validation des Acquis de l'Expérience) è un sistema che consente ai candidati con esperienza professionale nel settore della prima infanzia, ma senza un diploma ufficiale di formazione di assistente all'infanzia, di far convalidare le loro competenze e conoscenze acquisite sul campo per ottenere il DEAP (Diplôme d'Etat d'auxiliaire de puériculture - Diploma di Stato di formazione di assistente all'infanzia). Questo schema riconosce e valorizza l'esperienza acquisita dai candidati nel corso della loro carriera, anche in assenza di una formazione formale.

Ecco come funziona in genere il processo VAE per i candidati con esperienza nel settore della prima infanzia:

- Compilazione del dossier di candidatura: i candidati interessati al VAE devono compilare un dossier di candidatura che includa una descrizione dettagliata della loro esperienza professionale nel campo della prima infanzia, dei compiti svolti e delle competenze sviluppate, oltre a prove concrete della loro esperienza (attestati di lavoro, certificati di formazione, ecc.).

- Convalida dell'apprendimento precedente: una commissione di valutazione, composta da professionisti del settore della prima infanzia, esamina il dossier del candidato e valuta il suo apprendimento precedente in relazione alle competenze richieste per esercitare la professione di assistente all'infanzia. Questa valutazione si basa sui criteri stabiliti nel quadro di riferimento delle competenze DEAP.

- Colloquio con il candidato: dopo l'esame della domanda, il candidato può essere convocato per un colloquio con la commissione di valutazione. Il colloquio consente ai valutatori di comprendere meglio l'esperienza e le competenze del candidato, nonché la sua motivazione a conseguire il diploma.

- Formazione aggiuntiva: a seconda della valutazione dell'apprendimento precedente del candidato, la commissione può decidere che è necessaria una formazione aggiuntiva per convalidare alcune competenze mancanti. In questo caso, il candidato può essere indirizzato a un breve corso di formazione o a un tirocinio per completare il processo VAE.

- Convalida del diploma: se il candidato dimostra di possedere le competenze richieste per la professione di assistente all'infanzia, la commissione VAE rilascerà il Diplôme d'Etat d'auxiliaire de puériculture. Questo diploma ha lo stesso valore di quello ottenuto attraverso una formazione iniziale in un istituto scolastico o un apprendistato.

Il VAE offre l'opportunità ai professionisti con esperienza nel campo della prima infanzia di vedere riconosciute ufficialmente le proprie competenze e di convalidare il proprio percorso professionale ottenendo un diploma di assistente all'infanzia. Questo incoraggia anche la professionalizzazione del settore, riconoscendo il valore dell'esperienza acquisita sul campo. Tuttavia, è Importante notare che il processo VAE può variare da Paese a Paese, a seconda delle normative in vigore.

Programma di formazione per assistenti all'infanzia

Il contenuto della formazione per diventare assistente all'infanzia è progettato per preparare gli studenti a prendersi cura di neonati e bambini piccoli in una varietà di situazioni sanitarie. Il corso è composto sia da corsi teorici che da tirocini pratici, per fornire ai futuri assistenti all'infanzia le conoscenze e le competenze necessarie per esercitare la loro professione in modo professionale e attento. Ecco una panoramica dei contenuti dettagliati del corso:

Corsi teorici :
- Anatomia e fisiologia del bambino: Studio dello sviluppo fisico e delle funzioni vitali nei neonati e nei bambini piccoli.
- Patologie pediatriche: esplorazione delle malattie infantili più comuni, dei loro sintomi, dei trattamenti e delle cure associate.

- Cura dei neonati e dei bambini: Imparare le tecniche di base per l'alimentazione, il lavaggio, la vestizione, il cambio del pannolino e la cura dei bisogni primari dei bambini.
- Psicologia infantile: Comprendere lo sviluppo psicologico ed emotivo dei bambini, nonché i metodi appropriati di interazione e supporto.
- Igiene e sicurezza: formazione sulle misure igieniche da osservare nell'ambiente di cura per prevenire le infezioni e garantire la sicurezza dei bambini.
- Comunicazione e relazioni con le famiglie: apprendere le abilità comunicative per stabilire relazioni positive con le famiglie e coinvolgerle nel processo di cura.
- Etica e deontologia: aumentare la consapevolezza dei principi etici e dei valori professionali per garantire una pratica rispettosa e attenta.
- Salute pubblica e prevenzione: conoscenza delle questioni di salute pubblica relative alla prima infanzia, compresa la promozione dell'allattamento al seno, la vaccinazione e le misure di prevenzione delle malattie infantili.

Corsi pratioi :

I tirocini pratici consentono agli studenti di mettere in pratica le conoscenze acquisite nelle lezioni teoriche. Questi tirocini si svolgono in strutture sanitarie, reparti di maternità, asili nido, reparti pediatrici e strutture di assistenza all'infanzia. Gli studenti sono supervisionati da professionisti sanitari esperti e svolgono un'assistenza specifica per i neonati e i bambini piccoli sotto la loro supervisione.

- Stage di maternità: osservazione delle cure prestate ai neonati e alle madri dopo il parto.
- Stage in pediatria: assistere i bambini in ospedale, osservare le visite mediche e i trattamenti.
- Inserimento in un asilo nido o in un centro diurno: partecipazione alle attività educative, cura quotidiana e animazione dei bambini.
- Tirocinio presso il PMI (Protection Maternelle et Infantile): Assistere le famiglie nel monitoraggio medico e nello sviluppo del bambino.

L'alternanza tra corsi teorici e tirocini pratici consente agli studenti di acquisire esperienza pratica e di sviluppare le competenze necessarie per fornire un'assistenza completa e premurosa ai neonati e ai bambini piccoli. Questa formazione completa ed equilibrata prepara i futuri assistenti all'infanzia ad affrontare le sfide della professione e a contribuire attivamente alla salute e al benessere dei bambini e delle loro famiglie.

Le varie materie insegnate nella formazione per diventare assistente all'infanzia coprono un'ampia gamma di aree essenziali per la cura complessiva dei neonati e dei bambini piccoli. Queste materie consentono agli studenti di acquisire le conoscenze teoriche necessarie per comprendere lo sviluppo del bambino, l'assistenza specifica da fornire e i principi etici e deontologici della professione. Ecco una panoramica delle principali materie insegnate nella formazione di assistente all'infanzia:

- Anatomia e fisiologia del bambino: Questa materia tratta lo studio del corpo umano, dalla struttura anatomica alla funzione fisiologica nei neonati e nei bambini piccoli. Gli studenti imparano a riconoscere le diverse parti del corpo e a capire come funzionano gli organi e i sistemi.

- Psicologia infantile: La   psicologia infantile è una materia fondamentale che consente agli studenti di comprendere lo sviluppo psicologico ed emotivo del bambino nelle diverse fasi della crescita. I concetti principali trattati includono le fasi dello sviluppo, le teorie della personalità, le emozioni e le interazioni sociali.

- Cura dei neonati e dei bambini piccoli: Questa materia tratta le competenze pratiche per la cura delle esigenze di base dei bambini, come l'alimentazione, l'igiene, le cure di conforto, il sonno e il supporto emotivo.

- Igiene e prevenzione delle infezioni: Gli studenti imparano i principi dell'igiene per garantire un ambiente sicuro e pulito nei reparti pediatrici, nelle nursery e nelle unità di maternità. Imparano le misure di prevenzione delle infezioni per proteggere la salute dei bambini.

- Nutrizione e alimentazione: questa materia insegna le basi della nutrizione pediatrica, comprese le esigenze nutrizionali specifiche dei neonati e dei bambini piccoli.

Gli studenti apprendono anche le buone prassi nell'alimentazione dei bambini.

- Salute pubblica e prevenzione: questa materia tratta le questioni di salute pubblica relative alla prima infanzia, come la vaccinazione, la prevenzione delle malattie infantili, la promozione dell'allattamento al seno e il monitoraggio della crescita dei bambini.

- Comunicazione e relazioni con le famiglie: gli studenti apprendono le competenze comunicative necessarie per interagire efficacemente con le famiglie dei bambini affidati. Questa materia mira a sviluppare le capacità interpersonali di cura per sostenere le famiglie nel loro ruolo genitoriale.

- Etica e deontologia: La materia Etica e deontologia rende gli studenti consapevoli dei valori professionali e dei principi etici che guidano la pratica degli assistenti all'infanzia. Tratta anche la riservatezza delle informazioni e il rispetto dei diritti dei pazienti.

Queste materie vengono insegnate attraverso corsi teorici, lavoro pratico, seminari, casi di studio e simulazioni. Gli studenti sono seguiti da insegnanti specializzati e da professionisti del settore della prima infanzia. Questo approccio didattico equilibrato mira a preparare i futuri assistenti all'infanzia a esercitare la loro professione con competenza, attenzione e responsabilità.

Competenze e know-how acquisiti durante il corso

Gli assistenti all'infanzia sviluppano una serie di **competenze tecniche che sono essenziali** per fornire un'assistenza adeguata e di alta qualità a neonati e bambini. Queste competenze tecniche coprono diversi aspetti della cura quotidiana dei bambini, garantendo il loro benessere, la sicurezza e lo sviluppo armonioso. Ecco le principali competenze tecniche che gli assistenti all'infanzia acquisiscono durante la loro formazione:

- Assistenza igienica: le assistenti all'infanzia sono formate per fornire un'assistenza igienica completa, come il bagno, il cambio del pannolino, la pulizia delle parti del corpo, la pulizia dei denti e la toelettatura dei neonati e dei bambini.

- Alimentazione: le assistenti all'infanzia sono qualificate per preparare e somministrare i pasti ai bambini, sia che siano allattati al seno o al biberon. Sono anche addestrate a fornire un'attenta supervisione durante i pasti per prevenire il rischio di soffocamento.

- Sorveglianza medica: gli assistenti al nido tengono sotto controllo la salute dei bambini, rilevando i segni di febbre, dolore, malessere o qualsiasi altro problema di salute. Se necessario, informano gli operatori sanitari.

- Somministrazione di farmaci: Le assistenti dell'asilo nido sono autorizzate a somministrare ai bambini i farmaci prescritti in conformità con i protocolli stabiliti, rispettando le dosi e gli orari appropriati.

- Prevenzione delle infezioni : Le assistenti al nido applicano misure igieniche rigorose per prevenire le infezioni e proteggere la salute dei bambini. Disinfettano le superfici, si lavano regolarmente le mani e seguono le regole dell'igiene nell'ambiente di cura.

- Assistenza specifica per i neonati: Gli assistenti di nido sono formati per fornire un'assistenza specifica ai neonati prematuri, ai bambini con malattie congenite o condizioni specifiche e ai bambini con disabilità.

- Gestione ambientale : Le assistenti all'infanzia assicurano la creazione di un ambiente sicuro e adatto alle esigenze dei bambini. Allestiscono aree di gioco, aree di riposo e pasti per aiutare i bambini a crescere.

- Intrattenimento e stimolazione: le assistenti del nido organizzano attività di apprendimento precoce e di stimolazione adattate all'età dei bambini, per incoraggiare il loro sviluppo fisico, cognitivo e sociale.

- Comunicazione con le famiglie: le assistenti al nido mantengono una comunicazione regolare e attenta con le famiglie dei bambini affidati. Trasmettono informazioni sul benessere e sullo sviluppo del bambino, rassicurando i genitori sull'assistenza fornita.

Grazie a queste competenze tecniche, gli assistenti all'infanzia sono in grado di fornire un'assistenza completa ai bambini e di offrire loro una cura attenta e adeguata alle loro esigenze specifiche. Grazie alle loro competenze tecniche e alla loro dedizione, gli assistenti all'infanzia contribuiscono a garantire il benessere e la sicurezza dei neonati e dei bambini piccoli, sostenendo al contempo le famiglie nel loro ruolo genitoriale.

Gli assistenti di nido sviluppano anche le **competenze interpersonali che sono essenziali** per interagire in modo efficace, simpatico e professionale con i bambini, i genitori e il team medico. Queste abilità interpersonali sono fondamentali per creare un ambiente accogliente e rassicurante, stabilire legami di fiducia con i bambini e le famiglie e favorire una collaborazione armoniosa all'interno dell'équipe sanitaria. Ecco le principali capacità relazionali sviluppate dagli assistenti di nido:

- Comunicare con i bambini: Le   assistenti all'infanzia imparano a comunicare in modo adeguato all'età. Utilizzano parole semplici e gesti gentili per stabilire una comunicazione calorosa con i bambini. Sanno anche come ascoltare attivamente i bambini ed essere attenti alle loro esigenze ed emozioni.

- Creare un legame emotivo: le assistenti di asilo nido sono formate per stabilire un legame emotivo con i bambini, offrendo loro un ambiente sicuro e un'assistenza attenta e confortante. Riconoscono l'importanza dell'attaccamento per lo sviluppo emotivo dei bambini.

- Sostegno ai genitori: Le   assistenti all'infanzia sviluppano le competenze per comunicare con i genitori in modo empatico e comprensivo. Li informano sull'assistenza all'infanzia, rispondono alle loro domande e li rassicurano sul loro ruolo di genitori.

- Lavorare con il team medico: gli assistenti di nido lavorano a stretto contatto con i professionisti della salute, come medici, infermieri e infermiere. Comunicano efficacemente con il team per trasmettere informazioni importanti sulla salute dei bambini e partecipano attivamente alle riunioni del team.

- Empatia: gli assistenti all'infanzia sviluppano la loro capacità di empatia per comprendere le emozioni e le esigenze dei bambini e delle famiglie. Ciò consente loro di fornire un supporto emotivo e di soddisfare le aspettative dei bambini e delle loro famiglie.

- Gestione dei conflitti: gli assistenti all'infanzia imparano a gestire le situazioni delicate e i conflitti che possono sorgere nel corso del loro lavoro. Cercano di trovare soluzioni costruttive per mantenere un ambiente di lavoro armonioso.

- Rispetto per la diversità culturale: gli assistenti al nido sono consapevoli della diversità culturale delle famiglie e dell'importanza di rispettare i loro valori, le loro credenze e le loro pratiche culturali quando si occupano dei bambini.

Queste abilità interpersonali sono fondamentali per creare un legame di fiducia con i bambini e le loro famiglie, che favorisce un'assistenza completa e premurosa. Gli assistenti di nido sono protagonisti della comunicazione e della collaborazione all'interno del team sanitario, che contribuisce a un'assistenza efficace e olistica per i neonati e i bambini.

Tirocini pratici

I tirocini svolgono un **ruolo cruciale nella formazione** per diventare assistente all'infanzia, in quanto consentono agli studenti di mettere in pratica le conoscenze acquisite durante i corsi teorici e di sviluppare le loro competenze professionali. I tirocini offrono un'esperienza pratica sul campo, consentendo ai futuri assistenti all'infanzia di familiarizzare con l'ambiente di lavoro, di confrontarsi con situazioni reali di assistenza all'infanzia e di acquisire una visione globale della loro futura professione. I tirocini svolgono un ruolo importante nella formazione degli assistenti all'infanzia:

- Applicare le conoscenze teoriche: i tirocini permettono agli studenti di passare dalla teoria alla pratica, applicando le conoscenze acquisite nei corsi teorici. Questo rafforza la loro comprensione dei concetti studiati e li aiuta a mettere in relazione la teoria con la realtà sul campo.
- Acquisizione di competenze pratiche: i tirocini offrono agli studenti l'opportunità di sviluppare le loro competenze tecniche, come la cura dell'igiene, l'alimentazione dei bambini, l'assistenza medica e la comunicazione con le famiglie. Gli studenti acquisiscono fiducia e destrezza nello svolgimento di compiti professionali.

- Affiancare professionisti esperti: gli studenti beneficiano della guida e dell'esperienza di professionisti sanitari esperti durante i loro tirocini. Possono osservare le migliori pratiche e apprendere competenze specifiche da questi professionisti.

- Adattarsi al posto di lavoro: i tirocini permettono agli studenti di familiarizzare con il posto di lavoro, le procedure interne dell'istituto e la cultura organizzativa. Questo facilita la loro futura integrazione nel mondo professionale.

- Scoprire diversi ambienti di cura: i tirocini si svolgono generalmente in una varietà di ambienti di cura, come reparti di maternità, reparti pediatrici, asili nido e servizi di protezione materna e infantile. Questo permette agli studenti di scoprire diversi aspetti dell'assistenza ai bambini.

- Sviluppare le competenze interpersonali: i tirocini offrono agli studenti l'opportunità di sviluppare le loro competenze interpersonali interagendo con i bambini, i genitori e il team medico. Imparano a comunicare in modo efficace, a creare fiducia e a mostrare empatia nei confronti delle famiglie.

- Identificare i punti di forza e di debolezza: i tirocini permettono agli studenti di conoscersi meglio come professionisti. Possono identificare i loro punti di forza e di debolezza, il che li aiuta a migliorare la loro pratica e a svilupparsi nel corso della loro formazione.

In breve, i tirocini offrono agli studenti un'esperienza professionale inestimabile che completa la loro formazione teorica. Permettono loro di diventare assistenti all'infanzia competenti, fiduciosi e attenti, pronti a fornire un'assistenza di qualità a neonati e bambini piccoli. I tirocini sono una tappa fondamentale nel processo di formazione di un professionista della prima infanzia, in quanto preparano gli studenti a praticare con successo la loro professione e a contribuire attivamente alla salute e al benessere dei bambini e delle loro famiglie.

I tirocini nella formazione di assistente all'infanzia si svolgono in **una varietà di ambienti in cui i bambini vengono accuditi e curati**. Questi luoghi offrono agli studenti una varietà di esperienze e consentono loro di familiarizzare con diversi contesti lavorativi. Ecco alcuni dei principali tirocini per assistenti all'infanzia:

- Asili nido e scuole materne: I tirocini in asili nido e scuole materne offrono agli studenti la possibilità di scoprire il mondo dei bambini da pochi mesi a qualche anno. Partecipano all'assistenza quotidiana dei bambini, offrendo loro cure igieniche, pasti e attività di gioco e di apprendimento precoce adatte all'età.

- Unità di maternità: i tirocini nelle unità di maternità consentono agli studenti di osservare l'assistenza prestata ai neonati e alle madri dopo il parto. Assistono gli operatori sanitari nel monitoraggio medico dei neonati e nel sostegno alle giovani madri.

- Reparti pediatrici: i tirocini nei reparti pediatrici si svolgono in ospedali e cliniche specializzati nell'assistenza medica dei bambini malati. Gli studenti assistono infermieri e medici nell'assistenza ai bambini ricoverati e nella gestione del loro trattamento medico.

- PMI (Protection Maternelle et Infantile) : I tirocini nel PMI consentono agli studenti di partecipare ad attività di prevenzione e promozione della salute con le famiglie e i bambini piccoli. Assistono le famiglie nel monitoraggio medico e nello sviluppo del bambino.

- Case di accoglienza per bambini: alcuni tirocini possono svolgersi in case di accoglienza per bambini, dove gli studenti possono doversi occupare di bambini in situazioni difficili o con disabilità.

- Strutture di assistenza per bambini con disabilità: i tirocini in strutture di assistenza per bambini con disabilità consentono agli studenti di sviluppare competenze specifiche per trattare con bambini con esigenze speciali.

- Istituti specializzati: a seconda del programma di formazione e delle opportunità locali, gli studenti possono svolgere tirocini in altri istituti specializzati, come centri di riabilitazione, centri di emergenza per bambini, ecc.

Questi diversi tirocini offrono agli studenti una varietà di esperienze professionali e permettono loro di scoprire le diverse realtà della cura dei bambini. Ogni tirocinio offre opportunità uniche per sviluppare competenze specifiche, acquisire esperienza pratica e familiarizzare con le specificità di ogni ambiente di lavoro. I tirocini sono quindi un'opportunità preziosa per i futuri assistenti all'infanzia per prepararsi in modo olistico alla loro futura professione e per sviluppare il loro senso di adattabilità a diversi contesti professionali.

Diplomi e riconoscimenti professionali

Il **Diplôme d'Etat d'Auxiliaire de Puériculture (DEAP)** è il diploma ufficiale che certifica le competenze professionali acquisite da una persona per lavorare come assistente d'infanzia. Questo diploma viene rilasciato in Francia dopo aver completato con successo una formazione specifica presso una scuola per assistenti all'infanzia accreditata. Il DEAP consente ai professionisti di fornire un'assistenza completa ai neonati, ai bambini piccoli e alle loro famiglie, fornendo cure e supporto personalizzati in base alle esigenze di ciascun bambino.

Ecco alcuni punti chiave da sapere sul Diploma di Stato in Assistente all'infanzia:

- Formazione: per ottenere il DEAP, è necessario seguire una formazione specifica presso una scuola per assistenti all'infanzia. La formazione dura generalmente circa 10 mesi e consiste in corsi teorici e tirocini pratici in un ambiente professionale.

- Contenuto del corso : Il corso mira a preparare gli studenti a tutti gli aspetti della professione di assistente all'infanzia. Copre argomenti come l'anatomia, la fisiologia infantile, la psicologia infantile, la cura dei neonati e dei bambini piccoli, l'igiene, l'alimentazione, la comunicazione con le famiglie, l'etica e la condotta professionale, la prevenzione e la sicurezza, ecc.

- Tirocini: i tirocini sono parte integrante del corso e consentono agli studenti di mettere in pratica le conoscenze acquisite nelle lezioni teoriche. Questi tirocini si svolgono in strutture sanitarie, reparti di maternità, asili nido, reparti pediatrici e altre strutture di assistenza all'infanzia.

- Convalida: al termine del corso, gli studenti sostengono dei test di valutazione che coprono sia le conoscenze teoriche che le abilità pratiche. Il superamento di questi test è un prerequisito per la convalida del DEAP.

- Opportunità di carriera: una volta ottenuto il diploma DEAP, gli assistenti all'infanzia possono lavorare in diversi contesti, tra cui ospedali, cliniche, reparti di maternità, asili nido, centri di assistenza all'infanzia, centri di assistenza all'infanzia per bambini disabili, ecc.

- Sviluppo di carriera: gli assistenti di nido possono scegliere di specializzarsi ulteriormente in alcune aree della pediatria o continuare la loro formazione per diventare infermieri o infermiere, ad esempio.

Il Diploma di Stato in Assistenti all'infanzia è riconosciuto e regolamentato dalle autorità sanitarie e garantisce la professionalità e la competenza degli assistenti all'infanzia nel loro ruolo di sostegno e cura dei bambini. È una qualifica essenziale per contribuire alla salute, al benessere e allo sviluppo dei neonati e dei bambini piccoli.

Per ottenere il **Diplôme d'Etat d'Auxiliaire de Puériculture (DEAP),** gli studenti devono superare tutti gli esami del corso. Gli studenti devono dimostrare la padronanza delle conoscenze teoriche e delle abilità pratiche per poter lavorare come assistente all'infanzia professionale. Ecco le principali procedure d'esame per ottenere il DEAP:

- Esami teorici :

Gli esami teorici assumono generalmente la forma di esami scritti. Riguardano le materie insegnate durante il corso, come l'anatomia, la fisiologia, la psicologia infantile, la cura dei neonati e dei bambini piccoli, l'igiene, la nutrizione, l'etica, la comunicazione e così via. Gli studenti vengono valutati in base alla comprensione dei concetti teorici, alla capacità di applicare le conoscenze alle situazioni pratiche e alla capacità di risolvere casi clinici.

- Prove pratiche :

Lo prove pratiche valutano le competenze tecniche degli studenti nell'assistenza ai neonati e ai bambini piccoli. Gli studenti devono svolgere diversi compiti professionali sotto la supervisione di esaminatori. Le competenze valutate comprendono la cura dell'igiene, l'alimentazione, la sorveglianza medica, la prevenzione delle infezioni, la conduzione di attività educative, ecc. Gli studenti vengono valutati in base al loro know-how, all'adattabilità, alla reattività e all'atteggiamento di cura nell'assistenza ai bambini.

- Esperienza pratica di lavoro:

Il tirocinio è una parte essenziale della formazione e dell'esame. Gli studenti vengono valutati durante il tirocinio da professionisti sanitari e formatori, che valutano le loro prestazioni, il loro comportamento professionale, la loro capacità di integrarsi nel team di lavoro, la loro gestione delle situazioni di assistenza e così via.

- Tesi professionale :

Alcuni programmi di formazione possono prevedere la stesura di una dissertazione professionale in cui gli studenti presentano un caso clinico o un problema professionale che hanno incontrato durante i loro tirocini. Questa dissertazione consente agli studenti di dimostrare il loro pensiero critico e la loro capacità di analizzare le situazioni professionali.

Per ottenere il Diplôme d'Etat d'Auxiliaire de Puériculture (Diploma di Stato in Assistenti all'Infanzia), deve superare tutti gli esami teorici, pratici e di collocamento. Le procedure d'esame possono variare da una scuola all'altra e da una regione all'altra, ma sono regolate dalle autorità sanitarie per garantire un livello di competenza uniformemente elevato tra gli assistenti all'infanzia qualificati. Una volta ottenuto il DEAP, i professionisti sono pronti ad esercitare la loro professione con competenza, gentilezza e responsabilità nell'assistenza ai neonati, ai bambini piccoli e alle loro famiglie.

Formazione e specializzazioni ulteriori

Gli assistenti all'infanzia hanno l'opportunità di sviluppare e approfondire le loro competenze nel corso della loro carriera attraverso la formazione continua. Ciò consente loro di tenersi aggiornati sul progressi nel campo della prima infanzia, di acquisire nuove competenze e di specializzarsi in aree specifiche della pediatria. Ecco alcune delle opportunità di formazione continua disponibili per gli assistenti all'infanzia:

- Formazione professionale specializzata: Gli assistenti all'infanzia possono seguire corsi di formazione specializzati in aree specifiche della pediatria, come la pediatria neonatale, la cura dei bambini con malattie croniche, la pediatria d'urgenza, la pediatria sociale, ecc. Questi corsi consentono ai professionisti di specializzarsi in aree di particolare interesse per loro.

- Formazione in cure d'emergenza: la formazione in cure d'emergenza consente agli assistenti all'infanzia di apprendere le nozioni di primo soccorso, la rianimazione cardiopolmonare pediatrica (RCP), la gestione delle situazioni di emergenza e altro ancora. Queste competenze sono essenziali per rispondere in modo rapido ed efficace alle emergenze mediche che coinvolgono i bambini.

- Formazione in comunicazione e abilità interpersonali: La formazione in comunicazione e competenze

51

interpersonali consente agli assistenti all'infanzia   d i migliorare le loro competenze interpersonali e la loro capacità di comunicare efficacemente con i bambini, i genitori e l'équipe medica. Questa formazione è preziosa per migliorare la qualità delle interazioni con le famiglie e con i bambini affidati alle loro cure.

- Formazione in nuove tecnologie mediche: gli assistenti di nido possono seguire corsi di formazione in nuove tecnologie mediche utilizzate in pediatria, come le apparecchiature di monitoraggio medico, i dispositivi medici specifici per i bambini, ecc. Questa formazione consente ai professionisti di acquisire familiarità con l'uso di tecnologie avanzate.

- Formazione sulla legislazione e sulle normative: la formazione sulla legislazione e sulle normative nel campo della prima infanzia consente agli assistenti all'infanzia di tenersi aggiornati sui cambiamenti delle normative e degli standard relativi alla salute e alla sicurezza dei bambini. Questa formazione aiuta i professionisti a rispettare gli standard professionali attuali.

- Diplomi di sviluppo professionale: alcuni assistenti d'infanzia scelgono di continuare la loro formazione per ottenere diplomi di sviluppo professionale, come il diploma di infermiera o il diploma di infermiera. Questi diplomi danno accesso a posizioni di responsabilità e consentono di approfondire le competenze pediatriche.

Le opportunità di formazione continua per gli assistenti all'infanzia variano da regione a regione e da istituto di formazione a istituto di formazione. È essenziale che i professionisti della prima infanzia approfittino di queste opportunità per mantenere il loro livello di competenza, adattarsi alle nuove pratiche professionali e fornire un'assistenza di qualità ai neonati e ai bambini.

Gli assistenti all'infanzia hanno **l'opportunità di specializzarsi in** aree specifiche della pediatria seguendo corsi di formazione o ottenendo certificazioni specifiche. Queste specializzazioni consentono di sviluppare competenze avanzate in particolari aree dell'assistenza all'infanzia, che possono aprire nuove opportunità di carriera e rendere più competitivi sul mercato del lavoro. Ecco alcune aree specifiche in cui gli assistenti all'infanzia possono scegliere di specializzarsi:

- Pediatria neonatale: la specializzazione in pediatria neonatale prepara gli assistenti all'infanzia a prendersi cura dei neonati prematuri e dei neonati che necessitano di cure intensive. Imparano a lavorare in collaborazione con l'équipe medica per monitorare i parametri vitali dei bambini, somministrare farmaci specifici e fornire un'assistenza adatta ai bambini prematuri.

- Pediatria specializzata: alcuni assistenti all'infanzia scelgono di specializzarsi in aree specifiche della pediatria, come la pediatria cardiaca, l'oncologia pediatrica, la gastroenterologia, ecc. Acquisiscono competenze specifiche per assistere bambini con malattie croniche o patologie specifiche.

- Pediatria d'urgenza: la specializzazione in pediatria d'urgenza forma assistenti all'infanzia in grado di reagire efficacemente in caso di emergenze mediche che coinvolgono i bambini. Imparano a prestare il primo soccorso e a gestire le situazioni di difficoltà respiratoria, shock, convulsioni e così via.

- Pediatria sociale: la specializzazione in pediatria sociale mira a formare assistenti all'infanzia che si occupino di bambini in situazioni socialmente vulnerabili. Imparano a lavorare con le famiglie in difficoltà, a creare progetti di sostegno sociale e a indirizzare le famiglie ai servizi appropriati.

- Pediatria psichiatrica: la specializzazione in pediatria psichiatrica prepara gli assistenti all'infanzia a occuparsi di bambini e adolescenti con disturbi mentali o problemi psicologici. Imparano a lavorare come parte di un team multidisciplinare per aiutare i piccoli pazienti a superare le loro difficoltà.

Queste specializzazioni possono essere ottenute attraverso un'ulteriore formazione, diplomi di sviluppo professionale o certificazioni specifiche. Gli assistenti all'infanzia interessati a una specializzazione devono ricercare i corsi disponibili nella loro regione e informarsi sui criteri e i requisiti di ammissione. Le specializzazioni consentono agli assistenti all'infanzia di sviluppare competenze in aree specifiche, che possono renderli più competenti e sicuri nell'assistenza ai bambini con esigenze speciali.

Sviluppi nella professione e prospettive future

Le tendenze nella formazione e nello sviluppo della professione di assistente all'infanzia sono in continua evoluzione, in risposta alle mutate esigenze della società, ai progressi tecnologici e ai progressi nel campo della salute. Ecco alcune delle tendenze che stanno attualmente plasmando la formazione e lo sviluppo della professione di assistente all'infanzia:

- Formazione più specializzata: c'è una tendenza verso una formazione più specializzata per gli assistenti all'infanzia, che consente loro di sviluppare competenze avanzate in aree specifiche della pediatria. Questa formazione specialistica risponde alla crescente domanda di professionisti qualificati in aree particolari, come la pediatria neonatale, la pediatria d'urgenza, la pediatria sociale, ecc.

- Integrazione delle nuove tecnologie: I corsi di formazione per assistenti all'infanzia integrano sempre più le nuove tecnologie mediche utilizzate in pediatria. Gli studenti vengono formati all'uso di attrezzature all'avanguardia e di dispositivi medici specifici per i bambini, preparandoli a lavorare in ambienti di cura moderni.

- Formazione continua e sviluppo professionale: la formazione continua è diventata essenziale per gli assistenti all'infanzia, che cercano di tenersi aggiornati sulle nuove pratiche e sui progressi nel campo della pediatria. Le opportunità di sviluppo professionale consentono agli assistenti all'infanzia di migliorare le proprie competenze e di acquisire ulteriori qualifiche per proseguire la propria carriera.

- Tenere conto delle questioni di salute pubblica: i corsi di formazione per assistenti all'infanzia integrano sempre più spesso questioni di salute pubblica, come la prevenzione delle malattie infantili, la promozione dell'allattamento al seno, la sensibilizzazione sui problemi di salute mentale dei bambini, ecc.

- Il ruolo in evoluzione dell'assistente all'infanzia: il ruolo dell'assistente all'infanzia sta cambiando per includere un'assistenza più completa ai bambini e alle loro famiglie. Le assistenti di nido sono sempre più coinvolte in progetti di sostegno sociale, nella prevenzione dei problemi di salute dei bambini e nel coordinamento dell'assistenza con altri professionisti della salute.

- Crescente riconoscimento dell'importanza della prima infanzia: la società riconosce sempre più l'importanza dei primi anni di vita del bambino per il suo sviluppo futuro. Ciò si riflette nella maggiore attenzione prestata ai servizi di assistenza all'infanzia e alla formazione dei professionisti della prima infanzia.

- Integrare la dimensione interculturale: i corsi di formazione per assistenti all'infanzia integrano sempre più la dimensione interculturale per tenere meglio conto della diversità culturale delle famiglie e dei bambini affidati.

Queste tendenze riflettono il desiderio di rispondere alle esigenze emergenti nel campo della pediatria e di fornire agli assistenti all'infanzia gli strumenti necessari per fornire un'assistenza adeguata e di alta qualità ai bambini e alle loro famiglie. Tenendosi al passo con gli sviluppi del settore, i corsi di formazione per assistenti all'infanzia contribuiscono a formare professionisti competenti che si impegnano a prendersi cura dei neonati e dei bambini.

I futuri assistenti all'infanzia devono affrontare una serie di **sfide e opportunità** nel loro percorso professionale. Ecco un elenco delle principali sfide e opportunità che dovranno affrontare:

Le sfide:
- **Requisiti per la formazione e la qualifica: la** formazione per diventare assistente all'infanzia può essere

impegnativa, con corsi teorici, tirocini pratici e prove d'esame. Gli studenti devono dimostrare determinazione e perseveranza per riuscire nella loro formazione.

- **Carico di lavoro fisico ed emotivo:** lavorare come assistente di asilo nido può essere fisicamente ed emotivamente impegnativo. Prendersi cura di neonati e bambini piccoli richiede una notevole energia e la capacità di affrontare situazioni emotivamente impegnative.

- **Stress e gestione delle emergenze: gli** assistenti di asilo nido devono essere in grado di gestire lo stress e di prendere decisioni rapide in caso di emergenza medica che coinvolga i bambini.

- **Professione in evoluzione: il** ruolo dell'assistente all'infanzia è in continua evoluzione per soddisfare le esigenze mutevoli della società e della salute pubblica. I futuri assistenti all'infanzia devono essere pronti ad adattarsi a questi cambiamenti e a sviluppare le loro competenze di conseguenza.

- **Sensibilità alle esigenze dei bambini e delle famiglie: gli** assistenti al nido devono essere sensibili alle esigenze dei bambini e delle loro famiglie e devono essere in grado di fornire un'assistenza attenta e adeguata.

Opportunità :

- **Lavorare in una varietà di   ambienti: Gli** assistenti di nido possono lavorare in un'ampia varietà di ambienti, come ospedali, reparti di maternità, asili nido, reparti pediatrici, PMI, ecc. Questo offre molte opportunità di scegliere il posto di lavoro che meglio si adatta ai suoi interessi e alle sue aspirazioni.

- **Specializzazione e sviluppo professionale: gli** assistenti di nido hanno l'opportunità di specializzarsi in aree specifiche della pediatria seguendo corsi di formazione aggiuntivi. Ciò consente loro di sviluppare competenze avanzate e di diventare esperti nel settore prescelto.

- **Contribuire al benessere dei bambini:** La professione di assistente all'infanzia offre l'opportunità unica di contribuire alla salute e al benessere dei neonati e dei bambini piccoli. È una professione gratificante che le permette di svolgere un ruolo chiave nello sviluppo dei bambini e delle loro famiglie.

- **Sviluppo di carriera:** dopo alcuni anni di esperienza, gli assistenti d'infanzia possono prendere in considerazione la possibilità di passare a posizioni di responsabilità, come l'infermiera, l'infermiera o diventare formatori per gli studenti di assistente d'infanzia.

- **Riconoscimento sociale:** la professione di assistente all'infanzia è essenziale per la società ed è molto apprezzata dal pubblico. Gli assistenti all'infanzia godono di un riconoscimento sociale per il loro ruolo cruciale nella cura dei bambini.

I futuri assistenti all'infanzia devono essere consapevoli delle sfide, ma anche delle entusiasmanti opportunità, che li attendono nella loro carriera. Scegliendo questa professione, avranno la possibilità di contribuire al benessere dei bambini, di sviluppare competenze professionali gratificanti e di svolgere una missione essenziale nella società.

Capitolo 3:
Etica e condotta professionale

Principi etici nella pratica dell'assistente all'infanzia

Il rispetto della dignità e dei diritti dei bambini è un valore fondamentale nella professione di assistente di asilo nido. Le assistenti di nido sono a diretto contatto con i neonati, i bambini piccoli e le loro famiglie, e svolgono un ruolo essenziale nella loro cura generale. È essenziale per questi professionisti assicurare che ogni bambino sia trattato con rispetto, gentilezza e considerazione, garantendo al contempo il rispetto dei suoi diritti fondamentali.

Ecco alcuni aspetti essenziali del rispetto della dignità e dei diritti dei bambini nel contesto del lavoro di assistente all'infanzia:

- **Non discriminazione: gli** assistenti al nido devono rispettare la diversità culturale e sociale dei bambini e delle loro famiglie. Devono fare attenzione a non fare distinzioni o discriminazioni in base a razza, religione, sesso, origine etnica o qualsiasi altro criterio.

- **Consenso informato: gli** assistenti al nido devono ottenere il consenso informato dei genitori o dei tutori legali prima di fornire assistenza o trattamenti ai bambini. Devono anche spiegare chiaramente ai bambini più grandi le cure che riceveranno e ottenere il loro consenso, se possibile.

- **Riservatezza e rispetto della privacy: gli** assistenti al nido devono rispettare la privacy dei bambini e delle loro famiglie. Non devono divulgare informazioni riservate senza un'adeguata autorizzazione.

- **Partecipazione e autonomia: le** assistenti all'infanzia devono incoraggiare la partecipazione e l'autonomia dei bambini, ove possibile. Devono rispettare le scelte e le preferenze dei bambini nei limiti della loro sicurezza e del loro benessere.

- **Tenere conto delle esigenze specifiche: gli** assistenti di nido devono tenere conto delle esigenze specifiche di ogni bambino, siano esse mediche, emotive, sociali o culturali. Devono adattare le loro cure a ogni situazione individuale.

- **Prevenzione di maltrattamenti e abusi: gli** assistenti all'infanzia devono essere vigili e consapevoli della prevenzione di maltrattamenti e abusi sui bambini. Devono segnalare qualsiasi sospetto di abuso in conformità alle procedure stabilite.

- **Promuovere il benessere e lo sviluppo dei bambini: Le** assistenti all'infanzia svolgono un ruolo attivo nel promuovere il benessere e lo sviluppo dei bambini. Promuovono un ambiente sicuro, stimolante e attento che permette a ogni bambino di crescere.

- **Comunicazione empatica:** gli assistenti di cura devono mostrare empatia e sensibilità nella comunicazione con i bambini o lo loro famiglie. Una comunicazione rispettosa e attenta rafforza la fiducia e il legame del bambino con l'operatore sanitario.

Il rispetto della dignità e dei diritti dei bambini è sancito dal Codice etico degli assistenti all'infanzia e rappresenta un impegno essenziale nella loro pratica professionale. Facendo attenzione a rispettare questi principi fondamentali, le assistenti all'infanzia contribuiscono a garantire il benessere e la sicurezza dei bambini affidati alle loro cure e a garantire un'assistenza di alta qualità.

La riservatezza e il rispetto della privacy dei pazienti e delle famiglie sono principi etici fondamentali nella professione di ausiliario dell'infanzia. Questi principi mirano a garantire che tutte le informazioni personali e mediche sui bambini e sulle loro famiglie siano trattate con la massima discrezione e protette dalla divulgazione non autorizzata. Ecco perché questi aspetti sono essenziali nella pratica professionale degli assistenti all'infanzia:

1. Rispetto della privacy: gli assistenti al nido devono rispettare la privacy dei bambini e delle loro famiglie, evitando qualsiasi intrusione non necessaria nel loro spazio personale. Ciò significa, ad esempio, bussare alla porta prima di entrare in una stanza d'ospedale o essere discreti quando si parla di argomenti delicati con i genitori.

2. Riservatezza delle informazioni mediche: gli ausiliari del nido hanno accesso a informazioni mediche riservate riguardanti i bambini e le loro famiglie. Devono assicurarsi che queste informazioni siano conservate in modo sicuro e siano accessibili solo agli operatori sanitari coinvolti nella cura del paziente.

3. Consenso informato: prima di fornire assistenza a un bambino, le assistenti all'infanzia devono ottenere il consenso informato dei genitori o dei tutori legali. Ciò comporta la spiegazione chiara dell'assistenza da fornire, dei benefici e dei rischi, e la possibilità per i genitori di porre domande per prendere una decisione informata.

4. Comunicazione confidenziale: gli assistenti di cura devono assicurarsi che tutte le conversazioni con i bambini e le loro famiglie avvengano in un ambiente privato e confidenziale. Non devono condividere informazioni personali con altre persone che non sono direttamente coinvolte nella cura del paziente.

5. Protezione dei dati personali: gli assistenti infermieristici devono rispettare le leggi e i regolamenti relativi alla protezione dei dati personali. Devono assicurarsi che le informazioni personali dei pazienti siano conservate in modo sicuro e non vengano divulgate senza autorizzazione.

6. Sensibilità alle emozioni: Le assistenti all'infanzia devono essere sensibili alle emozioni dei bambini e delle loro famiglie, in particolare in caso di cattive notizie o situazioni difficili. Devono essere buoni ascoltatori, empatici e rispettosi dei loro sentimenti.

Il rispetto della riservatezza e della privacy è essenziale per stabilire un clima di fiducia tra i pazienti, le loro famiglie e gli operatori sanitari. Ciò consente ai bambini e alle loro famiglie di sentirsi al sicuro e di condividere le loro preoccupazioni ed esigenze in modo aperto e onesto. Aderendo a questi principi, le assistenti all'infanzia contribuiscono a fornire un ambiente attento e rispettoso che promuove il benessere dei bambini e delle loro famiglie.

Autonomia e collaborazione professionale

Lavorare come parte di un team interdisciplinare è di fondamentale importanza nell'assistenza sanitaria, e questo vale in particolare per gli assistenti all'infanzia che si occupano dei bambini e delle loro famiglie. Ecco alcuni motivi chiave per cui è essenziale che gli assistenti all'infanzia lavorino come parte di un team interdisciplinare:

1. Approccio globale alle cure: lavorare come parte di un team interdisciplinare significa che possiamo avere una visione globale della salute del bambino, prendendo in considerazione tutti gli aspetti del suo benessere. Ogni professionista apporta le proprie competenze specifiche alla valutazione, al trattamento e al monitoraggio del paziente.

2. Competenze complementari: ogni membro del team interdisciplinare ha competenze e conoscenze diverse. Assistenti di nido, infermieri, medici, psicologi e altri professionisti della salute lavorano insieme per fornire un'assistenza completa e personalizzata per le esigenze specifiche di ogni bambino.

3. Processo decisionale collaborativo: lavorando in team, gli operatori sanitari possono discutere insieme le opzioni terapeutiche e prendere decisioni collettive e informate. Questo aiuta a fornire la migliore assistenza possibile al bambino, integrando diverse prospettive.

4. Comunicazione efficace: lavorare in un team interdisciplinare incoraggia la comunicazione tra gli operatori sanitari. Ciò consente di condividere le informazioni importanti sul paziente, di trasmettere le raccomandazioni e di coordinare l'assistenza senza soluzione di continuità.

5. Migliore coordinamento dell'assistenza: il coordinamento dell'assistenza è essenziale per evitare duplicazioni o errori nell'assistenza al paziente. Lavorare come parte di un team interdisciplinare facilita il coordinamento dell'assistenza tra i vari reparti e professionisti coinvolti.

6. Approccio centrato sul paziente e sulla famiglia: lavorando in team, gli operatori sanitari si concentrano sulle esigenze del paziente e della sua famiglia. Tengono conto delle preferenze e dei valori della famiglia, per adattare l'assistenza all'individuo.

7. Formazione continua e condivisione delle conoscenze: lavorare in un team interdisciplinare permette agli assistenti all'infanzia di imparare da altri professionisti sanitari e di condividere le loro conoscenze. Questo incoraggia lo sviluppo professionale e migliora la qualità dell'assistenza.

8. Gestire situazioni complesse: Alcune situazioni di salute dei bambini possono essere complesse e richiedere l'esperienza di diversi professionisti della salute. Lavorare come parte di un team interdisciplinare permette di gestire queste situazioni in modo coordinato ed efficace.

In breve, lavorare come parte di un team interdisciplinare è vantaggioso per gli assistenti all'infanzia, gli altri professionisti della salute e, soprattutto, per i bambini e le loro famiglie. Permette di offrire un'assistenza completa e centrata sul paziente e di garantire un coordinamento efficace delle cure. L'interdisciplinarità è una risorsa importante per la qualità dell'assistenza e per migliorare il benessere dei bambini affidati alle nostre cure.

Prendere decisioni etiche nella pratica quotidiana è una responsabilità cruciale per gli assistenti all'infanzia. Si trovano ad affrontare situazioni complesse e delicate che riguardano la salute e il benessere dei bambini e delle loro famiglie. Ecco alcuni punti chiave sul processo decisionale etico nella loro pratica:

1. Rispetto dei diritti dei bambini: Gli assistenti all'infanzia devono sempre tenere in considerazione i diritti fondamentali dei bambini, in particolare il loro diritto alla dignità, alla riservatezza, all'autonomia (in base alla loro età e capacità di comprensione) e alla sicurezza.

2. Consenso informato: prima di fornire assistenza a un bambino, le assistenti all'infanzia devono assicurarsi di avere il consenso informato dei genitori o dei tutori legali. Devono spiegare chiaramente l'assistenza da fornire, i benefici e i rischi e rispondere a qualsiasi domanda dei genitori.

3. Valutazione etica delle situazioni: Gli assistenti di asilo nido devono essere in grado di riconoscere le situazioni che sollevano dilemmi etici. Devono valutare ogni situazione tenendo conto dei valori etici, dei principi di beneficenza (fare del bene), non-maleficenza (non fare del male), autonomia e giustizia.

4. Comunicazione con il team medico: il processo decisionale etico non avviene da solo. Gli assistenti infermieristici devono comunicare con l'équipe medica, compresi i medici, gli infermieri e altri professionisti della salute, per discutere le situazioni etiche e considerare le opzioni di trattamento.

5. Considerazione dei valori culturali e religiosi: le assistenti al nido devono essere sensibili ai valori culturali e religiosi dei bambini e delle loro famiglie. Devono rispettare questi valori nel prendere decisioni etiche, garantendo al contempo la salvaguardia dei diritti o del benessere del bambino.

6. Trasparenza e onestà: quando viene presa una decisione etica, gli assistenti all'infanzia devono essere trasparenti e onesti con i genitori e i bambini interessati. Devono spiegare le ragioni della decisione e rispondere a qualsiasi domanda o preoccupazione.

7. Riflessione etica continua: il processo decisionale etico è un processo continuo. Gli assistenti infermieristici devono impegnarsi in una riflessione etica continua, tenendosi al corrente degli sviluppi etici e aggiornando le loro conoscenze di bioetica.

Prendere decisioni etiche nella pratica quotidiana è una parte essenziale della professione di assistente all'infanzia. Le decisioni prese devono essere sempre guidate da principi etici, ponendo sempre al centro delle preoccupazioni l'interesse del bambino. Sviluppando le proprie competenze etiche e impegnandosi in una riflessione etica continua, le assistenti all'infanzia possono offrire un'assistenza di alta qualità, rispettosa e attenta ai bambini e alle loro famiglie.

L'etica della comunicazione e delle relazioni con i bambini e i genitori

Una buona comunicazione è essenziale quando si lavora con bambini di età diverse come assistente all'infanzia. Ogni fase dello sviluppo di un bambino richiede un approccio comunicativo adeguato per stabilire un rapporto di fiducia e facilitare l'assistenza. Ecco come comunicare in modo premuroso con bambini di età diverse:

1. Neonati (0-12 mesi) :
   - Utilizzi un tono di voce dolce e rilassante per rassicurare il suo bambino.
   - Stabilisca un contatto visivo e sorrida per stabilire una connessione emotiva.
   - Parli con calma e spieghi ogni fase della cura mentre la esegue.
   - Rispondere ai pianti e ai segnali del suo bambino con sensibilità per soddisfare le sue esigenze.

2. Bambini piccoli (da 1 a 3 anni) :
   - Sia paziente e comprenda la loro limitata capacità di comunicare verbalmente.
   - Utilizzi frasi brevi e semplici per facilitare la comprensione.
   - Li incoraggi a esprimere i loro sentimenti e le loro esigenze e si assicuri di ascoltare attentamente.
   - Utilizzi giochi e attività divertenti per aiutarli a sentirsi a proprio agio e sicuri.

3. Bambini piccoli (da 3 a 6 anni) :
   - Dare loro scelte limitate per incoraggiarli a esprimere la loro autonomia.
   - Utilizzare storie e illustrazioni per spiegare le procedure mediche in modo accessibile.
   - Incoraggiateli a fare domande e a esprimere le loro preoccupazioni.
   - Sia positivo e incoraggiante per aumentare la loro fiducia in se stessi e la loro capacità di superare le sfide.

4. Bambini in età scolare (da 6 a 12 anni) :
   - Utilizzi un linguaggio adatto al loro livello di comprensione, pur essendo onesto e informativo.

- Coinvolgerli il più possibile nelle decisioni sulla loro assistenza.
- Rispetti le loro opinioni e le tratti con rispetto come individui.
- Spieghi le procedure mediche in dettaglio per aiutarli a sentirsi in controllo della situazione.

5. Adolescenti (a partire dai 12 anni) :
- Mostri loro rispetto ed empatia, riconoscendo il loro bisogno di indipendenza.
- Ascolti attivamente le loro preoccupazioni e i loro punti di vista.
- Coinvolgerli nella pianificazione della loro assistenza e rispettare il loro diritto alla riservatezza.
- Sia onesto e trasparente sul suo stato di salute e sui trattamenti proposti.

A prescindere dall'età del bambino, la comunicazione assistenziale si basa sull'ascolto attivo, sull'empatia, sul rispetto e sulla comprensione delle esigenze e dei sentimenti del bambino. Stabilendo un rapporto di fiducia con i bambini e utilizzando tecniche di comunicazione adatte al loro stadio di sviluppo, le assistenti all'infanzia possono contribuire a rendere l'assistenza più piacevole e rassicurante sia per i bambini che per le loro famiglie. Questo favorisce anche una più stretta collaborazione tra il bambino, la sua famiglia e gli operatori sanitari, che è essenziale per un'assistenza globale efficace.

La comunicazione empatica con i genitori e le famiglie è un aspetto cruciale del lavoro delle assistenti all'infanzia. I genitori e le famiglie possono essere ansiosi e vulnerabili quando si tratta della salute e del benessere del loro bambino. La comunicazione empatica aiuta a costruire un rapporto di fiducia e di sostegno con i genitori, che è essenziale per fornire un'assistenza di qualità ai bambini. Ecco alcuni consigli per comunicare in modo empatico con i genitori e le famiglie:

1. Ascolto attivo: l'ascolto attivo è essenziale per dimostrare ai genitori che lei è sinceramente interessato a ciò che hanno da dire. Ciò implica concentrarsi completamente su ciò che dicono, fare domande aperte per ottenere maggiori informazioni e riassumere ciò che hanno detto per dimostrare che lei comprende le loro preoccupazioni.

2. Convalidare i sentimenti: Riconoscere e convalidare i sentimenti dei genitori è importante. Può dire frasi come "Capisco che questo possa essere preoccupante per lei" o "È normale sentirsi ansiosi in questa situazione".

3. Rispetto per la diversità: gli assistenti al nido devono essere sensibili alla diversità culturale delle famiglie. Rispetta le loro credenze, i loro valori e le loro tradizioni e adatta la sua comunicazione di conseguenza.

4. Linguaggio comprensibile: evitare il gergo medico e utilizzare un linguaggio chiaro e comprensibile per spiegare le cure e le procedure mediche.

5. Empatia nei momenti difficili: quando comunica notizie o diagnosi difficili, mostri compassione ed empatia. Lasci loro il tempo di assimilare le informazioni e faccia domande per capire le loro esigenze e preoccupazioni.

6. Informazioni complete: Fornire informazioni complete sulla salute del bambino, sui trattamenti proposti e sulle opzioni disponibili. Ciò consente ai genitori di prendere decisioni informate sulle cure del bambino.

7. Disponibilità e follow-up: essere disponibile a rispondere alle domande e alle preoccupazioni dei genitori, anche al di fuori dell'orario di lavoro, se necessario. Seguire i genitori per assicurarsi che si sentano supportati durante il processo di cura.

8. Rispetto della riservatezza: si assicuri di rispettare la riservatezza delle informazioni personali e mediche delle famiglie e non divulghi alcuna informazione senza il loro permesso.

La comunicazione empatica con i genitori e le famiglie è un'abilità essenziale per gli assistenti all'infanzia. Aiuta a stabilire un rapporto di fiducia e di sostegno con i genitori, a vantaggio del benessere del bambino e della qualità complessiva dell'assistenza. La comunicazione empatica aiuta anche i genitori a sentirsi ascoltati, compresi e sostenuti in questo momento talvolta difficile della vita del bambino.

Gestire situazioni sensibili ed etiche

Prendersi cura dei bambini in situazioni vulnerabili è una responsabilità fondamentale per gli assistenti all'infanzia. Questi bambini possono trovarsi ad affrontare situazioni difficili, come malattie, disabilità, insicurezza sociale, abusi o problemi psicologici. L'assistenza a questi bambini richiede un approccio sensibile e attento, adattato alle loro esigenze specifiche. Ecco alcuni punti importanti da tenere a mente quando si occupa di bambini in situazioni vulnerabili:

1. Sensibilità ed empatia: gli assistenti al nido devono mostrare sensibilità ed empatia nei confronti di questi bambini, riconoscendo le sfide che devono affrontare e prestando attenzione alle loro emozioni ed esigenze.

2. Rispetto della dignità: è essenziale rispettare la dignità di questi bambini, trattandoli con rispetto e valorizzando la loro individualità, nonostante le loro vulnerabilità.

3. Tenere conto delle esigenze specifiche: ogni bambino in situazione di vulnerabilità ha esigenze specifiche che devono essere prese in considerazione quando si pianificano l'assistenza e gli interventi.

4. Collaborazione interdisciplinare: lavorare in collaborazione con altri professionisti della salute e con i servizi sociali è fondamentale per garantire un'assistenza completa e coordinata a questi bambini.

5. Accesso alle cure e ai servizi: le assistenti all'infanzia devono garantire che questi bambini abbiano un accesso equo alle cure mediche e ai servizi sociali necessari per soddisfare le loro esigenze.

6. Consapevolezza del maltrattamento e dell'abuso: gli assistenti al nido devono essere informati dei segnali di maltrattamento e abuso e sapere come agire in caso di sospetto.

7. Sostegno alle famiglie: l'assistenza ai bambini in situazioni vulnerabili spesso implica una stretta collaborazione con le loro famiglie. Le assistenti all'infanzia possono fornire un sostegno emotivo e pratico alle famiglie in questo momento difficile.

8. Tenere conto dello sviluppo del bambino: Gli assistenti al nido devono adattare le loro cure allo stadio di sviluppo di ogni bambino, tenendo conto della sua età e delle sue capacità.

9. Promuovere il benessere: L'assistenza a questi bambini deve mirare a promuovere il loro benessere generale, assicurando che si sentano sicuri, sostenuti e assistiti.

10. Advocacy: in quanto professionista della salute, l'assistente all'infanzia può anche svolgere un ruolo di advocacy a favore dei diritti e del benessere di questi bambini, cercando di migliorare il loro accesso alle cure e ai servizi.

La cura dei bambini in situazioni di vulnerabilità richiede un approccio globale, che comprenda sia la dimensione medica che quella sociale. Gli assistenti di nido svolgono un ruolo essenziale in questa assistenza, assicurando di fornire un'assistenza di qualità, ascoltando le esigenze dei bambini e delle loro famiglie e lavorando in collaborazione con altri professionisti per offrire un'assistenza completa e premurosa.

Gli assistenti all'infanzia possono trovarsi di fronte a **potenziali conflitti etici** nella loro pratica quotidiana. Queste situazioni delicate possono derivare da dilemmi morali che comportano scelte difficili tra diversi principi etici o conflitti tra le esigenze del bambino e i desideri dei genitori. Ecco alcuni esempi di potenziali conflitti etici e di soluzioni appropriate:

1. Conflitto tra il diritto all'autonomia del bambino e il consenso dei genitori: A volte un bambino può esprimere la propria opposizione a un trattamento medico o a un intervento, mentre i genitori insistono che la procedura è necessaria. In questi casi, è importante riconoscere il diritto del bambino a partecipare alle decisioni che lo riguardano, tenendo conto della sua età e della sua capacità di comprensione. Una soluzione appropriata potrebbe essere quella di incoraggiare una comunicazione aperta e rispettosa tra il bambino, i genitori e l'équipe medica, e di spiegare le opzioni di trattamento in un modo che tutti possano comprendere.

2. Conflitto tra valori culturali e raccomandazioni mediche: gli assistenti di nido possono trovarsi di fronte a situazioni in cui i valori culturali dei genitori differiscono dalle pratiche mediche raccomandate. In questi casi, è importante rispettare le credenze e le tradizioni delle famiglie, cercando al contempo soluzioni che soddisfino le esigenze mediche del bambino. Una soluzione appropriata potrebbe prevedere una comunicazione aperta, l'educazione alle opzioni terapeutiche e una collaborazione interdisciplinare per trovare un terreno comune rispettoso.

3. Conflitto tra i desideri dei genitori e l'interesse del bambino: A volte i genitori possono richiedere cure o trattamenti che non sono nell'interesse del bambino, oppure possono opporsi alle cure necessarie. In queste situazioni, le assistenti all'infanzia devono dare priorità alla salute e al benessere del bambino. Una soluzione appropriata potrebbe prevedere una comunicazione approfondita con i genitori, per spiegare le ragioni mediche alla base delle decisioni prese e cercare la loro comprensione e collaborazione.

4. Conflitto tra riservatezza e protezione del bambino: Gli assistenti di nido possono trovarsi di fronte a casi di sospetto abuso o maltrattamento del bambino. In queste situazioni, devono trovare un equilibrio tra il rispetto della riservatezza medica e il dovere di riferire il sospetto di abuso per proteggere il bambino. Una soluzione appropriata può prevedere la consultazione con l'équipe medica competente e i servizi sociali, per garantire la sicurezza del bambino nel rispetto delle procedure legali.

5. Conflitto tra i limiti della competenza professionale e le esigenze del bambino: A volte gli assistenti all'infanzia possono trovarsi in situazioni in cui devono affrontare problemi medici o situazioni che vanno oltre le loro competenze professionali. In questi casi, è importante riconoscere i propri limiti e cercare l'aiuto di un professionista sanitario più qualificato. Una soluzione appropriata potrebbe consistere nel riferire la situazione al proprio superiore o nel richiedere una consulenza medica appropriata.

Risolvere i conflitti etici nella pratica dell'assistenza ausiliaria all'infanzia richiede una riflessione etica, una comunicazione aperta e una collaborazione con l'équipe medica e le famiglie.

Gli assistenti al nido devono cercare soluzioni che rispettino i diritti e il benessere del bambino, mantenendo un approccio sensibile e attento alle famiglie. In alcuni casi, può essere necessario consultare un comitato etico o richiedere la consulenza di professionisti specializzati per raggiungere una risoluzione etica adeguata.

Prevenire e denunciare gli abusi

La sensibilizzazione alla protezione dei bambini è un aspetto essenziale del lavoro delle assistenti all'infanzia. Esse sono a diretto contatto con bambini vulnerabili e quindi hanno un ruolo cruciale da svolgere nel rilevare e prevenire situazioni di maltrattamento, abuso o negligenza. Ecco perché la sensibilizzazione alla protezione dei bambini è così importante per le assistenti all'infanzia:

1. Individuazione precoce dei segni di abuso: le assistenti all'infanzia sono in prima linea nell'osservare il benessere e il comportamento dei bambini. La sensibilizzazione ai temi della protezione dei bambini consente loro di riconoscere i segnali di allarme e di individuare precocemente qualsiasi situazione potenzialmente pericolosa per un bambino.

2. Interventi accurati e appropriati: essendo consapevoli dei problemi di protezione dei bambini, le assistenti all'infanzia sono meglio preparate ad intervenire in modo accurato e appropriato quando necessario. Ciò può comportare la segnalazione di casi di sospetto abuso alle autorità competenti e la collaborazione con i servizi sociali per proteggere il bambino.

3. Prevenzione dei rischi: la consapevolezza della protezione dell'infanzia consente agli assistenti all'infanzia di adottare misure preventive per ridurre il rischio di abuso, maltrattamento o negligenza. Ciò può includere l'implementazione di misure di sicurezza, la promozione di un ambiente sicuro e attento e la fornitura di informazioni e supporto alle famiglie.

4. Comunicazione e sostegno alle famiglie: essere consapevoli della protezione dei bambini significa adottare un approccio sensibile e non giudicante nei confronti delle famiglie. Le assistenti all'infanzia possono quindi stabilire una comunicazione aperta e attenta con i genitori, aiutandoli a sentirsi sostenuti e incoraggiati nel loro ruolo di genitori.

5. Formazione continua e aggiornamento delle conoscenze: la consapevolezza della protezione dei bambini richiede una formazione continua e un aggiornamento regolare delle conoscenze. Le assistenti del nido devono tenersi aggiornate sulla legislazione, le politiche e le pratiche attuali in materia di protezione dei bambini, per garantire che i bambini siano assistiti in modo appropriato.

6. Difesa dei diritti dei bambini: Le assistenti di asilo nido possono svolgere un ruolo di advocacy a favore dei diritti dei bambini, sensibilizzando loro stesse, i colleghi e la comunità di appartenenza sulle questioni relative alla protezione dei bambini. Possono anche collaborare con le organizzazioni che si dedicano alla difesa dei diritti dei bambini.

7. Stabilire collaborazioni: la sensibilizzazione alla protezione dei bambini incoraggia gli assistenti di asilo nido a stabilire collaborazioni con altri professionisti sanitari, assistenti sociali e organizzazioni specializzate nella protezione dei bambini. Queste collaborazioni sono essenziali per garantire un'assistenza oomplota e coordinata ai bambini in situazioni di vulnerabilità.

In sintesi, la consapevolezza della protezione dei bambini è fondamentale per gli assistenti all'infanzia, in quanto consente loro di garantire la sicurezza, il benessere e lo sviluppo sano dei bambini affidati alle loro cure. Essendo consapevoli dei rischi e dei segnali di allarme, possono svolgere un ruolo essenziale nella prevenzione e nell'individuazione precoce di situazioni di abuso e negligenza, contribuendo così a proteggere i diritti fondamentali dei bambini.

Il ruolo dell'assistente all'infanzia nel segnalare situazioni di preoccupazione è di fondamentale importanza per garantire la protezione dei bambini in situazioni vulnerabili. In quanto professioniste della prima infanzia, le assistenti all'infanzia sono spesso in contatto diretto e regolare con i bambini e le loro famiglie, il che consente loro di identificare potenziali segnali di allarme di abuso o negligenza. Ecco gli aspetti chiave del ruolo dell'assistente all'infanzia nella segnalazione di situazioni di preoccupazione:

1. **Rilevare i segnali di allarme:** l'assistente all'infanzia deve essere attenta ai segnali di allarme che potrebbero indicare che il bambino si trova in una situazione di vulnerabilità. Questi segnali possono includere segni di lesioni fisiche, cambiamenti comportamentali insoliti, igiene trascurata, ritardi nello sviluppo, assenze frequenti o crescita stentata.

2. **Documentazione accurata:** è essenziale che l'assistente all'infanzia documenti in modo accurato e completo qualsiasi osservazione di segni di preoccupazione. Una documentazione accurata può essere essenziale per sostenere la segnalazione e fornire informazioni utili alle autorità competenti.

3. **Comunicazione con l'équipe medica:** l'assistente all'infanzia deve comunicare efficacemente con l'équipe medica per condividere le osservazioni e le preoccupazioni su un determinato bambino. Questa comunicazione può essere essenziale per un'ulteriore valutazione della situazione.

4. **Rispetto della procedura di segnalazione:** ogni Paese ha le proprie procedure e leggi che regolano la segnalazione di situazioni di maltrattamento o abuso. L'assistente all'infanzia deve conoscere queste procedure e seguirle scrupolosamente quando sospetta una situazione preoccupante.

5. **Riservatezza:** l'assistente all'infanzia deve mantenere la riservatezza sulla segnalazione. Non deve condividere i dettagli della segnalazione con altre persone oltre a quelle coinvolte nel processo di intervento.

6. **Collaborazione con i servizi sociali:** se vengono identificati segnali di preoccupazione, l'assistente all'infanzia deve collaborare con i servizi sociali competenti per segnalare la situazione e garantire la sicurezza e la protezione del bambino.

7. **Sostegno alla famiglia:** segnalare una situazione di preoccupazione può essere un passo difficile per la famiglia del bambino. L'assistente all'infanzia deve essere sensibile alla situazione e fornire alla famiglia il sostegno e le informazioni adeguate.
È essenziale che le assistenti all'infanzia agiscano con cautela, sensibilità e responsabilità quando sospettano una situazione preoccupante. Lo scopo della segnalazione è proteggere il bambino e prevenire i rischi per la sua sicurezza e il suo

benessere. Svolgendo un ruolo attivo nell'individuazione precoce e nella segnalazione di situazioni preoccupanti, le assistenti all'infanzia contribuiscono a proteggere i diritti e la sicurezza dei bambini di cui si occupano, garantendo al contempo la riservatezza e la dignità della famiglia coinvolta.

Etica nella fornitura di cure e trattamenti

Il rispetto delle prescrizioni mediche e dei protocolli di cura è un aspetto fondamentale del ruolo dell'assistente all'infanzia. È essenziale per garantire la sicurezza e il benessere dei bambini affidati alle loro cure. Rispettando le prescrizioni mediche e i protocolli di cura, le assistenti all'infanzia svolgono un ruolo essenziale nella cura generale dei bambini e contribuiscono alla qualità dell'assistenza fornita. Ecco perché è importante seguire queste linee guida:

1. Sicurezza del bambino : Le prescrizioni mediche e i protocolli di cura sono stabiliti da professionisti sanitari qualificati in base alle esigenze specifiche di ogni bambino. Rispettando queste linee guida, le assistenti all'infanzia garantiscono che l'assistenza fornita sia appropriata e sicura per il bambino.

2. Efficacia del trattamento: La conformità alle prescrizioni mediche assicura l'efficacia del trattamento prescritto. Ciò può includere la corretta somministrazione di farmaci, il rispetto delle dosi e degli orari prescritti e l'attuazione di protocolli di cura specifici.

3. Prevenire gli errori medici: seguendo scrupolosamente le prescrizioni mediche e i protocolli di cura, le assistenti all'infanzia contribuiscono a ridurre il rischio di errori medici, come la somministrazione errata di farmaci o trattamenti.
4. Collaborazione con l'équipe medica: il rispetto delle prescrizioni mediche consente una migliore collaborazione con l'équipe medica, in quanto facilita la comunicazione e il coordinamento delle cure tra tutti gli operatori sanitari coinvolti nell'assistenza del bambino.

5. Rispetto dell'etica professionale: le prescrizioni mediche sono redatte in conformità ai principi etici della professione medica. Rispettando questi principi, le assistenti all'infanzia contribuiscono a mantenere l'integrità e la reputazione della professione.

6. Responsabilità professionale: il rispetto delle prescrizioni mediche e dei protocolli di cura è un segno di responsabilità professionale per gli assistenti all'infanzia. Ciò dimostra il loro impegno per la qualità delle cure e la sicurezza dei bambini.

7. Continuità delle cure: il rispetto delle prescrizioni mediche e dei protocolli di cura assicura la continuità delle cure del bambino. In questo modo si evitano interruzioni o errori nel trattamento, il che è essenziale per i bambini con esigenze mediche specifiche.

8. Valutazione dei risultati: rispettando le prescrizioni mediche, le assistenti all'infanzia aiutano a valutare accuratamente i risultati del trattamento e ad adattare l'assistenza se necessario.

È importante che le assistenti all'infanzia siano ben informate e formate sulle prescrizioni mediche specifiche e sui protocolli di cura che si applicano ai bambini affidati alle loro cure. Se sorgono domande o dubbi su una prescrizione o un protocollo, è importante contattare il team medico per ottenere chiarimenti o delucidazioni. Agendo in modo responsabile e professionale in conformità con le linee guida mediche, le assistenti d'infanzia svolgono un ruolo chiave nella cura e nella salute generale dei bambini affidati alle loro cure.

Il consenso informato dei genitori per gli interventi medici è un principio etico fondamentale nel campo dell'assistenza sanitaria, anche per i bambini assistiti dalle assistenti di nido. Il consenso informato significa che i genitori o i tutori legali devono essere informati in modo esauriente dei dettagli, dei rischi e dei benefici di un intervento medico prima di dare il loro consenso all'esecuzione dello stesso sul loro bambino. Ecco perché il consenso informato è importante:

1. Rispetto dell'autonomia dei genitori: Il consenso informato consente ai genitori di prendere decisioni consapevoli sulle cure mediche del proprio figlio. Rispetta la loro autonomia come genitori e il loro diritto a partecipare alle decisioni che li riguardano.

2. Diritti dei bambini: Il consenso informato garantisce il rispetto dei diritti del bambino. I genitori sono i rappresentanti legali del bambino e, fornendo loro informazioni complete e chiare, garantiamo che venga preso in considerazione l'interesse del bambino.

3. Comunicazione aperta e trasparente: Il consenso informato incoraggia una comunicazione aperta e trasparente tra gli operatori sanitari, i genitori e il bambino (ove possibile). Questo crea un rapporto di fiducia e collaborazione nella cura del bambino.

4. Processo decisionale condiviso: Il consenso informato incoraggia il processo decisionale condiviso tra gli operatori sanitari e i genitori. I genitori possono esprimere le loro preoccupazioni, porre domande e discutere le opzioni terapeutiche prima di dare il loro consenso.

5. Prevenzione dei conflitti etici: ottenendo il consenso informato dei genitori, gli operatori sanitari evitano potenziali conflitti etici relativi agli interventi medici sul bambino.

6. Responsabilità legale: il consenso informato è anche un requisito legale in molti Paesi. Gli operatori sanitari sono obbligati a rispettare questo principio per conformarsi agli standard etici e alle leggi in vigore.

7. Miglioramento della qualità dell'assistenza: consentendo ai genitori di essere pienamente informati e coinvolti nelle decisioni riguardanti la cura del loro bambino, il consenso informato contribuisce a migliorare la qualità dell'assistenza e ad evitare errori medici.

Per ottenere il consenso informato, gli operatori sanitari, compresi gli assistenti all'infanzia, devono fornire ai genitori informazioni chiare, comprensibili e obiettive. Devono spiegare la natura dell'intervento medico, i rischi potenziali, i benefici attesi e le alternative disponibili. Devono inoltre rispondere alle domande dei genitori e assicurarsi che abbiano compreso le informazioni fornite.

Se i genitori hanno dubbi o preoccupazioni, è fondamentale dare loro il tempo di riflettere e offrire loro un sostegno emotivo. Se i genitori rifiutano l'intervento raccomandato, gli operatori sanitari devono rispettare la loro decisione, tranne nelle situazioni in cui la vita o la salute del bambino sono in pericolo, nel qual caso possono cercare una mediazione o una procedura legale di emergenza.

In sintesi, il consenso informato dei genitori per gli interventi medici è un principio etico essenziale per garantire il rispetto dei diritti e dell'autonomia dei genitori, nonché un'assistenza di qualità per i bambini. Gli assistenti di nido devono svolgere un ruolo attivo nel fornire informazioni obiettive e incoraggiare una comunicazione aperta e trasparente con i genitori in tutti gli interventi medici che riguardano i bambini affidati alle loro cure.

Etica professionale e sviluppo personale

L'etica gioca un ruolo cruciale nella formazione continua e nello sviluppo professionale degli assistenti all'infanzia. La formazione continua è essenziale per mantenere e migliorare le competenze professionali, stare al passo con i progressi nel campo medico e fornire un'assistenza di qualità ai bambini. L'importanza dell'etica in queste aree è la seguente:

1. Rispetto degli standard professionali: l'etica guida gli assistenti all'infanzia nel rispetto degli standard professionali e dei codici di condotta quando partecipano ai programmi di formazione continua. Questo garantisce una pratica responsabile in linea con i valori della professione.

2. Integrità nella ricerca e nella formazione: quando si impegnano in programmi di formazione continua, le assistenti all'infanzia devono prestare attenzione all'integrità delle informazioni e delle conoscenze trasmesse. Devono evitare la diffusione di informazioni errate e affidarsi a fonti affidabili e basate su prove.

3. Riservatezza e protezione dei dati: Nell'ambito della loro formazione continua, gli assistenti d'infanzia possono essere chiamati a condividere informazioni mediche sensibili. È etico che rispettino la riservatezza e la protezione dei dati dei pazienti e delle famiglie.

4. Consenso informato nella formazione: anche gli assistenti di cura hanno un ruolo da svolgere nel rispetto del consenso informato quando partecipano a programmi di formazione. Devono essere informati del contenuto e degli obiettivi della formazione e dare il loro consenso informato.

5. Condivisione etica delle conoscenze: quando acquisiscono nuove competenze e conoscenze durante la loro formazione continua, le assistenti all'infanzia devono condividere queste conoscenze in modo etico con i loro colleghi e team. Questo promuove una cultura di apprendimento continuo all'interno dell'ambiente professionale.

6. Valutazione onesta delle competenze: è etico che gli assistenti valutino onestamente le proprie competenze e riconoscano le aree in cui potrebbero aver bisogno di sviluppo. Questo li incoraggia a cercare opportunità di formazione continua per migliorare le loro competenze professionali.

7. Equità e accesso alla formazione: l'etica della formazione continua richiede che le opportunità di sviluppo professionale siano accessibili a tutti gli assistenti all'infanzia, senza discriminazioni. Ciò include la promozione della diversità e dell'inclusione nei programmi di formazione.

8. Formazione etica dei formatori: i formatori coinvolti nella formazione continua degli assistenti all'infanzia devono anche aderire a standard etici elevati. Devono fornire informazioni accurate e obiettive e incoraggiare un approccio incentrato sul paziente e sulla cura.

L'integrità etica nella formazione continua e nello sviluppo professionale assicura che gli assistenti all'infanzia siano ben preparati a fornire un'assistenza di qualità e ad adattarsi agli sviluppi del settore sanitario. Inoltre, favorisce una cultura professionale positiva, in cui l'apprendimento continuo è valorizzato e la sicurezza e il benessere dei bambini sono di primaria importanza. Aderendo ai principi etici nella loro formazione continua, gli assistenti all'infanzia contribuiscono al miglioramento continuo dell'assistenza sanitaria per i bambini e le famiglie che servono.

L'introspezione e lo sviluppo personale giocano un ruolo essenziale nella pratica etica degli assistenti all'infanzia. L'etica implica prendere decisioni moralmente responsabili e rispettare i valori fondamentali della professione, agendo nel migliore interesse dei bambini e delle loro famiglie. Ecco perché l'introspezione e lo sviluppo personale sono importanti per la pratica etica:

1. Consapevolezza di sé: l'introspezione consente agli assistenti all'infanzia di sviluppare la consapevolezza di sé, ossia una comprensione approfondita dei propri valori, convinzioni, punti di forza e debolezze. Essendo consapevoli delle proprie motivazioni e dei potenziali pregiudizi, possono prendere decisioni etiche più informate ed evitare conflitti di interesse.

2. Autonomia e responsabilità: lo sviluppo personale promuove l'autonomia e la responsabilità nella pratica professionale. Gli assistenti all'infanzia sono incoraggiati ad essere proattivi nel loro sviluppo, a cercare opportunità di formazione e di apprendimento e ad essere responsabili del proprio sviluppo professionale.

3. Decisione etica: l'introspezione consente agli assistenti all'infanzia di riflettere sui dilemmi etici che possono incontrare nella loro pratica. In questo modo, possono sviluppare le capacità di analizzare queste situazioni, considerare le conseguenze delle loro azioni e prendere decisioni etiche in linea con i loro valori e standard professionali.

4. Rispetto della dignità dei bambini: L'introspezione e lo sviluppo personale favoriscono un maggiore rispetto per la dignità dei bambini affidati alle assistenti all'infanzia. Comprendendo l'importanza di un rapporto di fiducia con i bambini e le loro famiglie, sono più inclini ad adottare un atteggiamento empatico e premuroso nella loro pratica.

5. Adattarsi al cambiamento: Lo sviluppo personale aiuta gli assistenti infermieristici ad adattarsi ai continui cambiamenti nell'assistenza sanitaria. Sono incoraggiati ad essere aperti a nuove idee, ad aggiornare le loro competenze e ad incorporare le migliori pratiche per fornire un'assistenza ottimale.

6. Gestire lo stress e il benessere: L'introspezione può aiutare le assistenti all'infanzia a gestire meglio lo stress legato al lavoro e a prevenire il burnout. Diventando consapevoli dei propri limiti e delle proprie esigenze emotive, possono adottare strategie per mantenere il proprio benessere fisico e mentale.

7. Relazioni interpersonali positive: lo sviluppo personale rafforza le capacità di comunicazione e di aiuto. Le assistenti all'infanzia sono quindi in grado di stabilire relazioni interpersonali positive con i bambini, i loro genitori e i membri del loro team, il che facilita una pratica etica basata sulla fiducia e sul rispetto reciproco.

In sintesi, l'introspezione e lo sviluppo personale sono componenti essenziali della pratica etica dell'assistente all'infanzia. Sviluppando l'autoconsapevolezza, la responsabilità, le capacità decisionali e il benessere, gli assistenti sono meglio equipaggiati per fornire un'assistenza etica e premurosa ai bambini e alle loro famiglie. La pratica etica aiuta a migliorare la reputazione della professione e a promuovere un'assistenza sanitaria di qualità per i bambini, che è essenziale per il loro benessere e sviluppo.

Capitolo 4:
Il servizio di assistenza all'infanzia

Presentazione del servizio di assistenza all'infanzia

Gli obiettivi e le missioni del servizio di assistente all'infanzia sono essenziali per definire chiaramente il suo ruolo all'interno del sistema sanitario e dell'assistenza all'infanzia. Ecco i principali obiettivi e missioni del servizio di assistente all'infanzia:

1. Cura e benessere dei bambini: La missione principale del servizio di assistente all'infanzia è fornire un'assistenza di qualità ai bambini, siano essi neonati, bambini piccoli o bambini con disabilità. Le assistenti all'asilo nido sono responsabili della cura della salute, dell'igiene, dell'alimentazione e del benessere generale dei bambini.

2. Sviluppo generale del bambino: Il servizio di assistente all'infanzia mira a promuovere lo sviluppo generale del bambino, fornendo un ambiente sicuro e stimolante, adatto alle sue esigenze. Questo include lo sviluppo fisico, emotivo, sociale e cognitivo del bambino.

3. Sostenere le famiglie: le assistenti all'infanzia hanno anche il compito di sostenere le famiglie nel loro ruolo di genitori, fornendo consigli e supporto assistenziale. Lavorano a stretto contatto con i genitori per soddisfare le esigenze specifiche di ogni bambino.

4. Prevenzione ed educazione: le assistenti al nido aiutano a prevenire malattie e incidenti attuando misure di igiene e sicurezza adeguate. Svolgono anche un ruolo educativo, sensibilizzando i genitori sulle buone pratiche di cura e sviluppo dei bambini.

5. Osservazione e segnalazione: Le assistenti del nido hanno la responsabilità di osservare attentamente ogni bambino affidato alle loro cure, al fine di individuare eventuali segni di disagio, abuso o sviluppo atipico. Sono tenute a segnalare qualsiasi situazione preoccupante al team medico o ai servizi sociali competenti.

6. Coordinamento con l'équipe medica: gli assistenti di asilo nido lavorano a stretto contatto con l'équipe medica, in particolare con medici, infermieri e pediatri. Svolgono un ruolo attivo nell'assistenza medica dei bambini e aiutano ad attuare le prescrizioni mediche.

7. Rispetto degli standard etici e deontologici: il servizio di assistente all'infanzia si impegna a rispettare gli standard etici e deontologici della professione. Ciò include il rispetto della riservatezza, la protezione dei diritti dei bambini e delle loro famiglie e la promozione dell'assistenza e della non discriminazione.

8. Continuità dell'assistenza: il servizio di assistente all'infanzia assicura la continuità dell'assistenza monitorando regolarmente i progressi di ogni bambino di cui è responsabile. Si sforza di creare un legame di fiducia duraturo con il bambino e la sua famiglia, per garantire un'assistenza coerente e personalizzata.

9. Formazione continua e sviluppo professionale: gli assistenti di asilo nido sono impegnati nella formazione e nello sviluppo professionale per tutta la loro carriera. Partecipano a programmi di formazione continua per mantenere e migliorare le loro competenze professionali.

In sintesi, gli obiettivi e le missioni del servizio di assistente all'infanzia sono incentrati sul benessere e sullo sviluppo dei bambini, oltre che sul sostegno alle famiglie. Sono responsabili di fornire un'assistenza di qualità, di prevenire i rischi, di collaborare con l'équipe medica e di rispettare gli standard etici per garantire un'assistenza ottimale ai bambini affidati alle loro cure.

La struttura organizzativa e l'équipe medica del servizio di assistenza all'infanzia sono concepite per garantire un'assistenza efficace e completa ai bambini e alle loro famiglie. Questa struttura è generalmente organizzata in modo gerarchico e collaborativo, ponendo l'accento sul coordinamento delle cure e sulla comunicazione interdisciplinare. Ecco gli elementi chiave della struttura organizzativa e dell'équipe medica:

1. Gestione del servizio: il servizio di assistente all'infanzia è generalmente gestito da un manager o direttore, spesso un professionista sanitario con esperienza nel campo della pediatria o della prima infanzia. Il direttore è responsabile della gestione complessiva del reparto, del coordinamento delle attività e della supervisione del team.

2. Assistenti di nido: Il cuore del reparto è costituito dagli assistenti di nido, i professionisti che si dedicano alla cura e al benessere dei bambini. Lavorano a stretto contatto con l'équipe medica e svolgono un ruolo essenziale nell'assistenza quotidiana, nell'osservazione dei bambini e nell'interazione con le famiglie.

3. Infermiere: le infermiere svolgono un importante ruolo di supporto nel servizio di assistenza infermieristica. Possono essere coinvolti nella somministrazione di farmaci, nel rilevamento dei segni vitali e nel coordinamento dell'assistenza medica in collaborazione con i medici.

4. Medici: i medici, compresi i pediatri, sono membri chiave dell'équipe medica. Sono responsabili della valutazione medica dei bambini, della formulazione delle diagnosi, della prescrizione dei trattamenti e della supervisione della loro attuazione.

5. Psicologi: in alcuni servizi di assistenza all'infanzia, possono essere presenti degli psicologi per valutare lo sviluppo psicologico ed emotivo dei bambini, per fornire un sostegno, se necessario, e per collaborare con l'équipe per promuovere il benessere psicologico dei bambini.

6. Assistenti sociali: gli assistenti sociali possono far parte del team per aiutare le famiglie in situazioni difficili o vulnerabili. Possono fornire supporto psicosociale, indirizzare le famiglie alle risorse appropriate e aiutare a risolvere i problemi sociali che possono influire sulla salute dei bambini.

7. Logopedisti, terapisti occupazionali, fisioterapisti, ecc. A seconda delle esigenze specifiche dei bambini, possono essere coinvolti nell'équipe medica professionisti specializzati per fornire servizi di riabilitazione e terapia.

8. Personale amministrativo: il servizio di assistenza infermieristica può includere anche personale amministrativo per gestire la programmazione degli appuntamenti, le cartelle cliniche, la fatturazione e le attività amministrative.

La collaborazione e la comunicazione all'interno dell'équipe medica sono essenziali per garantire un'assistenza integrata e coordinata ai bambini. Riunioni regolari del team, scambi di informazioni e protocolli di lavoro congiunti facilitano questa collaborazione. Gli assistenti di nido svolgono un ruolo centrale in questo coordinamento, in quanto sono in contatto diretto con i bambini e le famiglie su base giornaliera.

Lavorando insieme in modo interdisciplinare, l'équipe medica del servizio ausiliario dell'asilo nido mira a fornire un'assistenza completa e personalizzata ai bambini, per soddisfare le loro esigenze specifiche e promuovere il loro sviluppo ottimale. Questo approccio collaborativo e centrato sul paziente è essenziale per garantire che i bambini e le loro famiglie ricevano un'assistenza completa e attenta.

Le diverse unità del servizio di asilo nido

L'unità di cura neonatale, nota anche come servizio di neonatologia, è un reparto specializzato all'interno di una struttura sanitaria che si concentra sull'assistenza medica intensiva e specializzata fornita ai neonati prematuri o nati con problemi di salute complessi. Queste unità si trovano generalmente negli ospedali, nei centri medici e nelle unità di maternità avanzate.

Ecco le caratteristiche e gli aspetti principali dell'unità di cura neonatale:

1. Assistenza intensiva e specializzata: L'Unità di cura neonatale è progettata per fornire un'assistenza intensiva e specializzata ai neonati che richiedono un'attenzione medica particolare. I bambini prematuri e i neonati con malattie congenite o complicazioni alla nascita ricevono un'assistenza medica avanzata in questa unità.

2. Team multidisciplinare: l'unità di cura neonatale riunisce un team multidisciplinare di professionisti sanitari, tra cui pediatri specializzati in neonatologia, infermieri specializzati in neonatologia, assistenti al nido, infermieri, dietisti, fisioterapisti e altri professionisti sanitari. Questo team lavora a stretto contatto per fornire un'assistenza completa e olistica ai neonati.

3. **Attrezzature specializzate:** l'unità di cura neonatale è dotata di attrezzature mediche specializzate per monitorare continuamente i segni vitali dei neonati, fornire assistenza respiratoria, somministrare farmaci, effettuare test diagnostici avanzati e garantire il comfort dei neonati.

4. **Isolette e incubatrici: i** neonati prematuri o malati sono spesso collocati in isolette o incubatrici, che forniscono un ambiente controllato per proteggerli dalle infezioni e dalle variazioni di temperatura.

5. **Assistenza allo sviluppo:** L'unità di assistenza neonatale si concentra sull'assistenza allo sviluppo, che mira a promuovere lo sviluppo neurologico, sensoriale e fisico ottimale dei neonati prematuri e malati. Questa cura comprende il rispetto dei modelli di sonno, la limitazione dello stress ambientale e le interazioni delicate con i neonati.

6. **Sostegno ai genitori: I** genitori dei neonati ricoverati nell'unità di cura neonatale ricevono un grande sostegno da parte dell'équipe medica. I genitori sono incoraggiati a partecipare il più possibile alla cura del loro bambino e ricevono un sostegno emotivo per affrontare la difficile situazione.

7. **Prevenzione delle infezioni:** L'unità di cura neonatale attua misure rigorose per prevenire le infezioni nosocomiali e proteggere i neonati fragili dagli agenti patogeni. Il lavaggio delle mani, la disinfezione delle attrezzature e il controllo dei visitatori sono rigorosamente applicati.

8. **Trasferimento e follow-up:** dopo la permanenza nell'unità di cura neonatale, i neonati possono essere trasferiti nei reparti pediatrici standard o nei centri specializzati, a seconda delle loro esigenze. Il follow-up medico di questi neonati è essenziale per monitorare il loro sviluppo e la loro salute a lungo termine.

In breve, l'Unità di Cura Neonatale svolge un ruolo fondamentale nella cura dei neonati prematuri e malati. Grazie a un'équipe multidisciplinare altamente qualificata, ad attrezzature mediche specializzate e a un'assistenza personalizzata, questa unità offre ai neonati vulnerabili le migliori possibilità di sopravvivenza e di sviluppo sano. Il lavoro svolto in questa unità è essenziale per sostenere i genitori e dare ai bambini la migliore qualità di vita possibile fin dai primi giorni di vita.

L'Unità di Pediatria Generale è un servizio medico specializzato nella cura di bambini e adolescenti affetti da varie malattie e condizioni mediche. A differenza del reparto di Neonatologia, che si concentra principalmente sui neonati prematuri e malati, il reparto di Pediatria Generale si occupa dei bambini più grandi, dalla nascita all'adolescenza. Le principali caratteristiche e funzioni dell'Unità di Pediatria Generale sono le seguenti:

1. Cura dei bambini malati: l'obiettivo principale dell'unità di pediatria generale è quello di fornire assistenza medica ai bambini che soffrono di varie condizioni, come infezioni, malattie respiratorie, malattie gastrointestinali, malattie infettive, condizioni dermatologiche e molte altre.

2. Equipe multidisciplinare: come nell'unità di cura neonatale, l'unità di pediatria generale riunisce un'equipe multidisciplinare che comprende pediatri, infermieri pediatrici, assistenti all'infanzia, specialisti pediatrici (come respirologi pediatrici, gastroenterologi pediatrici, dermatologi pediatrici, ecc.
3. Diagnosi e trattamento: I pediatri dell'Unità di Pediatria Generale sono responsabili della valutazione medica dei bambini, della diagnosi di malattie e condizioni e dell'attuazione di piani di trattamento appropriati, che comportino farmaci, terapie o altri interventi medici.

4. Assistenza olistica: l'Unità di Pediatria Generale adotta un approccio olistico alla cura dei bambini, tenendo conto del loro benessere fisico, emotivo e psicologico. Gli operatori sanitari sono attenti alle esigenze specifiche di ogni bambino e della sua famiglia.

5. Assistenza preventiva: oltre a curare le malattie, l'Unità di Pediatria Generale si concentra sull'assistenza preventiva. Ciò include la promozione delle vaccinazioni, l'educazione dei genitori sulle buone pratiche igieniche e sanitarie e la sensibilizzazione sui rischi delle malattie prevenibili.

6. Monitoraggio medico: l'Unità di Pediatria Generale offre un monitoraggio medico regolare per i bambini con problemi di salute cronici o condizioni che richiedono un monitoraggio a lungo termine. I pediatri si assicurano che la salute del bambino proceda bene e che il trattamento venga adattato, se necessario.

7. Assistenza di supporto: l'unità di pediatria generale offre anche assistenza di supporto ai bambini e alle loro famiglie. Ciò può includere il supporto emotivo per i bambini in ospedale, servizi di accompagnamento per i genitori e attività di intrattenimento per rendere la degenza più piacevole.

8. Continuità di cura: l'Unità di Pediatria Generale lavora a stretto contatto con altri servizi pediatrici, specialisti e professionisti sanitari esterni per garantire la continuità di cura dei bambini che necessitano di cure specialistiche.

In sintesi, l'Unità di Pediatria Generale è un servizio essenziale che si occupa di bambini con diverse malattie e condizioni mediche. Grazie a un'équipe medica specializzata e a un'assistenza personalizzata, l'unità mira a migliorare la salute e il benessere dei bambini, fornendo al contempo un importante sostegno alle loro famiglie. Lavorando in collaborazione con altri servizi pediatrici e promuovendo un approccio olistico alle cure, l'Unità di Pediatria Generale contribuisce a fornire un'assistenza completa e di alta qualità ai bambini che assiste.

Le unità pediatriche specialistiche sono servizi medici che si concentrano su aree specifiche della salute dei bambini. Queste unità forniscono un'assistenza altamente specializzata e personalizzata per le esigenze particolari dei bambini con condizioni mediche specifiche. Ecco alcuni esempi di unità pediatriche specializzate:

1. Unità di Pediatria Specialistica: questa unità è dedicata alla gestione di alcune malattie pediatriche complesse, come le malattie rare, i disturbi genetici, le malattie autoimmuni e i tumori pediatrici. I pediatri specializzati in queste aree lavorano in collaborazione con altri professionisti della salute per fornire un'assistenza specializzata e personalizzata ai bambini con queste condizioni.

2. Unità di cure palliative pediatriche: l'unità di cure palliative pediatriche è destinata ai bambini con malattie gravi, croniche o terminali. Mira a migliorare la qualità di vita del bambino, offrendo assistenza di conforto, sollievo dal dolore e sostegno emotivo ai bambini e alle loro famiglie.

3. Unità di cardiologia pediatrica: questa unità si occupa dei bambini con difetti cardiaci congeniti o acquisiti. È attrezzata per eseguire ecografie cardiache, cateterismi cardiaci e altre procedure diagnostiche e interventistiche per trattare i problemi cardiaci dei bambini.

4. Unità di Neurologia Pediatrica: questa unità si occupa di bambini con disturbi neurologici come epilessia, disturbi dello sviluppo, malattie neuromuscolari e lesioni cerebrali. I neurologi pediatrici valutano, diagnosticano e trattano questi disturbi complessi.

5. Unità di Nefrologia Pediatrica: questa unità è specializzata nella gestione delle malattie renali nei bambini, in particolare le malformazioni renali, le infezioni renali, le malattie renali genetiche e le malattie renali acquisite.

6. Unità di pneumologia pediatrica: questa unità tratta le condizioni respiratorie dei bambini, come asma, infezioni respiratorie, malattie polmonari ostruttive, malattie polmonari rare e disturbi del sonno legati alle vie respiratorie.

7. Unità di Diabete Pediatrico: questa unità si occupa di bambini con diabete di tipo 1 e di tipo 2. I bambini e le loro famiglie ricevono consigli sulla gestione del diabete, sul monitoraggio della glicemia, sulle diete appropriate e sulla somministrazione di insulina.

8. Unità di reumatologia pediatrica: questa unità si occupa dei bambini con malattie autoimmuni che colpiscono le articolazioni e i tessuti connettivi, come l'artrite reumatoide giovanile e il lupus eritematoso sistemico.

Queste unità specialistiche sono composte da un team multidisciplinare che comprende pediatri specializzati, infermieri specializzati, terapisti, assistenti sociali e altri professionisti della salute. Il loro obiettivo è fornire un'assistenza all'avanguardia e personalizzata per soddisfare le esigenze specifiche di ogni bambino e della sua famiglia. Grazie alle competenze specialistiche e agli approcci personalizzati all'assistenza, queste unità svolgono un ruolo fondamentale nel migliorare la salute e la qualità di vita dei bambini con condizioni mediche complesse o rare.

Strutture e ambiente di cura

La disposizione delle stanze nei reparti pediatrici, che si tratti di unità di cura neonatale, di pediatria generale o di unità specialistiche, è essenziale per garantire la sicurezza e il comfort dei bambini e delle loro famiglie. Ecco alcuni punti chiave da tenere presenti nella progettazione di queste aree:

1. Sicurezza delle strutture: I locali devono essere progettati per garantire la sicurezza dei bambini. Ciò significa utilizzare materiali non tossici, angoli arrotondati per evitare lesioni, prese elettriche sicure e standard edilizi conformi alle normative vigenti.

2. Aree di gioco e di attività: per i bambini ricoverati in ospedale, è essenziale fornire aree di gioco e di attività adatte all'età. Queste aree permettono ai bambini di occuparsi, divertirsi e rilassarsi, il che aiuta a ridurre l'ansia e lo stress.

3. Camere per bambini: Le stanze per i bambini ricoverati devono essere accoglienti e confortevoli. Letti, giocattoli, attrezzature di intrattenimento e decorazioni colorate adatte all'età possono contribuire a creare un ambiente più piacevole.

4. Camere per i genitori : Se possibile, metta a disposizione delle stanze per i genitori che accompagnano i loro figli in ospedale. Questi spazi consentono ai genitori di stare vicino al bambino e di riposare adeguatamente durante la degenza.

5. Aree riservate: garantire aree riservate per le consultazioni mediche, i colloqui con i familiari e i momenti di intimità è essenziale per la privacy e il benessere dei pazienti.

6. Accessibilità: i locali devono essere progettati per essere accessibili ai bambini con mobilità ridotta, nonché ai genitori e ai visitatori con mobilità ridotta. Ciò include rampe, ascensori spaziosi e porte larghe per le sedie a rotelle.

7. Igiene e pulizia: un'igiene rigorosa è essenziale nei reparti pediatrici per prevenire la diffusione delle infezioni. I locali devono essere regolarmente puliti e disinfettati in conformità agli standard sanitari.

8. Bagni a misura di bambino: Fornire bagni a misura di bambino, di facile accesso, è essenziale per l'indipendenza e il comfort dei bambini.

9. Segnaletica giocosa: l'utilizzo di una segnaletica giocosa con immagini, colori e icone adatte ai bambini può contribuire a creare un ambiente accogliente e meno intimidatorio.

10. Spazi per il personale: oltre agli spazi dedicati ai bambini e alle loro famiglie, è importante prevedere spazi per il personale, come postazioni di lavoro, bagni e sale riunioni.

La disposizione dei reparti pediatrici deve essere progettata per soddisfare le esigenze specifiche dei bambini, offrendo al contempo un ambiente rassicurante e familiare. Fornendo un ambiente adeguato, confortevole e sicuro, i servizi pediatrici contribuiscono al benessere dei bambini e alla qualità delle cure che ricevono.

Nei reparti pediatrici, **le apparecchiature mediche e la tecnologia** svolgono un ruolo cruciale nella cura dei bambini e dei neonati. Queste apparecchiature consentono agli operatori sanitari di effettuare diagnosi accurate, monitorare la salute dei pazienti e fornire un trattamento adeguato. Ecco alcune delle apparecchiature e tecnologie mediche comunemente utilizzate nei reparti pediatrici:

1. Monitor medici: i monitor medici sono dispositivi utilizzati per monitorare continuamente i segni vitali del paziente, come la frequenza del polso, la pressione sanguigna, la saturazione di ossigeno, la frequenza respiratoria, ecc. Questi monitor sono essenziali per rilevare rapidamente qualsiasi cambiamento nello stato di salute del paziente.

2. Respiratori: i respiratori, noti anche come ventilatori, sono utilizzati per fornire supporto respiratorio ai bambini che hanno difficoltà a respirare. Vengono utilizzati in caso di insufficienza respiratoria, malattie polmonari, disturbi neurologici e nell'assistenza ai neonati prematuri.

3. Apparecchiature di imaging medico: i servizi pediatrici utilizzano apparecchiature di imaging medico come ecografi, raggi X, scanner e risonanze magnetiche per ottenere immagini dettagliate dell'interno del corpo. Queste immagini aiutano i medici a fare diagnosi accurate e a monitorare il progresso delle malattie.

4. Incubatrici e incubatori: le incubatrici e gli incubatori sono utilizzati per fornire un ambiente controllato ai neonati prematuri e malati. Mantengono una temperatura costante e un'umidità adeguata per garantire il comfort e la stabilità dei neonati.

5. Pompe per infusione: le pompe per infusione sono utilizzate per somministrare con precisione ai pazienti farmaci, liquidi per via endovenosa e nutrienti. Questi dispositivi consentono di regolare la velocità di somministrazione per garantire che i trattamenti siano erogati in modo coerente e sicuro.

6. Ausili per la respirazione: alcuni bambini possono avere bisogno di ausili per la respirazione come nebulizzatori, ventilazione non invasiva (NIV) o ossigenoterapia per aiutarli a respirare.

7. Dispositivi di monitoraggio neurologico: per i bambini con disturbi neurologici o epilettici, i dispositivi di monitoraggio neurologico possono essere utilizzati per monitorare l'attività cerebrale e identificare le crisi epilettiche.

8. Dispositivi diagnostici: oltre alle apparecchiature di diagnostica per immagini, i servizi pediatrici utilizzano vari dispositivi diagnostici come elettrocardiografi (ECG), misuratori di glucosio nel sangue, pulsossimetri, ecc.

9. Sistemi informativi ospedalieri (HIS): gli HIS consentono agli operatori sanitari di accedere alle cartelle cliniche elettroniche dei pazienti, ai risultati degli esami, alle prescrizioni e alle informazioni mediche essenziali. Facilitano il coordinamento delle cure e la gestione dei dati medici.

10. Tecnologie di telemedicina: in alcuni casi, la telemedicina viene utilizzata per consentire consultazioni a distanza, monitoraggio del paziente e scambi tra professionisti sanitari, che possono essere particolarmente utili per i bambini che vivono in aree remote o con esigenze mediche specifiche.

Queste apparecchiature mediche e tecnologie avanzate contribuiscono a migliorare la qualità dell'assistenza pediatrica, a facilitare la diagnosi e il trattamento dei bambini e a migliorare la loro esperienza durante la degenza in ospedale. Sono essenziali per fornire un'assistenza completa e sicura, adatta alle esigenze specifiche dei bambini e delle loro famiglie.

Assistenza ai pazienti e alle loro famiglie

L'approccio globale nei servizi pediatrici mira ad affrontare le esigenze fisiologiche, psicologiche ed emotive dei bambini e delle loro famiglie in modo olistico. Questo approccio riconosce che la salute e il benessere dei bambini non si limitano agli aspetti fisici, ma sono anche strettamente legati al loro benessere emotivo e psicologico, nonché al loro ambiente familiare e sociale. Ecco come questo approccio olistico viene implementato per soddisfare le esigenze dei bambini e delle famiglie:

1. Assistenza medica personalizzata: ogni bambino è unico, con le proprie esigenze mediche ed emotive. L'approccio globale prevede un'assistenza personalizzata per ogni bambino, tenendo conto della sua età, del suo sviluppo, del suo stato di salute specifico e delle sue preferenze personali.

2. Comunicazione attenta: Una buona comunicazione adatta all'età è essenziale per rassicurare i bambini e le famiglie, spiegare i trattamenti e le procedure in modo comprensibile e incoraggiare il loro coinvolgimento nelle decisioni che riguardano la loro salute.

3. Sostegno emotivo: la degenza in ospedale può essere stressante per i bambini e le loro famiglie. L'approccio completo comprende un supporto emotivo e psicologico per aiutare i bambini a gestire l'ansia, la paura e altre emozioni legate alla loro condizione medica.

4. Ambiente accogliente : I locali sono progettati per creare un ambiente accogliente e non intimidatorio per i bambini. Sono previste aree di gioco, attività ricreative e decorazioni adatte all'età dei bambini, per contribuire al loro benessere e alla loro distrazione durante il soggiorno in ospedale.

5. Coinvolgere le famiglie: le famiglie sono incoraggiate a svolgere un ruolo attivo nella cura del loro bambino. Il loro coinvolgimento è incoraggiato nel processo decisionale medico, nell'assistenza di base, nella gestione del trattamento e nel supporto emotivo.

6. Approccio multidisciplinare: un team multidisciplinare di professionisti della salute, tra cui pediatri, infermieri pediatrici, psicologi, assistenti sociali, dietologi e altri specialisti, collaborano per fornire un'assistenza completa e personalizzata sulle esigenze di ogni bambino.

7. Assistenza allo sviluppo: L'approccio globale comprende anche l'assistenza allo sviluppo per i neonati e i bambini piccoli. Questo include la fornitura di un ambiente favorevole al loro sviluppo fisico, cognitivo ed emotivo.

8. Continuità dell'assistenza: si presta particolare attenzione alla continuità dell'assistenza, assicurando che le informazioni mediche siano trasmesse in modo coerente tra i vari operatori sanitari e che venga fornito il follow-up necessario per un trattamento efficace.

9. Integrazione dei servizi sociali: l'approccio globale prende in considerazione anche i fattori sociali e ambientali che possono influenzare la salute dei bambini. I servizi sociali sono integrati per aiutare le famiglie con gli aspetti pratici ed emotivi della loro situazione.

L'obiettivo finale dell'approccio olistico è fornire un'assistenza di alta qualità che tenga conto di tutti gli aspetti della salute e del benessere dei bambini e delle loro famiglie. Fornendo un'assistenza medica personalizzata, un supporto emotivo, una comunicazione attenta e un ambiente accogliente, questo approccio mira a migliorare l'esperienza del paziente e a promuovere un recupero più rapido e uno sviluppo sano. Pone i bambini e le loro famiglie al centro dell'assistenza, assicurando che si sentano rispettati, sostenuti e ascoltati durante il loro percorso medico.

La comunicazione e il supporto con i genitori sono di fondamentale importanza nei reparti pediatrici. I genitori svolgono un ruolo fondamentale nella vita del loro bambino e spesso sono i primi a notare qualsiasi cambiamento nella salute o nel comportamento del figlio. Ecco perché la comunicazione e il supporto ai genitori sono così importanti:

1. Informazioni mediche complete: I genitori sono una fonte preziosa di informazioni sulla salute del loro bambino. Possono fornire dettagli importanti sull'anamnesi del bambino, sui sintomi, sulle reazioni al trattamento e sui cambiamenti di comportamento. Una comunicazione aperta con i genitori consente agli operatori sanitari di ottenere informazioni complete per fare una diagnosi accurata e determinare il miglior piano di trattamento.

2. Decisione condivisa: il coinvolgimento dei genitori nelle decisioni mediche riguardanti il loro bambino è essenziale. I genitori conoscono meglio i loro figli, le loro esigenze e le loro preferenze. Un approccio decisionale condiviso tra gli operatori sanitari e i genitori consente di elaborare piani di cura personalizzati in base alle esigenze e ai desideri del bambino e della sua famiglia.

3. Sostegno emotivo: la diagnosi e il trattamento della malattia di un bambino possono essere un'esperienza emotivamente impegnativa per i genitori. Una comunicazione corretta e comprensiva con i genitori può aiutarli a superare questo periodo difficile. Gli operatori sanitari possono ascoltare le loro preoccupazioni, rispondere alle loro domande e rassicurarli, il che aiuta a ridurre l'ansia e a migliorare il loro benessere psicologico.

4. Collaborazione nell'assistenza domiciliare: i genitori svolgono un ruolo centrale nell'assistenza domiciliare del bambino. Una comunicazione chiara sui trattamenti da seguire a casa, sui farmaci da somministrare e sui segnali da osservare è essenziale per garantire la continuità delle cure e il recupero del bambino.

5. Partecipazione attiva: incoraggiare i genitori a svolgere un ruolo attivo nell'assistenza del bambino favorisce una maggiore aderenza ai trattamenti prescritti e alle raccomandazioni mediche. I genitori sono partner preziosi nel processo di guarigione e il loro coinvolgimento migliora l'efficacia delle cure.

6. Mantenere i genitori informati sui progressi: I genitori vogliono essere informati sulle condizioni e sui progressi del loro bambino. Una comunicazione trasparente e regolare con i genitori sui progressi della condizione del loro bambino li aiuta a comprendere meglio la situazione medica e a prepararsi meglio alle diverse fasi del trattamento.

7. Rispettare le convinzioni e i valori della famiglia: ogni famiglia ha le proprie convinzioni e i propri valori sulla salute e sul trattamento. È importante rispettare queste convinzioni e lavorare con i genitori per trovare soluzioni assistenziali che corrispondano ai loro valori culturali e personali.

In breve, la comunicazione e il sostegno ai genitori sono essenziali per garantire un'assistenza di qualità ai bambini. Un approccio incentrato sulla famiglia riconosce che i genitori sono partner importanti nell'assistenza medica del loro bambino. Una comunicazione aperta, empatica e rispettosa favorisce un rapporto di fiducia tra genitori e operatori sanitari, che migliora l'esperienza del paziente e il suo benessere generale. Coinvolgendo attivamente i genitori nella cura del loro bambino, i servizi pediatrici possono offrire un'assistenza completa e personalizzata in base alle esigenze specifiche di ogni bambino e della sua famiglia.

Attività educative e ricreative per i bambini in ospedale

L'organizzazione di attività ludiche ed educative per i bambini nei reparti pediatrici è di grande importanza. Queste attività sono benefiche a diversi livelli, in quanto aiutano a migliorare il benessere emotivo e psicologico dei bambini, a ridurre l'ansia e lo stress legati al ricovero e a promuovere il loro sviluppo cognitivo e sociale. Ecco alcuni aspetti importanti da considerare quando si organizzano tali attività:

1. Adattamento all'età e alle esigenze individuali: è essenziale offrire attività adattate all'età e al livello di sviluppo di ciascun bambino. Le attività per i neonati saranno diverse da quelle per i bambini più grandi. Prendendo in considerazione gli interessi e le capacità di ciascun bambino, le attività avranno maggiori probabilità di essere apprezzate e di soddisfare le sue esigenze specifiche.

2. Creatività e diversità: offrire una varietà di attività divertenti ed educative stimola l'interesse dei bambini e permette loro di scoprire nuove aree di interesse. Le attività possono includere giochi da tavolo, arti e mestieri, libri interattivi, giocattoli educativi, videogiochi educativi, sessioni di narrazione, attività musicali, ecc.

3. Coinvolgimento dei genitori : Il coinvolgimento dei genitori nelle attività può creare un ambiente più rassicurante per i bambini. I genitori possono partecipare a determinate attività, come leggere libri o fare progetti artistici con il loro bambino. Questo rafforza anche i legami familiari durante la degenza in ospedale.

4. Supporto educativo: le attività educative possono aiutare i bambini a mantenere il loro livello di apprendimento anche durante la degenza in ospedale. Si possono offrire ausili educativi adattati al loro livello scolastico, come libri di attività, giochi matematici o attività di lettura, per mantenere il loro interesse nell'apprendimento.

5. Collaborazione con il personale medico: il personale medico può svolgere un ruolo attivo nell'organizzazione di attività adatte allo stato di salute di ciascun bambino. Per esempio, alcuni esercizi fisici o giochi possono essere incorporati nelle sessioni di riabilitazione o fisioterapia.

6. Aree dedicate alle attività: fornire aree specifiche per le attività ricreative permette ai bambini di evadere dal contesto medico e di rilassarsi. Queste aree possono essere attrezzate con giochi, giocattoli, libri e materiali creativi.

7. Collaborazioni esterne: alcune organizzazioni o volontari possono collaborare con il reparto pediatrico per organizzare attività speciali o eventi ricreativi, come attività a tema, spettacoli di marionette, laboratori artistici, ecc.

8. Rispettare le restrizioni sanitarie: è importante assicurarsi che le attività proposte rispettino le restrizioni mediche di ciascun bambino. Alcune attività possono richiedere l'approvazione del personale medico, in particolare per i bambini con problemi di salute specifici.

Implementando questi diversi approcci, i servizi pediatrici possono creare un ambiente ospedaliero più piacevole e rilassante per i bambini e le loro famiglie. Le attività ludiche ed educative aiutano i bambini a sentirsi più a loro agio durante la permanenza in ospedale, a gestire meglio lo stress e a mantenere un senso di normalità nonostante la loro situazione medica. Queste attività svolgono un ruolo importante nel migliorare l'esperienza dei bambini e delle loro famiglie durante la loro permanenza nel reparto pediatrico.

Incoraggiare lo sviluppo e l'apprendimento dei bambini durante la degenza è un aspetto essenziale dell'assistenza pediatrica. L'ospedalizzazione può essere un momento difficile per i bambini, ma è possibile creare un ambiente favorevole al loro sviluppo fisico, cognitivo, emotivo e sociale, anche durante la degenza. Ecco alcune strategie per raggiungere questo obiettivo:

1. Attività adatte all'età: offrire attività divertenti ed educative adatte all'età e al livello di sviluppo di ciascun bambino aiuta a stimolare l'apprendimento in modo appropriato. Le attività possono essere adattate in base all'età e allo stato di salute del bambino, per soddisfare le sue esigenze specifiche.

2. Supporto educativo: se il bambino deve saltare la scuola a causa del ricovero, si possono offrire attività educative per mantenere i livelli di apprendimento. Per continuare a stimolare l'apprendimento, si possono utilizzare ausili didattici come libri, giochi educativi e risorse online.

3. Incoraggiare la creatività: offrire ai bambini l'opportunità di esprimere la loro creatività attraverso attività artistiche come il disegno, la pittura, la scultura o l'artigianato può essere utile per il loro benessere emotivo e mentale.

4. Giochi di ruolo: i giochi di ruolo possono essere utilizzati per aiutare i bambini a comprendere meglio la loro situazione medica e a familiarizzare con le procedure mediche. Questo può ridurre l'ansia, aiutandoli a sentirsi più padroni della situazione.

5. Incoraggiare la lettura: la lettura di libri adatti all'età può essere un'attività confortante ed educativa per i bambini in ospedale. Le storie possono anche essere utilizzate per facilitare la discussione su argomenti specifici legati alla loro condizione medica.

6. Giochi educativi: I giochi educativi possono essere utilizzati per rafforzare le competenze in matematica, lingue, scienze e altre aree di apprendimento in modo divertente e interattivo.

7. Uso della tecnologia: le tecnologie come i tablet e le applicazioni educative possono essere utilizzate per fornire attività di apprendimento interattive e stimolanti.

8. Collaborazione con il personale docente: Se il bambino è ricoverato per un periodo prolungato, può essere utile collaborare con gli insegnanti della scuola del bambino per ottenere risorse didattiche specifiche per il curriculum del bambino.

9. Tempo all'aperto (se possibile): Se la salute del bambino lo consente e se c'è uno spazio all'aperto sicuro nelle vicinanze, trascorrere del tempo all'aperto può essere benefico per il suo benessere fisico e mentale.

Offrendo attività adatte all'età, stimolanti e creative, i reparti pediatrici possono sostenere lo sviluppo e l'apprendimento dei bambini durante la degenza. Queste attività contribuiscono a creare un ambiente più positivo e di supporto per i bambini, che può avere un impatto positivo sul loro recupero e sul loro benessere generale.

Il ruolo degli assistenti all'infanzia nel servizio di assistenza all'infanzia

La collaborazione con l'équipe medica e con altri professionisti sanitari è essenziale per garantire un'assistenza completa e di alta qualità ai bambini ricoverati. Nei reparti pediatrici, l'équipe medica è solitamente composta da vari professionisti, come pediatri, infermieri pediatrici, psicologi, assistenti sociali, fisioterapisti, logopedisti, terapisti occupazionali e molti altri. Ecco come questa collaborazione svolge un ruolo cruciale:

1. Approccio multidisciplinare: la salute dei bambini è spesso complessa e multifattoriale. Un approccio multidisciplinare significa che vengono presi in considerazione tutti gli aspetti della salute del bambino, compresi quelli medici, psicologici, educativi, sociali e familiari. Ogni professionista apporta le proprie competenze per sviluppare un piano di assistenza completo e personalizzato per ogni bambino.

2. Condivisione delle informazioni: La comunicazione e la condivisione delle informazioni tra i membri dell'équipe medica sono fondamentali per garantire un'assistenza coerente e coordinata. Le informazioni mediche rilevanti vengono trasmesse regolarmente tra i vari professionisti, consentendo una migliore comprensione dello stato di salute del bambino e dei suoi progressi.

3. Collaborazione per l'assistenza: diversi professionisti lavorano insieme per attuare il piano di assistenza del bambino. Ad esempio, gli infermieri lavorano a stretto contatto con i medici per somministrare i trattamenti prescritti, i fisioterapisti e i terapisti occupazionali collaborano per fornire assistenza riabilitativa e gli psicologi possono fornire supporto emotivo ai bambini e alle loro famiglie.

4. Riunioni d'équipe: le riunioni d'équipe regolari consentono ai diversi professionisti di condividere le loro osservazioni, di discutere i progressi del bambino e di adattare il piano di assistenza in base alle esigenze mutevoli del bambino. Ciò consente un processo decisionale collettivo e informato per il benessere del bambino.

5. Assistenza olistica: la collaborazione tra gli operatori sanitari assicura un'assistenza olistica al bambino, ossia un approccio completo che tiene conto del benessere fisico, emotivo e sociale del bambino. Questo approccio olistico favorisce un recupero più rapido e una migliore qualità di vita per il bambino.

6. Sostegno ai genitori : Anche la collaborazione tra l'équipe medica e i genitori è essenziale. I genitori sono coinvolti nelle decisioni sulla cura del loro bambino e sono sostenuti durante il processo di guarigione. Una comunicazione aperta con i genitori li aiuta a comprendere meglio la condizione medica del bambino e a svolgere un ruolo attivo nella sua cura.

7. Formazione continua: la collaborazione tra gli operatori sanitari incoraggia anche la formazione continua e lo scambio di conoscenze. I membri del team possono beneficiare delle reciproche competenze ed esperienze, il che aiuta a migliorare costantemente le pratiche e le cure offerte ai bambini.

In breve, la collaborazione tra l'équipe medica e gli altri professionisti della salute nei reparti pediatrici assicura un'assistenza di alta qualità, adeguata alle esigenze specifiche di ogni bambino. Questo approccio multidisciplinare promuove un'assistenza completa e coordinata, ponendo il bambino e la sua famiglia al centro delle cure. La stretta collaborazione tra i vari professionisti offre un ambiente assistenziale attento ed efficace, contribuendo a migliorare il recupero e il benessere dei bambini ricoverati.

In un reparto pediatrico, gli assistenti all'infanzia svolgono un ruolo essenziale nella cura dei bambini ricoverati. La loro formazione specifica consente loro di assumere **diversi compiti** per garantire il benessere e la sicurezza dei bambini. Ecco alcuni dei compiti specifici che gli assistenti all'infanzia possono svolgere in un reparto pediatrico:

1. Assistenza igienica: gli assistenti di nursery sono responsabili dell'assistenza igienica dei bambini ricoverati. Questo include il bagno, il cambio del pannolino, la toelettatura, il lavaggio delle mani e qualsiasi altra necessità igienica per garantire la pulizia e il comfort dei bambini.

2. Monitoraggio medico: gli assistenti di nido possono aiutare a monitorare i bambini dal punto di vista medico, annotando i segni vitali come la temperatura, il polso e la pressione sanguigna. Possono anche aiutare a monitorare le reazioni ai trattamenti medici.

3. Preparazione di farmaci: Sotto la supervisione di un professionista sanitario qualificato, le assistenti all'infanzia possono preparare e somministrare farmaci ai bambini in base alle prescrizioni mediche.

4. Alimentazione: possono aiutare nell'alimentazione, sia che si tratti di allattare i neonati, sia che si tratti di allattare con il biberon o di preparare i pasti per i bambini più grandi.

5. Attività ricreative: gli assistenti di cura possono organizzare e supervisionare attività ricreative ed educative per i bambini ricoverati, per distrarli e intrattenerli.

6. Mobilitazione: possono aiutare i bambini a muoversi all'interno del reparto e accompagnarli quando devono spostarsi, ad esempio, verso una sala esami o per un trattamento.

7. Supporto emotivo: gli assistenti di nido svolgono un ruolo chiave nel fornire supporto emotivo ai bambini durante la loro degenza in ospedale. Possono confortarli, ascoltarli e fornire un ambiente di supporto e cura.

8. Comunicazione con i genitori: Possono comunicare con i genitori per tenerli informati sullo stato di salute del bambino, sull'assistenza fornita e per rispondere alle loro domande e preoccupazioni.

9. Preparazione delle stanze e delle attrezzature: si assicurano che le stanze dei bambini siano pulite e ben equipaggiate con le attrezzature mediche necessarie per la loro cura.

10. Trasmissione di informazioni: partecipano alla trasmissione di informazioni tra i vari membri dell'équipe medica sullo stato di salute e sulle esigenze specifiche di ogni bambino.

11. Rispetto delle regole di asepsi: gli assistenti di nursery devono rispettare rigorosamente le regole di asepsi per prevenire le infezioni e garantire un ambiente sicuro per i bambini ricoverati.

Gli assistenti di nursery lavorano a stretto contatto con infermieri, pediatri e altri membri dell'équipe medica per fornire un'assistenza completa e di alta qualità ai bambini. Svolgono un ruolo fondamentale nel garantire il benessere e la sicurezza dei bambini ricoverati e nel contribuire al loro recupero ottimale.

Gestione delle emergenze

In un reparto pediatrico, è essenziale disporre di **protocolli per rispondere alle emergenze mediche, in modo** da poter agire rapidamente ed efficacemente per garantire la sicurezza e la salute dei bambini ricoverati. Questi protocolli definiscono le procedure da seguire in situazioni critiche, come arresto cardiaco, gravi problemi respiratori, reazioni allergiche gravi, convulsioni o qualsiasi altra emergenza medica che possa verificarsi. Ecco gli elementi chiave dei protocolli di risposta alle emergenze mediche:

1. Formazione e consapevolezza: tutti i membri del team medico, compresi gli assistenti all'infanzia, devono essere formati sui protocolli di risposta alle emergenze mediche. È importante renderli consapevoli della gravità di queste situazioni e fornire loro le conoscenze pratiche necessarie per intervenire in modo efficace.

2. Identificazione dei segnali di emergenza: i protocolli devono includere linee guida chiare per riconoscere i primi segnali di emergenza medica nei bambini. Ciò consente di individuare precocemente le situazioni di rischio e di intervenire rapidamente.

3. Attivazione dei codici di emergenza: è necessario disporre di un sistema di attivazione dei codici di emergenza per allertare rapidamente l'intero team medico in caso di situazione critica. I codici di emergenza, come il Codice Blu, vengono utilizzati per mobilitare il team e coordinare la risposta.

4. Ruolo di ciascun membro del team: i protocolli di intervento devono specificare il ruolo di ciascun membro del team medico in caso di emergenza. Questo include i compiti specifici assegnati agli assistenti infermieristici durante un'emergenza medica.

5. Materiali e attrezzature di emergenza: i protocolli devono specificare le attrezzature di emergenza necessarie per ogni tipo di intervento. Questo può includere defibrillatori, farmaci di emergenza, dispositivi per l'ossigenoterapia, ecc.

6. Procedure di risposta: i protocolli dettagliano le procedure di risposta da seguire in caso di emergenza medica. Questo include i passi da seguire per la rianimazione cardiopolmonare (RCP), la somministrazione di farmaci di emergenza, la gestione delle vie aeree, ecc.

7. Comunicazione e coordinamento: una comunicazione chiara e un coordinamento efficace tra i membri del team medico sono essenziali durante un'emergenza. I protocolli devono specificare i canali di comunicazione da utilizzare e il modo in cui le azioni di ciascuno devono essere coordinate.

8. Formazione continua e simulazione: è fondamentale mantenere le competenze dei professionisti nella risposta alle emergenze mediche. Le sessioni di formazione continua e di simulazione offrono l'opportunità di rivedere i protocolli e di esercitarsi regolarmente nella gestione delle emergenze.

9. Debriefing post-emergenza: dopo un'emergenza, un debriefing è importante per valutare la risposta dell'équipe medica, identificare le aree di miglioramento e rafforzare le buone prassi.

10. Monitoraggio e analisi dei casi di emergenza: è essenziale monitorare e analizzare ogni caso di emergenza per migliorare costantemente i protocolli e le prestazioni del team.

Implementando i protocolli di risposta alle emergenze mediche, i servizi pediatrici possono garantire che le situazioni critiche siano affrontate in modo rapido ed efficace. Questi protocolli aiutano a salvare vite umane e a garantire la sicurezza dei bambini ricoverati che necessitano di cure mediche urgenti.

La formazione degli operatori sanitari, compresi gli assistenti all'infanzia, per rispondere efficacemente alle situazioni critiche è fondamentale per garantire un'assistenza di alta qualità e la sicurezza dei pazienti, in particolare nei reparti pediatrici. Ecco alcuni aspetti chiave di questa formazione:

1. Formazione iniziale in cure di emergenza: durante la formazione iniziale, gli assistenti all'infanzia devono ricevere una solida formazione sui principi di base delle cure di emergenza, come la rianimazione cardiopolmonare (RCP), la gestione delle vie aeree, la gestione dell'arresto cardiaco e le tecniche di somministrazione di farmaci di emergenza.

2. Formazione specifica in pediatria: la formazione in cure di emergenza deve essere adattata alle specificità della pediatria. Gli assistenti all'infanzia devono essere formati per riconoscere i normali segni vitali nei bambini, nonché le differenze tra le risposte fisiologiche degli adulti e dei bambini a un'emergenza medica.

3. Simulazione e formazione pratica: la simulazione medica è uno strumento prezioso per formare i professionisti a gestire le situazioni critiche. Si possono allestire scenari realistici per simulare le emergenze pediatriche, consentendo agli assistenti all'infanzia di esercitarsi a reagire in modo efficace in un ambiente sicuro e controllato.

4. Apprendimento continuo: la formazione sull'assistenza in caso di emergenza non si limita alla formazione iniziale. È essenziale che gli assistenti all'infanzia ricevano una formazione continua regolare per mantenere le loro competenze aggiornate e per tenersi al passo con le ultime linee guida e le migliori prassi in materia di cure d'emergenza.

5. Collaborazione interdisciplinare: la formazione per l'assistenza alle emergenze dovrebbe includere opportunità di collaborazione interdisciplinare. Lavorare con altri professionisti della salute, come infermieri, medici e fisioterapisti, permette agli assistenti all'infanzia di comprendere meglio i rispettivi ruoli durante un'emergenza medica e di imparare a lavorare insieme in modo coerente.

6. Gestione dello stress: la formazione deve riguardare anche la gestione dello stress durante le situazioni di emergenza. Gli assistenti di nido devono essere preparati a gestire il proprio stress emotivo per rimanere calmi e concentrati di fronte a situazioni critiche.

7. Debriefing e feedback: dopo una situazione di emergenza reale o simulata, un debriefing è essenziale per consentire ai professionisti di riflettere sulle loro prestazioni, identificare i punti di forza e le aree di miglioramento e condividere le loro esperienze per prepararsi meglio al futuro.

Formando gli assistenti all'infanzia in modo adeguato alle situazioni critiche, i servizi pediatrici possono garantire che il loro team sia competente e preparato ad intervenire efficacemente in caso di emergenza medica. Questa formazione continua garantisce la sicurezza e il benessere dei bambini ricoverati e aiuta a fornire un'assistenza di alta qualità in circostanze critiche.

Qualità e miglioramento continuo nel reparto di assistenza all'infanzia

Per valutare le prestazioni di un servizio pediatrico, è essenziale utilizzare gli **indicatori di qualità**. Questi indicatori permettono di misurare diversi aspetti dell'assistenza e di determinare se il servizio sta rispettando gli standard di qualità e gli obiettivi stabiliti. Ecco alcuni esempi di indicatori di qualità comunemente utilizzati per valutare le prestazioni di un reparto pediatrico:

1. Tasso di soddisfazione dei pazienti e delle famiglie: questo indicatore misura il livello di soddisfazione dei pazienti e delle loro famiglie rispetto all'assistenza ricevuta. Si possono condurre sondaggi di soddisfazione per raccogliere le opinioni dei pazienti e delle famiglie su vari aspetti dell'assistenza, come l'attenzione prestata, la comunicazione con il personale medico, il comfort delle strutture, ecc.

2. Tasso di infezioni nosocomiali: questo indicatore misura il tasso di infezioni contratte dai pazienti durante la loro permanenza in ospedale. Un'infezione nosocomiale è un'infezione contratta in ospedale e la riduzione della sua incidenza è un obiettivo importante per garantire la sicurezza del paziente.

3. Tasso di complicanze: questo indicatore misura il tasso di complicanze mediche o chirurgiche sperimentate dai pazienti durante il ricovero. Una bassa incidenza di complicazioni indica un'assistenza di alta qualità e una gestione efficace del rischio.

4. Tasso di riammissione: questo indicatore misura il tasso di pazienti che devono essere riammessi in ospedale poco dopo la dimissione. Una bassa incidenza di riammissioni può essere un segno di un'assistenza ben coordinata e di piani di dimissione adeguati.

5. Tasso di mortalità: questo indicatore misura il tasso di mortalità dei pazienti ricoverati. Una bassa mortalità è un indicatore positivo della qualità dell'assistenza.

6. Tasso di conformità ai protocolli e agli standard: questo indicatore misura il grado di conformità ai protocolli clinici e agli standard di cura stabiliti. Il rispetto rigoroso di questi protocolli assicura una pratica basata sull'evidenza e un'assistenza coerente e sicura.

7. Tempo di attesa: Questo indicatore misura il tempo di attesa dei pazienti per accedere a determinati servizi, come consultazioni mediche, esami o interventi chirurgici. Tempi di attesa brevi contribuiscono a migliorare l'esperienza del paziente.

8. Tasso di follow-up degli appuntamenti: Questo indicatore misura il tasso di pazienti che mantengono gli appuntamenti di follow-up e le consultazioni raccomandate. Un buon follow-up contribuisce a una migliore gestione delle condizioni mediche.

9. Tasso di soddisfazione del personale: questo indicatore misura il livello di soddisfazione del personale ospedaliero rispetto al proprio ambiente di lavoro, alla formazione continua, al riconoscimento e al coinvolgimento nel miglioramento delle cure.

10. Tasso di adozione di buone prassi: questo indicatore misura la misura in cui il servizio pediatrico implementa gli ultimi sviluppi scientifici e le buone prassi cliniche per garantire un'assistenza di qualità.

Questi indicatori di qualità sono essenziali per valutare le prestazioni del servizio pediatrico, identificare le aree di miglioramento e implementare strategie per fornire un'assistenza sicura e di alta qualità ai bambini ricoverati e alle loro famiglie. Inoltre, aiutano a migliorare la gestione del rischio, a ottimizzare le risorse e a garantire un approccio incentrato sul paziente per ottenere risultati ottimali in termini di salute.

Le iniziative di miglioramento continuo sono essenziali per ottimizzare l'assistenza ai bambini in un reparto pediatrico. Esse mirano a identificare le potenziali aree di miglioramento, a implementare i cambiamenti positivi e a valutare regolarmente i risultati ottenuti. Ecco alcuni esempi di iniziative di miglioramento continuo che possono essere messe in atto:

1. Analisi degli incidenti e dei reclami: Un'analisi approfondita degli incidenti e dei reclami dei pazienti e delle famiglie aiuta a identificare i problemi ricorrenti e le debolezze nell'erogazione delle cure. Questa analisi fornisce informazioni essenziali per identificare le aree di miglioramento.

2. Formazione continua del personale: il personale del reparto pediatrico deve ricevere una formazione continua per tenersi aggiornato sugli ultimi progressi dell'assistenza pediatrica. La formazione continua consente al personale di mantenere aggiornate le proprie conoscenze e competenze, il che si traduce in un'assistenza di migliore qualità.

3. Stabilire protocolli e linee guida: l'istituzione di protocolli e linee guida basati sulle evidenze scientifiche assicura un approccio standardizzato alla cura dei bambini. Questi protocolli aiutano il personale a prendere decisioni informate e coerenti nella pratica clinica.

4. Misurare la soddisfazione dei pazienti e dei familiari: la misurazione regolare della soddisfazione dei pazienti e dei familiari fornisce un feedback essenziale sugli aspetti dell'assistenza che devono essere migliorati. Le indagini di soddisfazione possono aiutare a identificare le aree in cui i servizi possono essere migliorati per rispondere meglio alle esigenze e alle aspettative dei pazienti.

5. Valutazione dei risultati clinici: il monitoraggio regolare dei risultati clinici, come i tassi di infezione nosocomiale, i tassi di complicanze e i tassi di riammissione, consente di valutare l'efficacia dell'assistenza fornita. Queste valutazioni aiutano a identificare le aree in cui è necessario migliorare i risultati clinici.

6. Attuazione di progetti di miglioramento: sulla base dei dati raccolti, si possono impostare progetti di miglioramento specifici per affrontare problemi particolari. Questi progetti sono realizzati da team multidisciplinari che collaborano per migliorare i processi e le pratiche di assistenza.

7. Uso di tecnologie innovative: L'introduzione di tecnologie innovative può contribuire a ottimizzare l'assistenza ai bambini. Ciò può includere l'uso di sistemi informativi per gestire le cartelle cliniche, dispositivi medici avanzati per gli interventi e strumenti di comunicazione per facilitare lo scambio di informazioni tra i membri del team medico.

8. Promuovere una cultura della sicurezza: la promozione di una cultura della sicurezza è essenziale per incoraggiare la segnalazione di incidenti ed errori e per promuovere l'apprendimento organizzativo. Una cultura della sicurezza incoraggia anche i membri del team a mettere in discussione le pratiche esistenti e a cercare modi per migliorare continuamente l'assistenza.

Implementando queste iniziative di miglioramento continuo, i servizi pediatrici possono migliorare la qualità dell'assistenza ai bambini, ridurre il rischio di incidenti e complicazioni e creare un ambiente favorevole all'innovazione e all'eccellenza clinica. L'impegno per il miglioramento continuo assicura che i bambini ricoverati ricevano la migliore assistenza possibile, ottimizzando il loro recupero e il loro benessere generale.

Capitolo 5:
Assistenza ai neonati

Le specificità dell'assistenza ai neonati

Lo sviluppo infantile è un processo complesso e progressivo che si verifica in un periodo di tempo relativamente breve. Può essere suddiviso in diverse fasi distinte, ciascuna caratterizzata da cambiamenti e acquisizioni specifiche. Le fasi principali dello sviluppo infantile sono le seguenti:

1. Fase prenatale: questa fase inizia al momento del concepimento e continua fino alla nascita. Durante questo periodo, l'embrione si sviluppa da una singola cellula a un feto completamente formato. Si verificano fasi cruciali, come la formazione degli organi, la crescita degli arti e lo sviluppo del sistema nervoso centrale.

2. Neonato (da 0 a 1 mese): Questa è la fase immediatamente successiva alla nascita. I neonati sono estremamente dipendenti dai genitori per tutte le loro esigenze, come l'alimentazione, il sonno, l'igiene e l'affetto. Le loro capacità motorie sono limitate, ma sono capaci di alcuni riflessi primitivi, come la suzione del pollice.

3. Neonato (1-12 mesi): In questo periodo, i neonati subiscono importanti cambiamenti. Cominciano a sviluppare le capacità motorie, come tenere la testa, rotolare, sedersi, gattonare e alzarsi. Le loro capacità sensoriali migliorano e iniziano a rispondere ai suoni, a riconoscere i volti familiari e a sorridere.

4. Neonato pre-camminante (da 9 a 12 mesi): Verso la fine del primo anno, alcuni neonati iniziano a esplorare il gattonamento e possono anche fare dei tentativi di alzarsi in piedi appoggiandosi ai mobili. Stanno anche sviluppando le capacità di comunicazione, come i primi balbettii e i gesti per comunicare i loro bisogni.

5. Baby walker (da 12 a 18 mesi): In questa fase, molti bambini iniziano a camminare in modo indipendente. Esplorano l'ambiente con curiosità e iniziano a sviluppare abilità sociali, come interagire con altri bambini e adulti.

6. Bambino (da 18 mesi a 3 anni): In questo periodo, i bambini continuano a sviluppare le loro capacità motorie grossolane e fini, il linguaggio, il pensiero e le abilità sociali. Cominciano ad acquisire abilità indipendenti, come mangiare da soli, usare il bagno e svestirsi.

7. Bambini in età prescolare (da 3 a 6 anni): I bambini in età prescolare sono molto attivi e curiosi. Sviluppano in modo significativo il linguaggio e il pensiero e iniziano a sviluppare l'immaginazione e la creatività. Cominciano anche ad esplorare i loro interessi e talenti.

8. Bambini più grandi in età prescolare (dai 6 ai 9 anni): Man mano che i bambini crescono, il loro sviluppo intellettuale, emotivo e sociale continua a progredire. Acquisiscono capacità di comunicazione, di risoluzione dei problemi e di interazione sociale più avanzate. Anche il loro interesse per le attività accademiche o sportive può aumentare.

Ogni bambino si sviluppa al proprio ritmo e le fasi di sviluppo possono variare da un bambino all'altro. È importante riconoscere questa diversità e fornire un ambiente stimolante e di supporto per sostenere lo sviluppo sano e armonioso di ogni bambino.

I neonati hanno **esigenze essenziali specifiche** che devono essere soddisfatte per promuovere la loro crescita, il loro sviluppo e il loro benessere generale. Ecco i bisogni essenziali dei neonati:

1. Alimentazione: l'alimentazione è uno dei bisogni fondamentali dei neonati. I neonati devono essere nutriti regolarmente, poiché il loro stomaco è piccolo e hanno bisogno di un apporto costante di nutrimento per sostenere la loro rapida crescita. I bambini allattati al seno dipendono dal latte materno, che fornisce tutti i nutrienti essenziali, gli anticorpi e gli enzimi digestivi di cui hanno bisogno. I neonati allattati al biberon dipendono da un latte artificiale adattato alle loro specifiche esigenze nutrizionali.

2. Sonno: il sonno è essenziale per lo sviluppo e la crescita dei neonati. I neonati hanno bisogno di dormire molto, in genere tra le 14 e le 17 ore al giorno. Con la crescita, il loro bisogno di sonno diminuisce leggermente, ma il sonno rimane una componente vitale del loro benessere. Modelli di sonno regolari e una routine rilassante aiutano i bambini a riposare a sufficienza.

3. Igiene: mantenere una buona igiene è fondamentale per proteggere la salute del bambino. Ciò include un bagno regolare, la pulizia del sederino dopo ogni cambio di pannolino, il lavaggio regolare delle mani prima di maneggiare il bambino e la pulizia degli oggetti con cui il bambino entra in contatto, come giocattoli e biberon.

4. Cambi di pannolino: i neonati hanno bisogno di cambi di pannolino frequenti per evitare il disagio e prevenire l'irritazione della pelle. I neonati possono avere bisogno di essere cambiati fino a 10 volte al giorno.

5. Interazione sociale: i neonati hanno bisogno di un'interazione sociale positiva con i genitori e le persone che li accudiscono. Le interazioni stimolanti e affettuose aiutano a rafforzare i legami di attaccamento e a promuovere lo sviluppo emotivo e sociale dei neonati.

6. Stimolazione sensoriale: i neonati hanno bisogno di stimolazione sensoriale per sviluppare i loro sensi. Ciò può includere giocattoli colorati, suoni morbidi, consistenze varie, ninne nanne e coccole.

7. Ambiente sicuro: i neonati hanno bisogno di un ambiente sicuro, dove possano esplorare e svilupparsi senza pericoli. Ciò significa tenere gli oggetti piccoli e pericolosi fuori dalla loro portata, fissare i mobili per evitare rischi di ribaltamento e tenere il bambino lontano da fonti di calore, elettricità e oggetti appuntiti.

8. Assistenza medica: i neonati hanno bisogno di un'assistenza medica regolare per monitorare la loro crescita e il loro sviluppo.

Le visite dal pediatra, le vaccinazioni raccomandate e i controlli regolari sono essenziali per mantenere la salute dei neonati.

Soddisfare queste esigenze essenziali è fondamentale per lo sviluppo fisico, emotivo e cognitivo dei neonati. Rispondendo in modo appropriato a queste esigenze, i genitori e gli assistenti favoriscono un ambiente favorevole alla crescita sana e al benessere dei bambini fin dalla più tenera età.

Alimentazione del bambino

L'allattamento al seno è il metodo raccomandato per nutrire i neonati e ha molti benefici per la salute sia del bambino che della madre. Ecco alcuni dei benefici dell'allattamento al seno, insieme a informazioni sulle tecniche e sul sostegno alle madri:

Benefici dell'allattamento al seno per il bambino:

- Nutrizione ottimale: il latte materno è studiato appositamente per soddisfare le esigenze nutrizionali del bambino, con un perfetto equilibrio di nutrienti essenziali come proteine, grassi, carboidrati e vitamine.

- Protezione contro le infezioni: Il latte materno contiene anticorpi e cellule immunitarie che aiutano a proteggere il bambino da infezioni e malattie comuni.

- Digestione più facile: il latte materno è facilmente digeribile dal delicato sistema gastrointestinale del bambino, riducendo il rischio di problemi digestivi come coliche e rigurgito.

- Sviluppo del cervello: il latte materno contiene acidi grassi essenziali che favoriscono lo sviluppo del cervello e del sistema nervoso del bambino.

- Prevenzione delle allergie : L'allattamento esclusivo al seno per i primi mesi di vita può ridurre il rischio di sviluppare allergie alimentari e altri problemi allergici.

- Legame emotivo: l'allattamento al seno favorisce il legame emotivo tra la madre e il bambino attraverso lo stretto contatto fisico e l'interazione durante la poppata.

Tecniche di allattamento al seno :

- Posizionamento del bambino: il bambino deve essere posizionato in modo che la sua bocca si trovi ben davanti al capezzolo. Una buona posizione assicura un buon aggancio e una poppata efficace.

- Aggancio corretto: si assicuri che il bambino apra bene la bocca prima di metterlo al seno e che il capezzolo e parte dell'areola siano nella sua bocca per un aggancio corretto.

- Frequenza di alimentazione: I neonati devono essere nutriti frequentemente, in genere ogni 2 o 3 ore, giorno e notte. È importante rispondere ai segnali di fame del bambino.

- Alternare i seni: incoraggiare il bambino a nutrirsi da entrambi i seni ad ogni poppata, per assicurarsi che riceva abbastanza latte da ogni lato e per stimolare la produzione di latte.

Sostegno alle madri che allattano al seno:

- Sostegno medico: gli operatori sanitari, come le ostetriche, le infermiere e i pediatri, possono fornire consigli e sostegno alle madri che allattano, per aiutarle a superare eventuali difficoltà.

- Gruppi di sostegno per l'allattamento al seno: partecipare a gruppi di sostegno per l'allattamento al seno può essere utile per condividere le esperienze, ricevere consigli pratici e collegarsi con altre madri che allattano.

- Sostegno familiare: il sostegno e l'incoraggiamento da parte del partner, della famiglia e degli amici sono essenziali per aiutare le madri che allattano a sentirsi sostenute nella loro decisione di allattare.
- Consulenti per l'allattamento: in caso di difficoltà persistenti, consultare una consulente per l'allattamento può essere utile per una valutazione e una consulenza specialistica.

L'allattamento al seno è un processo naturale, ma può presentare delle sfide per alcune madri. Un sostegno e un'educazione adeguati sono quindi essenziali per aiutare le madri ad avere successo nell'esperienza dell'allattamento al seno e a fornire i migliori benefici per la salute del loro bambino.

L'allattamento al biberon è un'alternativa all'allattamento al seno, che può essere scelta per vari motivi, come la scelta personale della madre, vincoli medici o altre circostanze. Ecco alcune informazioni importanti sulla preparazione dei biberon e sulla scelta delle formule per neonati:

1. Preparazione delle bottiglie :

- **Pulizia dei biberon:** Prima del primo utilizzo e dopo ogni utilizzo, i biberon devono essere lavati accuratamente in acqua calda e sapone e risciacquati con acqua pulita. Possono essere sterilizzati facendoli bollire in acqua per circa 5 minuti, oppure utilizzando uno sterilizzatore elettrico o a microonde.

- **Misurazione precisa degli ingredienti:** Quando si prepara il latte per lattanti, è essenziale seguire le istruzioni del produttore per misurare accuratamente la polvere nell'acqua. Utilizzi un cucchiaio pulito fornito nella confezione del latte per misurare la polvere.

- **Temperatura del latte: il** latte preparato deve essere alla giusta temperatura per evitare qualsiasi rischio di bruciore o disagio per il bambino. Dovrebbe essere tiepido, da testare mettendo una goccia di latte sul dorso della mano.

- **Consumo immediato: i** biberon preparati devono essere dati al bambino subito dopo la preparazione. Se il bambino non ha finito il biberon, scarti il resto, poiché i batteri si moltiplicano rapidamente nel latte che non è stato consumato.

2. Scegliere il latte artificiale:

- **Latte in polvere: esiste un'**ampia varietà di latti in polvere appositamente studiati per i neonati. Questi latti in polvere sono formulati per soddisfare le esigenze nutrizionali specifiche dei neonati.

- **Latte liquido pronto all'uso:** alcuni marchi offrono latti liquidi pronti all'uso. In genere sono più costosi dei latti in polvere, ma offrono una maggiore praticità in quanto non richiedono alcuna preparazione.

- **Latte ipoallergenico:** alcuni bambini possono essere sensibili o allergici alle proteine del latte vaccino. In questo caso, esistono latti ipoallergenici specificamente formulati per queste esigenze.

- **Latte per bambini prematuri :** I bambini prematuri o con basso peso alla nascita possono richiedere un latte specifico per soddisfare le loro esigenze di crescita e sviluppo.

La scelta del latte per neonati dipende dalle esigenze specifiche del bambino e dalle raccomandazioni del pediatra. È fondamentale non somministrare mai ai neonati il latte di mucca, il latte di soia o qualsiasi altro latte destinato agli adulti, poiché questi latti non forniscono i nutrienti essenziali necessari per la loro crescita.
È consigliabile consultare un professionista della salute per avere consigli sulla migliore opzione di latte artificiale per le esigenze specifiche del bambino. È importante anche un controllo regolare con il pediatra, per garantire che il bambino riceva un'alimentazione adeguata per una crescita e uno sviluppo ottimali.

Cura dell'igiene per i neonati

Il bagnetto del bambino è un momento speciale che favorisce il legame emotivo tra il bambino e i genitori. Tuttavia, può anche essere una fonte di ansia per i genitori, soprattutto se sono inesperti. Ecco alcuni consigli e tecniche per un bagnetto sicuro per il suo bambino:
1. Preparazione del bagno :
   - Scelga un momento in cui è rilassata e ha tempo da dedicare esclusivamente al bagnetto del bambino.

   - Prima di iniziare il bagno, raccolga tutto il necessario, tra cui un asciugamano, una salvietta, sapone per bambini, pannolini puliti e vestiti.

- Si assicuri che la stanza sia adeguatamente riscaldata per evitare che il bambino si raffreddi durante il bagno.

2. Temperatura dell'acqua :
- La temperatura ideale dell'acqua del bagno dovrebbe essere di circa 37°C, la stessa della temperatura corporea del bambino.

- Controlli sempre la temperatura dell'acqua con la mano o con un termometro per assicurarsi che non sia troppo calda o troppo fredda.

3. Supporto per il bambino :
- Tenga sempre fermo il suo bambino durante il bagno, per evitare il rischio di scivolare o annegare.

- Utilizzi il suo braccio per sostenere la testa e il collo del bambino, tenendo la sua schiena contro l'avambraccio.

4. Sicurezza nella vasca da bagno :
- Non lasci mai il suo bambino da solo nella vasca da bagno, nemmeno per un secondo.

- Riempia la vasca solo con una piccola quantità d'acqua, sufficiente a coprire il corpo del bambino.

- Se ha bisogno di muoversi durante il bagno, avvolga il bambino in un asciugamano e lo porti con sé.

5. Lavare il corpo:
- Utilizzi una flanella umida e un sapone per bambini delicato per lavare delicatamente la pelle del bambino.

- Pulisca prima il viso, poi il corpo, prestando particolare attenzione alle pieghe della pelle, al collo e ai glutei.

6. Pulizia dei genitali :
- Pulisca delicatamente i genitali del bambino, utilizzando ogni volta una salvietta pulita.

- Pulisca le ragazze da davanti a dietro per evitare la contaminazione batterica.

7. Asciugatura e idratazione:
- Dopo il bagno, avvolga il bambino in un asciugamano pulito e morbido per asciugarsi.

- Applichi una crema idratante per bambini sulla pelle asciutta per mantenerla morbida ed elastica.

8. Si goda il momento:
- Il momento del bagno è un momento di relax per il bambino, quindi cerchi di renderlo piacevole cantando o parlando dolcemente al bambino durante il bagno.

Seguendo questi semplici consigli, può rendere il bagnetto del suo bambino sicuro e piacevole. Con il tempo, si sentirà più a suo agio con questo compito e godrà di questi momenti intimi con il suo bambino. Se ha domande o dubbi sul bagnetto del suo bambino, non esiti a parlarne con il suo pediatra o con un'infermiera specializzata in puericultura.

Il cambio del pannolino è una parte essenziale della cura quotidiana del bambino. Si tratta di cambiare regolarmente i pannolini dei bambini per mantenere la loro pelle pulita e asciutta, prevenire le irritazioni cutanee e garantire il loro comfort. Ecco alcune pratiche igieniche importanti per lavare il suo bambino durante il cambio del pannolino:

1. Preparazione :
- Prima di iniziare il cambio, si assicuri di avere a portata di mano tutto il necessario, come pannolini puliti, salviettine o cotone idrofilo con acqua tiepida, talco (opzionale), sacchetti per i pannolini usati e crema per pannolini, se necessario.
- Scelga un luogo sicuro e confortevole per cambiare il suo bambino, come un fasciatoio o un materassino. Si assicuri che la superficie sia pulita e stabile.

2. Lavaggio a mano :
- Prima di toccare il bambino o i suoi effetti personali, si lavi accuratamente le mani con acqua e sapone per evitare la contaminazione.

3. Rimozione del pannolino usato :
- Rimuova delicatamente il pannolino usato del bambino arrotolandolo verso il basso per contenere le feci ed evitare schizzi.

- Pulisca accuratamente i genitali del bambino con salviette per bambini o cotone idrofilo imbevuto di acqua tiepida. Pulisca sempre dalla parte anteriore a quella posteriore per evitare la contaminazione.

4. Cura del sedile :
- Se il suo bambino presenta eruzioni cutanee o irritazioni della pelle, applichi una speciale crema per pannolini per proteggere la pelle. Si assicuri di spalmare la crema in modo uniforme per una copertura omogenea.

- Eviti di usare troppo talco, perché può essere inalato dal bambino e causare problemi respiratori.

5. Cambio di strato :
- Metta un pannolino nuovo e pulito sotto il bambino e lo allacci saldamente, assicurandosi che sia aderente ma non troppo.

- Si assicuri che il pannolino sia della misura giusta per il comfort del bambino e per evitare perdite.

6. Smaltimento dei rifiuti :
- Dopo il cambio, metta i pannolini usati in un sacchetto di plastica richiudibile prima di gettarli nella spazzatura.

- Non getti mai i pannolini usati nel water, perché possono causare problemi alle fognature.

7. Pulizia :

- Pulisca il fasciatoio o il materassino dopo ogni cambio di pannolino per evitare la diffusione di germi.

- Lavi regolarmente le lenzuola e le coperture del fasciatoio per mantenere l'ambiente pulito.

Il cambio del pannolino è un'opportunità per prendersi cura della pelle sensibile del suo bambino e offrirgli un'esperienza delicata e premurosa. Seguendo queste pratiche igieniche, aiuterà a prevenire le irritazioni cutanee e a mantenere la pelle del suo bambino pulita e sana. Non dimentichi che ogni bambino è diverso, quindi osservi attentamente le sue reazioni e adatti la sua routine di cambio del pannolino alle sue esigenze specifiche.

Assistenza specifica per i neonati prematuri

L'assistenza specifica per i neonati prematuri è essenziale per soddisfare le esigenze speciali di questi bambini, che nascono prima del termine, cioè prima delle 37 settimane di gestazione. A causa della loro immaturità fisica e del loro sistema immunitario ancora in via di sviluppo, i neonati prematuri hanno esigenze mediche e di sviluppo diverse da quelle dei neonati a termine. Ecco gli aspetti importanti dell'assistenza specifica per i neonati prematuri:

1. Assistenza medica specialistica:
    • I neonati prematuri sono generalmente ricoverati in unità di cura neonatale (NCU) per ricevere cure mediche specialistiche. Queste unità sono attrezzate per monitorare da vicino le funzioni vitali dei neonati prematuri e per fornire le cure necessarie in caso di complicazioni.

2. Mantenimento della temperatura corporea:
    • I neonati prematuri hanno difficoltà a mantenere la temperatura corporea perché hanno meno tessuto adiposo isolante. Hanno quindi bisogno di un ambiente caldo per evitare l'ipotermia. Per mantenere una temperatura costante e appropriata, si utilizzano incubatrici o incubatori.

3. Nutrizione appropriata:
    • I bambini prematuri spesso hanno difficoltà a nutrirsi dal seno o dal biberon a causa della loro immaturità orale. Potrebbero aver bisogno di essere alimentati attraverso un sondino nasogastrico per ricevere il latte materno o una formula speciale adatta alla loro età gestazionale.

4. Monitorare la respirazione e la saturazione di ossigeno:
    • Alcuni neonati prematuri possono avere difficoltà a respirare perché i loro polmoni si stanno ancora

sviluppando. Potrebbero aver bisogno di assistenza respiratoria, come la ventilazione meccanica o l'ossigenoterapia, per aiutarli a respirare correttamente.

5. Protezione contro le infezioni:
   - I neonati prematuri hanno un sistema immunitario immaturo, che li rende più vulnerabili alle infezioni. Misure igieniche rigorose e la limitazione del contatto con persone malate sono essenziali per ridurre il rischio di infezione.

6. Stimolazione sensoriale e sviluppo:
   - I neonati prematuri hanno bisogno di una stimolazione sensoriale delicata per favorire il loro sviluppo. Il contatto pelle a pelle con i genitori (metodo canguro) è utile per il loro benessere e per rafforzare il legame emotivo.

7. Follow-up medico e dello sviluppo a lungo termine:
   - I bambini prematuri possono avere un rischio maggiore di sviluppare alcune complicazioni a lungo termine. Hanno bisogno di un regolare monitoraggio medico e dello sviluppo per tenere d'occhio la loro crescita e il loro sviluppo e per identificare precocemente eventuali problemi.

8. Supporto per i genitori :
   - La nascita prematura può essere un momento stressante e ansiogeno per i genitori. Hanno bisogno di sostegno emotivo e di informazioni per comprendere le cure specifiche di cui ha bisogno il loro bambino prematuro.

L'assistenza specifica per i neonati prematuri si basa su un approccio multidisciplinare che coinvolge pediatri, infermieri neonatali specializzati, fisioterapisti, logopedisti, assistenti sociali e psicologi. L'obiettivo è offrire la migliore assistenza medica e di sviluppo possibile, per dare ai neonati prematuri la migliore possibilità di crescere e svilupparsi in modo ottimale.

I bambini nati prematuri, cioè prima delle 37 settimane di gestazione, richiedono un'assistenza speciale a causa della loro immaturità fisica e del loro sistema immunitario ancora in via di sviluppo. Questa cura speciale è progettata per soddisfare le esigenze uniche dei neonati prematuri e aiutarli a svilupparsi in modo ottimale. Ecco le cure speciali necessarie per i bambini nati prematuri:

1. Assistenza medica specialistica:
   - I neonati prematuri sono generalmente ricoverati in un'unità di cura neonatale (NCU) per ricevere cure mediche specialistiche. L'équipe medica monitora attentamente le funzioni vitali del bambino e interviene rapidamente in caso di complicazioni.

2. Mantenimento della temperatura corporea:
   - I neonati prematuri hanno difficoltà a mantenere la temperatura corporea perché hanno meno tessuto adiposo come isolante. Hanno bisogno di un ambiente caldo per evitare l'ipotermia. Per mantenere una temperatura costante e appropriata, si utilizzano incubatrici o incubatori.

3. Nutrizione appropriata:
   - I bambini prematuri spesso hanno difficoltà a nutrirsi dal seno o dal biberon a causa della loro immaturità orale. Potrebbero aver bisogno di essere alimentati attraverso un sondino nasogastrico per ricevere il latte materno o una formula speciale adatta alla loro età gestazionale.

4. Monitorare la respirazione e la saturazione di ossigeno:
   - Alcuni neonati prematuri possono avere difficoltà a respirare perché i loro polmoni si stanno ancora sviluppando. Potrebbero aver bisogno di assistenza respiratoria, come la ventilazione meccanica o l'ossigenoterapia, per aiutarli a respirare correttamente.

5. Protezione contro le infezioni:
   - I neonati prematuri hanno un sistema immunitario immaturo, che li rende più vulnerabili alle infezioni. Misure igieniche rigorose e la limitazione del contatto con persone malate sono essenziali per ridurre il rischio di infezione.

6. Stimolazione sensoriale e sviluppo:
   - I neonati prematuri hanno bisogno di una stimolazione sensoriale delicata per favorire il loro sviluppo. Il contatto pelle a pelle con i genitori (metodo canguro) è utile per il loro benessere e per rafforzare il legame emotivo.

7. Follow-up medico e dello sviluppo a lungo termine:
   • I bambini prematuri possono avere un rischio maggiore di sviluppare alcune complicazioni a lungo termine. Hanno bisogno di un regolare monitoraggio medico e dello sviluppo per tenere d'occhio la loro crescita e il loro sviluppo e per identificare precocemente eventuali problemi.

8. Supporto per i genitori :
   • La nascita prematura può essere un momento stressante e ansiogeno per i genitori. Hanno bisogno di sostegno emotivo e di informazioni per comprendere le cure specifiche di cui ha bisogno il loro bambino prematuro.

La cura dei neonati prematuri è un compito complesso e richiede un approccio multidisciplinare che coinvolge pediatri, infermiere neonatali, fisioterapisti, logopedisti, assistenti sociali e psicologi. L'obiettivo è offrire la migliore assistenza possibile per dare ai bambini prematuri le migliori possibilità di crescere e svilupparsi in modo ottimale. Grazie ai progressi della medicina, molti bambini prematuri possono sopravvivere e prosperare con le giuste cure.

Sorveglianza medica dei neonati

I controlli sanitari regolari per i neonati sono essenziali per monitorare la loro crescita, il loro sviluppo e la loro salute generale. Questi esami, noti anche come controlli sanitari o check-up, consentono agli operatori sanitari di individuare precocemente eventuali problemi di salute e di fornire ai genitori consigli su come prendersi cura del bambino. Ecco i principali controlli regolari per i neonati:

1. Controlli postnatali:
   • Nei primi giorni dopo il parto, il bambino e la madre dovrebbero sottoporsi a controlli postnatali per valutare la loro salute e assicurarsi che tutto stia andando bene dopo la nascita.

2. Visite ispettive mensili (da 0 a 6 mesi) :
   • Durante i primi sei mesi, i neonati dovrebbero generalmente sottoporsi a visite di controllo mensili con il pediatra. Queste visite consentono di monitorare la

crescita, di seguire le curve del peso, di misurare l'altezza e la circonferenza cranica e di controllare lo sviluppo motorio e psicomotorio.

3. Controlli trimestrali (da 6 a 12 mesi) :
   • A partire dai sei mesi, i controlli con il pediatra possono diventare trimestrali. L'operatore sanitario continuerà a valutare lo sviluppo del bambino, discuterà l'introduzione di cibi solidi e fornirà consigli per stimolare lo sviluppo.

4. Vaccinazioni :
   • Durante le visite di controllo, il pediatra si assicurerà che i neonati ricevano le vaccinazioni raccomandate in base al calendario di immunizzazione. Le vaccinazioni aiutano a proteggere i neonati dalle malattie prevenibili con il vaccino.

5. Test di screening :
   • Alcune malattie genetiche o congenite possono essere individuate alla nascita. I test di screening vengono eseguiti prelevando alcune gocce di sangue dal tallone del bambino. Questi test permettono di individuare alcune condizioni mediche in una fase precoce e di avviare un trattamento adeguato, se necessario.

6. Sviluppo psicomotorio :
   • Nelle visite di controllo, il pediatra valuterà lo sviluppo psicomotorio del bambino, comprese le capacità motorie, cognitive e sociali. I genitori potranno ricevere consigli su come stimolare lo sviluppo del bambino.

7. Consigli ai genitori :
   • Le visite di controllo sono anche un'opportunità per i genitori di fare domande, condividere preoccupazioni e ricevere consigli su alimentazione, allattamento, sonno, cura quotidiana e sicurezza.

Questi controlli regolari sono essenziali per monitorare la crescita e lo sviluppo dei neonati e per individuare precocemente eventuali problemi di salute. Inoltre, forniscono ai genitori informazioni e consigli su come prendersi cura al meglio del bambino e assicurarsi che benefici di un ambiente favorevole al benessere e allo sviluppo. È importante rispettare gli appuntamenti programmati per i controlli sanitari regolari, per garantire che il suo bambino sia sano e in salute fin dalla più tenera età.

L'individuazione precoce dei segni di problemi di salute nei neonati è essenziale per garantire un trattamento rapido ed efficace quando necessario. I neonati non sono in grado di comunicare verbalmente i loro sintomi, quindi è importante che i genitori e gli operatori sanitari siano attenti ai segni e ai cambiamenti comportamentali che potrebbero indicare un problema di salute. Ecco alcuni punti importanti da tenere a mente quando si tratta di individuare precocemente i segni di problemi di salute nei neonati:

1. Osservazioni visive :
   • Tenga d'occhio l'aspetto generale del bambino, compreso il colore della pelle, la carnagione, gli occhi, le labbra e le estremità. Qualsiasi cambiamento di colore insolito, come pallore o scolorimento bluastro, può essere un segno di un problema di salute.

2. Alimentazione :
   • Osservi il comportamento del suo bambino durante l'allattamento al seno o al biberon. Un eventuale rifiuto di mangiare, una riduzione dell'appetito o una difficoltà di suzione possono essere segnali di problemi di salute.

3. Dormire :
   • Monitorare i modelli di sonno del suo bambino. Cambiamenti improvvisi nei modelli di sonno o difficoltà a dormire possono essere indicatori di disagio.

4. Attività fisica :
   • Osservare il livello di attività del bambino. Un bambino insolitamente tranquillo, letargico o che mostra una diminuzione dell'attività fisica può essere motivo di preoccupazione.

5. Temperatura corporea :
   • Misuri regolarmente la temperatura del suo bambino. La febbre (temperatura superiore a 38°C) può essere un segno di malattia.

6. Stato emotivo e comportamentale:
- Presti attenzione allo stato emotivo del suo bambino. Pianti eccessivi, segni di angoscia o improvvisi sbalzi d'umore possono essere indicatori di problemi di salute.

7. Evacuazione :
- Controlli le feci e l'urina del suo bambino. Cambiamenti nella frequenza, nel colore o nella consistenza delle feci o dell'urina possono essere segnali di problemi digestivi o urinari.

8. Sviluppo motorio :
- Osservare le fasi dello sviluppo motorio nei neonati, come il tracciamento degli occhi, il controllo della testa e i movimenti delle braccia e delle gambe. Qualsiasi ritardo nello sviluppo motorio deve essere segnalato al pediatra.

È essenziale che i genitori si familiarizzino con i segni normali dello sviluppo e del comportamento del loro bambino, in modo da poter notare più facilmente eventuali cambiamenti insoliti o preoccupanti. Se osserva dei segnali preoccupanti o ha dei dubbi sulla salute del suo bambino, è importante che consulti un pediatra o un professionista sanitario il prima possibile. La diagnosi precoce e il trattamento tempestivo dei problemi di salute nei neonati possono contribuire a un esito migliore e a uno sviluppo sano del bambino.

Lo sviluppo psicomotorio dei neonati

Lo sviluppo psicomotorio nei neonati si riferisce all'evoluzione delle loro capacità motorie e cognitive nei primi mesi e nel primo anno di vita. Ogni neonato si sviluppa al proprio ritmo, ma ci sono fasi chiave dello sviluppo psicomotorio che la maggior parte dei bambini attraversa. Ecco le fasi principali dello sviluppo psicomotorio nei neonati:

1. Sviluppo motorio grossolano :
- Intorno ai 2 mesi: il bambino inizia a sollevare la testa per brevi periodi quando è sdraiato a pancia in giù.

- Intorno ai 3 mesi: riesce a tenere la testa sollevata più a lungo e inizia a sedersi leggermente quando viene tenuto in posizione seduta.

- Intorno ai 4 mesi: il bambino può girarsi dalla schiena alla pancia e viceversa.

- Intorno ai 6 mesi: può stare seduto senza sostegno e inizia a gattonare o a rotolare.

- Intorno ai 9 mesi: il bambino può alzarsi in piedi su mobili o oggetti e può iniziare a gattonare a quattro zampe.
- Intorno ai 12 mesi: può alzarsi e muovere i primi passi, appoggiandosi ai mobili o camminando con assistenza.

2. Sviluppo del motore fine:
- Intorno ai 3 mesi: i bambini iniziano ad afferrare volontariamente gli oggetti con le mani.

- Intorno ai 6 mesi: può afferrare e manipolare gli oggetti tra il pollice e l'indice (pinza digitale).

- Intorno ai 9 mesi: i bambini possono trasferire gli oggetti da una mano all'altra e possono iniziare a mangiare con le dita.

- Intorno ai 12 mesi: può tenere un cucchiaio e cercare di alimentarsi da solo.

3. Sviluppo cognitivo :
- Intorno a 1 mese: i bambini iniziano a fissare gli oggetti davanti a loro e possono seguire gli oggetti in movimento con gli occhi.

- Intorno ai 3 mesi: può sorridere in risposta all'interazione sociale.

- Intorno ai 6 mesi: i bambini iniziano ad esplorare attivamente il loro ambiente, afferrando gli oggetti che vedono e mettendoli in bocca per scoprirli.

- Intorno ai 9 mesi: il bambino mostra una maggiore curiosità nei confronti dell'ambiente circostante e può iniziare a fare giochi semplici come il "cucù".

- Intorno ai 12 mesi: può capire parole e gesti semplici, come "addio" o "dammi".

Queste fasi dello sviluppo psicomotorio sono generali e possono variare da un bambino all'altro. È importante ricordare che ogni bambino è unico e che può raggiungere queste fasi in tempi diversi. Un monitoraggio regolare con il pediatra aiuta a garantire che lo sviluppo del bambino sia appropriato e a rilevare eventuali preoccupazioni o ritardi nello sviluppo. Stimolare lo sviluppo psicomotorio del bambino fornendo un ambiente sicuro e accogliente, incoraggiando l'esplorazione e offrendo opportunità di interazione sociale, è essenziale per il suo sviluppo generale.

Gli assistenti di nido svolgono un ruolo cruciale nello stimolare e monitorare lo sviluppo dei neonati e dei bambini piccoli. Lavorando a stretto contatto con l'équipe medica, gli assistenti di asilo nido forniscono un supporto essenziale per aiutare i bambini a crescere e svilupparsi al massimo delle loro potenzialità. Ecco alcuni aspetti chiave del ruolo dell'assistente all'infanzia nello stimolare e monitorare lo sviluppo:

1. Osservazione e valutazione :
   - Gli assistenti di nido svolgono un ruolo importante nell'osservare attentamente il comportamento, le capacità motorie e le interazioni sociali dei bambini. Identificano gli indicatori di uno sviluppo adeguato e avvertono il team medico di eventuali ritardi o preoccupazioni.

2. Creare un ambiente favorevole:
   - L'assistente all'infanzia si assicura che l'ambiente del bambino sia sicuro, stimolante e adeguato allo sviluppo. Si assicura che i giocattoli, le attività e le interazioni siano appropriate per incoraggiare l'apprendimento e l'esplorazione.

3. Supporto per le attività di gioco e di apprendimento:
   - Gli assistenti all'infanzia organizzano e partecipano attivamente alle attività di gioco e di apprendimento con i bambini. Forniscono giocattoli, materiali educativi e giochi che incoraggiano lo sviluppo delle capacità cognitive, motorie e sociali.

4. Stimolare la comunicazione:
   - Le assistenti del nido incoraggiano la comunicazione con i bambini usando parole, gesti ed espressioni facciali

incoraggianti. Promuovono lo sviluppo del linguaggio incoraggiando i tentativi di comunicazione verbale e non verbale.

5. Assistenza personalizzata:
- Ogni bambino è unico, e le assistenti di nido riconoscono l'importanza di fornire un'assistenza personalizzata in base alle esigenze specifiche di ogni bambino. Si adattano ai ritmi e alle preferenze del bambino, rispettando le istruzioni fornite dall'équipe medica.

6. Incoraggiare le abilità motorie:
- Le assistenti al nido sostengono lo sviluppo delle capacità motorie dei bambini, incoraggiandoli a muoversi, gattonare, camminare ed esplorare l'ambiente in modo sicuro.

7. Lavorare con il team medico:
- L'assistente all'asilo nido lavora a stretto contatto con altri membri dell'équipe medica, tra cui pediatri, infermieri e terapisti. Si scambiano informazioni importanti sullo sviluppo del bambino, in modo da poterlo curare nel suo complesso.

8. Supporto per i genitori :
- L'assistente all'infanzia fornisce un sostegno prezioso ai genitori, fornendo informazioni sullo sviluppo del bambino, incoraggiandoli a partecipare alle attività di apprendimento precoce e coinvolgendoli nella cura quotidiana.

Il ruolo dell'assistente all'infanzia nello stimolare e monitorare lo sviluppo dei bambini è olistico e incentrato sul bambino. Svolgono un ruolo essenziale nel fornire un'assistenza di qualità, un sostegno emotivo e un incoraggiamento per aiutare i bambini a raggiungere il loro pieno potenziale di sviluppo. Lavorando a fianco dell'équipe medica e dei genitori, gli assistenti all'infanzia contribuiscono a creare un ambiente attento e accogliente per i bambini, promuovendo il loro sviluppo e benessere generale.

Comunicare con i neonati

La comunicazione non verbale gioca un ruolo essenziale nell'interazione con i bambini. All'inizio della loro vita, i bambini hanno una capacità limitata di comprendere e utilizzare il linguaggio verbale, ma sono molto ricettivi alla comunicazione non verbale. L'importanza della comunicazione non verbale con i bambini risiede nei seguenti aspetti:

1. Creare un legame emotivo:
   - La comunicazione non verbale, come il contatto visivo, i sorrisi e le carezze, è un modo potente per creare un legame emotivo con il bambino. Questi segnali di gentilezza e affetto rassicurano i bambini e li fanno sentire sicuri e amati.

2. Comprendere le esigenze del bambino:
   - I bambini utilizzano principalmente la comunicazione non verbale per esprimere i loro bisogni e le loro emozioni. Osservando le espressioni facciali, i gesti e i pianti, i genitori e gli assistenti possono capire cosa il bambino sta cercando di comunicare e rispondere in modo appropriato.

3. Incoraggiare la comunicazione precoce:
   - La comunicazione non verbale è un importante precursore della comunicazione verbale. I bambini iniziano a stabilire una comunicazione non verbale con chi li accudisce, prima di sviluppare gradualmente le loro capacità linguistiche.

4. Sostenere lo sviluppo sociale ed emotivo:
   - Le interazioni non verbali con i neonati aiutano a sviluppare il loro senso di fiducia, sicurezza e relazione con gli altri. I bambini imparano a riconoscere e interpretare le espressioni facciali, i toni di voce e i gesti, il che favorisce il loro sviluppo sociale ed emotivo.

5. Rafforzare lo sviluppo cognitivo :
   - I bambini imparano attivamente fin dalla nascita e la comunicazione non verbale fornisce loro informazioni essenziali sul mondo che li circonda. Le interazioni visive e tattili aiutano a stimolare la loro curiosità e a sostenere il loro sviluppo cognitivo.

6. Confortante in caso di stress o disagio:
- Le interazioni non verbali, come le coccole, le carezze e il contatto fisico caldo, hanno un effetto calmante sui bambini quando sono stressati, a disagio o piangono.

7. Incoraggiare le abilità sociali:
- Interagire con i bambini in modo non verbale li aiuta ad apprendere le regole sociali di base, come i turni di parola, i gesti appropriati e le espressioni facciali.

In breve, la comunicazione non verbale con i neonati è un modo essenziale per costruire con loro una relazione forte e premurosa, soddisfare le loro esigenze e sostenere il loro sviluppo generale. I genitori, gli assistenti e gli operatori dell'infanzia possono usare gesti affettuosi, espressioni facciali calde e contatti fisici confortanti per comunicare efficacemente con i bambini e fornire loro un ambiente sicuro e amorevole in cui crescere e prosperare.

Le tecniche di comunicazione a misura di neonato sono pensate per stabilire un legame significativo e positivo con i bambini, soddisfacendo le loro esigenze e incoraggiandoli a crescere. Ecco alcune tecniche di comunicazione specificamente adattate ai neonati:

1. Contatto visivo :
- Il contatto visivo con il suo bambino è essenziale per stabilire un legame emotivo. Guardare delicatamente negli occhi del suo bambino durante le interazioni aiuta a catturare la sua attenzione e a rafforzare il legame emotivo.

2. Sorrisi ed espressioni facciali:
- I bambini sono particolarmente sensibili alle espressioni facciali degli adulti. I sorrisi e le espressioni di felicità trasmettono un'atmosfera positiva e rassicurante.

3. Vocalizzazione morbida:
- Parlare con una voce dolce e rilassante può aiutare a calmare i bambini e a creare un'atmosfera sicura. Anche l'uso di toni vari e melodiosi può attirare la loro attenzione e suscitare il loro interesse.

4. Un linguaggio semplice:
   • Utilizzare un linguaggio semplice e ripetere le parole chiave può aiutare a catturare l'attenzione del bambino. Le frasi brevi e chiare sono più facili da capire e da imitare per i bambini.

5. Il linguaggio dei segni dei bambini:
   • Il linguaggio dei segni infantile è una tecnica che consente ai bambini di comunicare prima di sviluppare le capacità linguistiche verbali. Utilizzando semplici segni con le parole, i neonati possono esprimere i loro bisogni, come "mangiare", "dormire" o "cambiare".

6. Abbracci e contatto fisico:
   • Le coccole, le carezze e gli abbracci sono forme di comunicazione non verbale che rafforzano il legame emotivo e calmano i bambini quando sono stressati o a disagio.

7. Rispondere ai segnall del suo bambino:
   • È fondamentale essere attenti ai segnali del suo bambino e rispondere in modo appropriato. Se il bambino piange o mostra segni di disagio, è importante rispondere in modo rapido e comprensivo.

8. Giochi interattivi :
   • I giochi interattivi, come peek-a-boo o pat-a-cake, incoraggiano la comunicazione, l'imitazione e l'apprendimento nei neonati.

9. Osservare e ascoltare attentamente:
   • Osservando attentamente le reazioni del suo bambino e ascoltando le sue vocalizzazioni, i suoi balbettii e i suoi cinguettii, potrà comprendere meglio le sue esigenze e preferenze.

10. Pazienza e disponibilità:
   • Essere paziente e disponibile con il suo bambino è essenziale. I bambini hanno bisogno di tempo per reagire e per esprimersi. Essere attenti e pazienti aiuta a creare una comunicazione reciproca positiva.

Queste tecniche di comunicazione a misura di neonato sono importanti per stabilire una relazione solida e premurosa con i bambini. Utilizzando questi approcci dolci e premurosi, i genitori, gli assistenti e gli operatori dell'infanzia possono promuovere lo sviluppo emotivo, sociale e cognitivo dei neonati, offrendo loro un ambiente amorevole e sicuro.

Capitolo 6:
Prendersi cura dei bambini piccoli

Comprendere le esigenze dei bambini piccoli

Lo sviluppo dei bambini piccoli è un periodo cruciale durante il quale subiscono rapidi cambiamenti fisici, cognitivi, emotivi e sociali. Ogni bambino si sviluppa al proprio ritmo, ma ci sono alcune caratteristiche di sviluppo che si osservano generalmente nei bambini piccoli. Ecco alcune delle caratteristiche di sviluppo dei bambini piccoli:

1. Sviluppo motorio :
   - I bambini piccoli attraversano fasi importanti dello sviluppo motorio dalla nascita all'età prescolare. Imparano gradualmente a controllare la testa, a rotolare, a sedersi, a gattonare, a camminare e a correre. Lo sviluppo delle abilità motorie sia grossolane che fini è essenziale per la loro autonomia e indipendenza.

2. Linguaggio e comunicazione :
   - Lo sviluppo del linguaggio è una caratteristica fondamentale del bambini piccoli. Attraversano diverse fasi, dai primi pianti e balbettii alle prime parole, frasi e conversazioni. L'apprendimento del linguaggio è facilitato dall'ascolto attento, dall'interazione con gli adulti e gli altri bambini e dall'imitazione.

3. Esplorazione e curiosità:
   - I bambini piccoli sono naturalmente curiosi e amano esplorare il loro ambiente. Utilizzano i loro sensi per scoprire il mondo che li circonda, toccando, annusando, assaggiando e guardando tutto ciò che li interessa. Questa esplorazione è essenziale per l'apprendimento e la comprensione del mondo.

4. Sviluppo sociale ed emotivo:
   - I bambini piccoli iniziano a sviluppare competenze sociali come l'empatia, la condivisione, la cooperazione e la

133

gestione delle emozioni. Cominciano a sviluppare relazioni con i loro coetanei e a comprendere le emozioni degli altri.

5. Gioco simbolico :
- I bambini piccoli iniziano ad impegnarsi nel gioco simbolico, dove usano la loro immaginazione per rappresentare oggetti, situazioni o ruoli. Il gioco simbolico è una fase importante dello sviluppo cognitivo e sociale dei bambini.

6. Sviluppo cognitivo :
- Lo sviluppo cognitivo nei bambini piccoli riguarda l'apprendimento, la risoluzione dei problemi, la memoria, la comprensione e il pensiero astratto. I bambini piccoli sviluppano la capacità di risolvere problemi semplici e di comprendere i concetti di base.

7. Autonomia :
- I bambini piccoli vogliono diventare sempre più indipendenti. Vogliono vestirsi da soli, fare le cose da soli e prendere decisioni semplici. Incoraggiare la loro indipendenza favorisce la loro autostima e la fiducia in se stessi.

8. Senso di identità :
- I bambini piccoli iniziano a sviluppare un senso di identità riconoscendosi come persona distinta e comprendendo le proprie preferenze, gusti e abilità.

9. Curiosità per i numeri e le lettere:
- Verso l'età prescolare, molti bambini mostrano interesse per i numeri e le lettere. Possono iniziare a contare, a riconoscere alcune lettere e a interessarsi ai libri e alle storie.

È importante capire che ogni bambino è unico e che il suo sviluppo può variare. Alcuni bambini possono raggiungere alcune tappe fondamentali prima o dopo di altri, e questo è perfettamente normale. I genitori, gli assistenti e gli educatori devono fornire un ambiente stimolante e attento per sostenere lo sviluppo generale dei bambini e incoraggiarli a imparare ed esplorare.

I bambini piccoli hanno **esigenze essenziali specifiche** che devono essere prese in considerazione per garantire la loro salute, il loro benessere e il loro sviluppo ottimale. Ecco un elenco delle esigenze essenziali dei bambini piccoli:

1. Alimentazione :
   - Una dieta equilibrata e nutriente è fondamentale per la crescita e lo sviluppo dei bambini piccoli. Hanno bisogno di una varietà di alimenti ricchi di nutrienti, come frutta, verdura, cereali, proteine (carne, pesce, uova, legumi) e prodotti caseari. L'allattamento al seno è consigliato fino all'età di 6 mesi, seguito da un'alimentazione complementare adeguata.

2. Dormire :
   - Il sonno è essenziale per lo sviluppo fisico e cognitivo dei bambini piccoli. Hanno bisogno di un numero sufficiente di ore di sonno di buona qualità per riposare il corpo e la mento. I bambini piccoli possono avere bisogno di 11-14 ore di sonno al giorno, compreso il pisolino.

3. Igiene :
   - L'igiene è importante per prevenire le infezioni e mantenere la salute dei bambini piccoli. Ciò include pratiche di igiene personale come il lavaggio regolare delle mani, il bagno, il lavaggio dei denti, il cambio regolare dei pannolini e la pulizia delle aree di gioco e dei pasti.

4. Sicurezza :
   - I bambini sono curiosi e avventurosi, ma hanno bisogno di un ambiente sicuro in cui esplorare. È essenziale fornire uno spazio sicuro sia all'interno che all'esterno della casa, per evitare incidenti e lesioni.

5. Affetto e interazione sociale :
   - I bambini piccoli hanno bisogno di affetto, attenzione e interazioni sociali positive con i genitori, la famiglia e i coetanei. Queste interazioni stimolano il loro sviluppo emotivo e sociale e aumentano la loro autostima.

6. Attività fisica :
   - L'attività fisica è importante per la salute e lo sviluppo motorio dei bambini. Hanno bisogno di giocare e

muoversi regolarmente per sviluppare la coordinazione e la forza muscolare.

7. Stimolazione cognitiva :
   • I bambini piccoli hanno una sete di apprendimento e di scoperta. Hanno bisogno di un'adeguata stimolazione cognitiva attraverso i giochi, i giocattoli educativi, la lettura, le costruzioni e l'esplorazione per sviluppare la loro curiosità e la loro mente.

8. Routine :
   • I bambini piccoli hanno bisogno di routine regolari per sentirsi sicuri e organizzati. Orari regolari per mangiare, dormire, giocare e fare attività aiutano a creare un ambiente prevedibile per i più piccoli.

9. Tempo di silenzio:
   • Il tempo di calma e relax è importante per i bambini, soprattutto prima di andare a letto. Li aiuta a rilassarsi, a calmarsi e a prepararsi per il sonno.

Soddisfacendo le esigenze essenziali dei bambini piccoli in modo appropriato e attento, i genitori, gli assistenti e gli educatori possono promuovere la loro crescita e il loro sviluppo armonioso. Prestare attenzione alla loro alimentazione, al sonno, all'igiene, alla sicurezza e alla stimolazione aiuta a prepararli per una vita sana e soddisfacente.

Alimentazione e nutrizione per i bambini piccoli

Una dieta equilibrata è essenziale per la crescita, lo sviluppo e la salute generale dei bambini piccoli. I bambini piccoli hanno bisogno di una varietà di alimenti ricchi di nutrienti per soddisfare le loro esigenze specifiche durante la crescita. Ecco i principi di una dieta equilibrata per i bambini piccoli:

1. Allattamento esclusivo al seno fino a 6 mesi:
   • L'Organizzazione Mondiale della Sanità (OMS) raccomanda l'allattamento al seno esclusivo per i neonati fino all'età di 6 mesi. Il latte materno fornisce tutti i nutrienti essenziali necessari per uno sviluppo ottimale del bambino.

2. Introduzione graduale di cibi solidi:
   • A partire dai 6 mesi di età, i bambini possono iniziare a mangiare cibi solidi oltre all'allattamento al seno o al latte artificiale. È importante introdurre i cibi solidi gradualmente e in vari modi.

3. Una varietà di alimenti:
   • I bambini hanno bisogno di una varietà di alimenti per ottenere tutti i nutrienti essenziali. Includere una varietà di frutta, verdura, cereali, proteine (carne, pesce, uova, legumi) e latticini è fondamentale per una dieta equilibrata.

4. Frutta e verdura :
   • La frutta e la verdura sono ricche di vitamine, minerali e fibre. Dovrebbero essere incluse nella dieta quotidiana dei bambini per rafforzare il loro sistema immunitario e favorire il loro sviluppo.

5. Cereali e carboidrati :
   • I cereali, come il riso, la pasta, il pane e i cereali per bambini, sono un'importante fonte di energia per i più piccoli. I cereali integrali sono preferibili in quanto contengono più fibre e nutrienti.

6. Proteine :
   • Le proteine sono essenziali per la crescita e la riparazione dei tessuti nei bambini. Le fonti proteiche adatte includono carne magra, pesce, uova, latticini, legumi e tofu.

7. Prodotti lattiero-caseari :
   • I latticini sono ricchi di calcio, essenziale per lo sviluppo delle ossa e dei denti. I bambini possono consumare il latte materno, il latte di proseguimento o il latte vaccino intero, secondo le raccomandazioni del loro medico curante.

8. Limitare gli zuccheri e i grassi saturi:
   • Gli alimenti ricchi di zuccheri aggiunti e di grassi saturi dovrebbero essere limitati nella dieta dei bambini. Gli snack dolci, le bevande zuccherate e gli alimenti elaborati devono essere consumati con moderazione.

9. Idratazione :
- I bambini piccoli hanno bisogno di liquidi sufficienti per rimanere idratati. L'acqua è la bevanda migliore per i bambini. I succhi di frutta dovrebbero essere limitati a causa del loro elevato contenuto di zuccheri.

10. Incoraggiare i pasti in famiglia:
- I pasti in famiglia sono un'opportunità per insegnare ai bambini a mangiare una dieta equilibrata, osservando le abitudini alimentari degli adulti. I pasti in famiglia favoriscono anche un'atmosfera positiva intorno al cibo.

È importante notare che ogni bambino è unico e le sue esigenze alimentari possono variare. È quindi essenziale consultare un professionista della salute, come un pediatra o un nutrizionista, per avere consigli specifici sull'alimentazione infantile. Un'alimentazione equilibrata e adeguata all'età garantisce un sano sviluppo fisico, cognitivo ed emotivo dei bambini.

Incoraggiare un'alimentazione sana nei bambini piccoli è essenziale per la loro crescita, il loro sviluppo e il loro benessere generale. Ecco alcune buone pratiche per promuovere un'alimentazione sana nei bambini piccoli:

1. Modello genitoriale :
- I genitori svolgono un ruolo cruciale come modelli alimentari per i loro figli. Mangiando in modo sano e mostrando interesse per una varietà di alimenti nutrienti, hanno un'influenza positiva sulle scelte alimentari dei loro figli.

2. Offrire una varietà di alimenti:
- Offra una varietà di alimenti sani ai bambini fin dalla più tenera età. Introduca i bambini a una gamma di frutta, verdura, cereali integrali, proteine magre e latticini adatti all'età.

3. Coinvolgere il bambino:
- Inviti suo figlio ad aiutarla a preparare i pasti e gli spuntini. Lasci che scelgano la frutta e la verdura al supermercato o li coinvolga nella preparazione di alcuni piatti semplici. Questo può accendere il loro interesse per il cibo e incoraggiarli a provarlo.

4. Eviti gli alimenti trasformati ad alto contenuto di zuccheri aggiunti:
- Limiti l'assunzione di cibi elaborati, snack dolci e bevande zuccherate. Opti invece per spuntini sani come frutta fresca, verdure tagliate o yogurt semplice.

5. Pasti in famiglia :
- Dedica del tempo a condividere i pasti in famiglia. I pasti in famiglia sono un'opportunità per incoraggiare conversazioni positive sul cibo e per creare un ambiente piacevole per i pasti.

6. Eviti le distrazioni durante i pasti:
- Eviti gli schermi e altre distrazioni durante i pasti. I bambini devono concentrarsi sul mangiare e sviluppare la consapevolezza dei segnali di fame e di sazietà.

7. Rispettare le preferenze alimentari del bambino:
- Rispettare le preferenze alimentari del bambino, continuando a offrire una varietà di alimenti sani. Potrebbe essere necessario introdurre un alimento più volte prima che un bambino piccolo lo accetti.

8. Non usi il cibo come premio o punizione:
- Eviti di usare il cibo come premio o punizione. Questa pratica può creare associazioni negative con alcuni alimenti e disturbare i segnali di fame e sazietà del bambino.

9. Incoraggiare l'idratazione:
- Si assicuri che suo figlio rimanga idratato offrendo acqua durante la giornata. Eviti le bevande zuccherate e le bibite.

10. Sia paziente e persistente:
- L'introduzione di una dieta sana può essere un processo graduale. Sia paziente e persistente nei suoi sforzi per incoraggiare i bambini a mangiare una dieta equilibrata.

Adottando queste buone pratiche, può creare un ambiente favorevole a un'alimentazione sana nei bambini piccoli. L'obiettivo è favorire un rapporto positivo con il cibo e fornire ai bambini i nutrienti essenziali per il loro sviluppo e la loro salute a lungo termine.

Cura dell'igiene per i bambini piccoli

L'igiene quotidiana dei bambini piccoli è essenziale per la loro salute, il loro benessere e il loro comfort. Ecco alcune pratiche igieniche importanti per i bambini piccoli:

1. Tempo di bagno:
   - I bambini devono essere lavati regolarmente, a seconda delle loro attività e del loro livello di attività fisica. Un bagno quotidiano non è sempre necessario, ma è consigliabile lavare il loro corpo con acqua tiepida e sapone neutro due o tre volte alla settimana. Si assicuri di lavare le pieghe della pelle, il collo, le ascelle, i genitali e i piedi.
2. Cambio di valuta :
   - Cambi i pannolini di suo figlio frequentemente per evitare irritazioni ed eruzioni cutanee. Lavi e asciughi delicatamente il sederino e la zona genitale con acqua tiepida e asciughi accuratamente la pelle prima di indossare un nuovo pannolino pulito.

3. Lavaggio a mano :
   - Incoraggi i bambini a lavarsi le mani regolarmente, soprattutto prima dei pasti, dopo aver usato il bagno, aver giocato all'aperto o aver toccato gli animali. Utilizzi un sapone delicato e acqua tiepida e si assicuri che il bambino si lavi le mani per almeno 20 secondi.

4. Igiene orale :
   - Inizi a pulire le gengive di suo figlio con un impacco umido fin dalla nascita. Quando compaiono i denti, li spazzoli delicatamente con uno spazzolino adatto all'età e utilizzi una quantità adeguata di dentifricio al fluoro. Pulisca anche la lingua con uno spazzolino morbido o una salvietta per rimuovere i batteri.

5. Chiodi :
   - Tagli regolarmente le unghie di suo figlio per evitare che diventino troppo lunghe e per ridurre il rischio di infezioni se si gratta o tocca superfici sporche.

6. Capelli :
   • Lavi regolarmente i capelli di suo figlio con uno shampoo delicato. Si assicuri di risciacquare accuratamente i capelli per rimuovere qualsiasi residuo di prodotto.

7. Abbigliamento :
   • Cambi regolarmente i vestiti di suo figlio, soprattutto dopo le attività sporche o quando sono bagnati o sporchi. Si assicuri di scegliere abiti comodi e adatti alla temperatura ambientale.

8. Giocattoli :
   • Pulisca regolarmente i giocattoli di suo figlio, soprattutto quelli che mette in bocca, con acqua saponata o salviette disinfettanti per eliminare i germi.

9. Prevenzione delle malattie :
   • Si assicuri che le vaccinazioni di suo figlio siano aggiornate per prevenire le malattie infettive. Eviti di mettere suo figlio a contatto con persone malate o esposte a malattie contagiose.

Adottando queste pratiche igieniche quotidianamente, contribuisce a proteggere la salute e il benessere dei suoi piccoli, insegnando loro buone abitudini igieniche fin dalla più tenera età.

Imparare ad assumersi la responsabilità della propria igiene è una fase importante nello sviluppo dei bambini. Consente loro di prendere gradualmente in mano la propria igiene personale, favorendo l'indipendenza e la fiducia in se stessi. Ecco alcuni consigli per incoraggiare i bambini ad assumersi la responsabilità della propria igiene:

1. Incoraggiare la cura di sé:
   • Non appena il bambino è in grado di farlo, lo incoraggi a prendere parte attiva alla cura della propria igiene. Ad esempio, può iniziare a lavarsi le mani con la sua supervisione non appena riesce a raggiungere il lavandino.

2. Fornire gli strumenti giusti:
   - Si assicuri che il bambino abbia accesso a strumenti adatti alle sue dimensioni e al suo livello di sviluppo. Ad esempio, uno spazzolino adatto all'età, uno sgabello per raggiungere il lavandino e delle salviette per potersi pulire dopo aver usato il bagno.

3. Dare istruzioni semplici:
   - Dare ai bambini istruzioni semplici e chiare su cosa fare quando si lavano le mani, si lavano i denti, si pettinano, ecc. Ripetere queste istruzioni in modo costante per aiutarli a ricordarle. Ripetere costantemente queste istruzioni per aiutarli a memorizzarle.

4. Dare l'esempio:
   - Mostri a suo figlio come svolgere le varie attività igieniche facendole lei stesso. I bambini spesso imparano imitando gli adulti, quindi sia un modello positivo per loro.

5. Lasciare che il bambino commetta degli errori:
   - È normale che i bambini commettano degli errori quando cercano di badare a se stessi. Sia paziente e incoraggiante, anche quando commette degli errori. Utilizzi gli errori come opportunità di apprendimento, anziché criticarli.

6. Celebrare il successo:
   - Lodare e incoraggiare suo figlio quando riesce a svolgere un compito igienico in modo indipendente. Questo rafforza la loro fiducia in se stessi e li incoraggia a continuare a sviluppare la loro indipendenza.

7. Assegnare responsabilità progressive:
   - Man mano che il bambino cresce, gli dia una responsabilità in più per la propria igiene. Ad esempio, può iniziare a lavarsi il viso da solo, poi lavarsi i denti, ecc.

8. Sia paziente:
   - I bambini possono impiegare del tempo per imparare a prendersi cura di se stessi, quindi sia paziente e lasci che imparino al loro ritmo.

9. Essere positivi:
   • Incoraggi e lodi gli sforzi di suo figlio, anche se non lo fa al primo colpo. La positività e l'incoraggiamento sono essenziali per aumentare la loro fiducia in se stessi.

Incoraggiando l'autonomia nella cura dell'igiene, aiuterà i bambini a sviluppare competenze importanti per la vita quotidiana. Imparare ad essere indipendenti è una fase chiave del loro sviluppo e permetterà loro di diventare gradualmente più autonomi e sicuri di sé nel prendersi cura della propria igiene personale.

Il sonno nei bambini piccoli

Le buone abitudini del sonno sono essenziali per la salute, lo sviluppo e il benessere dei bambini piccoli. Ecco alcuni consigli per incoraggiare le buone abitudini del sonno nei bambini piccoli:

1. Stabilire una routine del sonno regolare:
   • Cerchi di creare una routine del sonno coerente, con orari regolari per andare a letto e per svegliarsi. I bambini hanno bisogno di un numero specifico di ore di sonno a seconda della loro età, quindi si assicuri di rispettare queste esigenze.

2. Creare un ambiente favorevole al sonno:
   • Si assicuri che l'ambiente in cui dorme il suo bambino sia tranquillo, confortevole e favorevole al rilassamento. Una stanza buia, una temperatura piacevole e oggetti rassicuranti come un peluche o una coperta possono aiutare suo figlio a dormire bene.

3. Stabilisca una routine calmante prima di andare a dormire:
   • Prima di andare a letto, instauri una routine rilassante, come leggere una storia, cantare una ninna nanna o praticare tecniche di rilassamento. Questo aiuterà suo figlio a rilassarsi e a prepararsi per il sonno.

4. Limitare l'uso degli schermi prima di andare a letto:
   • Eviti gli schermi (televisione, tablet, telefono) almeno un'ora prima di andare a letto. La luce blu degli schermi

può disturbare il sonno sopprimendo la produzione di melatonina, un ormone legato al sonno.

5. Eviti i cibi stimolanti prima di andare a letto:
   - Eviti di dare a suo figlio cibi stimolanti prima di andare a letto, come bevande contenenti caffeina o cibi zuccherati. Opti invece per spuntini leggeri e sani.

6. Incoraggiare l'attività fisica durante il giorno:
   - Incoraggi l'attività fisica durante il giorno, in modo che il bambino sia stanco e pronto per andare a letto la sera. Tuttavia, eviti attività troppo stimolanti poco prima di andare a letto.

7. Ridurre il sonnellino eccessivo:
   - Se suo figlio ha difficoltà ad addormentarsi di notte, consideri di ridurre la durata dei suoi sonnellini durante il giorno. I sonnellini troppo lunghi possono disturbare il sonno notturno.

8. Soddisfare i bisogni del bambino durante la notte:
   - Sia attento ai bisogni di suo figlio durante la notte. Se hanno bisogno di essere confortati o sono malati, si prenda il tempo necessario per rassicurarli e rispondere alle loro esigenze.

9. Sia coerente:
   - Sia coerente nell'applicare le routine e gli orari del sonno. La coerenza aiuta i bambini a sentirsi sicuri e a comprendere meglio le loro aspettative sul sonno.

10. Comunicare con i bambini :
   - Parli con suo figlio dell'importanza del sonno e di come si sente dopo un buon riposo notturno. Li coinvolga nel processo, dando loro un certo controllo sul rituale della nanna.

Incoraggiando le buone abitudini del sonno fin da piccoli, aiutate i bambini a sviluppare una sana routine del sonno che li avvantaggerà per tutta la vita. Un sonno adeguato favorisce la crescita, il consolidamento della memoria, lo sviluppo cognitivo ed emotivo e contribuisce a una migliore regolazione dell'umore e del comportamento nei bambini.

I bambini piccoli possono sperimentare **una serie di difficoltà** legate al sonno in diverse fasi del loro sviluppo. Ecco alcune difficoltà comuni e le strategie per affrontarle:

1. Difficoltà ad addormentarsi:
   - Strategie: crei una routine calmante prima di andare a letto per aiutare suo figlio a rilassarsi. Limitare gli stimoli prima di andare a letto, come gli schermi. Si assicuri che l'ambiente in cui dorme sia confortevole e favorisca il rilassamento.

2. Frequenti risvegli notturni:
   - Strategie: conforti delicatamente i bambini quando si svegliano di notte. Eviti le luci forti o la stimolazione eccessiva durante la notte. Si assicuri che il bambino si senta al sicuro prima di tornare a dormire.

3. Rifiuto di andare a letto:
   - Strategie: Rimanere fermi ma amorevoli sull'orario della nanna. Incoraggiare una routine rilassante e coerente per andare a letto. Discuta con suo figlio di eventuali preoccupazioni legate al momento di andare a letto e trovi il modo di rassicurarlo.

4. Incubi o incubi notturni:
   - Strategie: confortare i bambini quando si svegliano dopo un incubo o un terrore notturno. Parli con loro dei loro sogni e delle loro paure per aiutarli a comprenderli. Utilizzi luci notturne morbide per aiutare a calmare le paure.

5. Sonnambulismo :
   - Strategie: Assicurarsi che l'ambiente sia sicuro per il bambino mentre dorme. Eviti di svegliarlo se è sonnambulo, ma lo guidi con delicatezza e sicurezza se si muove.

6. Passaggio dal lettino alla culla:
   - Strategie: introdurre la transizione gradualmente, presentando il nuovo letto come una tappa positiva e divertente. Utilizzi lenzuola o coperte familiari per renderlo confortevole.

7. Necessità costante della presenza dei genitori:
   • Strategie: confortare il bambino con la sua presenza al momento di andare a letto, poi aumentare gradualmente la distanza per aiutarlo ad addormentarsi da solo. Utilizzi oggetti di transizione, come ad esempio un peluche, per calmare il bambino in assenza dei genitori.

8. Modelli di sonno irregolari:
   • Strategie: cerchi di mantenere una routine coerente, anche nei fine settimana e durante le vacanze. Un programma regolare aiuta a regolare i ritmi circadiani di suo figlio.

9. Sonno irrequieto o disturbato :
   • Strategie: Si assicuri che suo figlio sia sufficientemente a suo agio durante la notte, evitando vestiti o coperte che potrebbero essere d'intralcio. Stabilisca un rituale rilassante per andare a letto, per incoraggiare un sonno più tranquillo.

10. Paura del buio o della separazione :
   • Strategie: utilizzare luci notturne morbide per ridurre la paura del buio. Rassicuri il bambino sul fatto che sarà presente per lui e incoraggi la separazione graduale durante il sonno.

Ogni bambino è unico e le difficoltà legate al sonno possono variare da un bambino all'altro. Ascolti suo figlio e adatti le sue strategie alle sue esigenze specifiche. Se i problemi del sonno persistono o peggiorano, può essere utile consultare un professionista della salute per ulteriori consigli e supporto.

Assistenza specifica per i bambini piccoli

La cura dei bambini piccoli malati o feriti richiede un'attenzione particolare e un alto livello di sensibilità. Ecco alcuni punti chiave da considerare quando ci si prende cura di bambini piccoli malati o feriti:

1. Osservazione attenta:
   • Faccia attenzione ai segni e ai sintomi di malattie o lesioni nei bambini piccoli. I bambini piccoli potrebbero non

essere in grado di comunicare verbalmente il dolore, quindi tenga sotto controllo il loro comportamento, l'appetito, i livelli di energia e qualsiasi cambiamento nelle loro condizioni generali.

2. Comfort e rassicurazione:
   - Quando i bambini sono malati o feriti, hanno bisogno di conforto e rassicurazione. Si assicuri che si sentano sicuri e a proprio agio tenendoli in braccio, accarezzandoli dolcemente e parlando loro con parole tranquillizzanti.

3. Farmaci e trattamento:
   - Se a suo figlio vengono prescritti dei farmaci, si assicuri di seguire le istruzioni del medico. Somministri i farmaci nelle dosi appropriate e agli orari indicati. Spieghi chiaramente a suo figlio cosa sta per fare e perché, utilizzando un linguaggio adatto all'età.

4. Monitoraggio dei sintomi:
   - Tenga sotto controllo l'evoluzione dei sintomi di suo figlio. Se nota un peggioramento o nuovi sintomi, si rivolga immediatamente a un operatore sanitario.

5. Nutrizione e idratazione :
   - Si assicuri che il bambino riceva un'alimentazione adeguata e sufficiente per mantenere i livelli di energia e favorire il recupero. Offrire liquidi per prevenire la disidratazione, soprattutto se il bambino ha la febbre o sintomi di gastroenterite.

6. Protezione contro le infezioni:
   - Se suo figlio è malato, lo tenga lontano dagli altri bambini per evitare la diffusione dell'infezione. Si lavi regolarmente le mani e incoraggi anche suo figlio a lavarsi le mani per evitare la diffusione di germi.

7. Gestire l'ansia :
   - I bambini possono essere ansiosi quando sono malati o feriti. Sia paziente e comprenda le loro preoccupazioni. Risponda alle loro domande in modo onesto e incoraggiante.

8. Prevenzione degli infortuni :
   - Per prevenire le lesioni, si assicuri che l'ambiente in cui vive suo figlio sia sicuro e adatto al suo sviluppo. Tenga

lontani gli oggetti pericolosi, utilizzi dispositivi di sicurezza adeguati e sorvegli costantemente i bambini piccoli quando giocano o esplorano.

9. Comunicazione con i genitori:
   - Se il bambino è assistito o curato in una struttura di assistenza, si assicuri di comunicare regolarmente con i genitori per tenerli informati sulle condizioni del bambino. Sia trasparente e rassicurante nei suoi rapporti.

10. Rimanga calmo e reattivo:
   - Quando si prende cura di un bambino malato o ferito, mantenga la calma e reagisca in modo appropriato alle situazioni di emergenza. Sapere come somministrare il primo soccorso di base è essenziale.

È importante riconoscere che prendersi cura di bambini malati o feriti può essere emotivamente e fisicamente impegnativo. In qualità di professionista della prima infanzia, la sua attenzione, la sua compassione e la sua esperienza sono essenziali per aiutare questi piccoli a riprendersi e a sentirsi al sicuro e supportati in questo momento difficile.

I bambini piccoli con esigenze speciali, come disabilità, condizioni mediche complesse o disturbi dello sviluppo, richiedono un'assistenza specifica e su misura per soddisfare le loro esigenze uniche. Ecco alcune cose importanti da considerare quando si occupa di questi bambini:

1. Valutazione complessiva delle esigenze:
   - Prima di fornire l'assistenza, è essenziale effettuare una valutazione completa delle esigenze del bambino. Questa può includere valutazioni mediche, psicologiche, educative e sociali per comprendere meglio le sfide e le capacità del bambino.

2. Approccio multidisciplinare:
   - I bambini con esigenze speciali beneficiano di un approccio multidisciplinare che coinvolge professionisti della salute, educatori speciali, terapisti, assistenti sociali e familiari. Uno stretto coordinamento tra questi professionisti è essenziale per fornire un'assistenza completa e coerente.

3. Assistenza personalizzata:
- Ogni bambino con esigenze speciali è unico, quindi è essenziale adattare l'assistenza alle sue capacità, età e preferenze. Adattare gli approcci comunicativi, le attività e gli ambienti per soddisfare le loro esigenze specifiche.

4. Integrazione e inclusione :
- Incoraggiare il più possibile l'integrazione e l'inclusione del bambino nelle attività quotidiane con altri bambini della sua età. Questo incoraggia lo sviluppo sociale ed emotivo e aiuta a rafforzare il senso di appartenenza.

5. Comunicazione :
- Se suo figlio ha difficoltà a comunicare verbalmente, impari a riconoscere e interpretare i segnali non verbali. Utilizzi ausili comunicativi appropriati, come immagini o supporti visivi, per facilitare la comunicazione.

6. Supporto emotivo :
- Fornire un sostegno emotivo continuo al bambino e alla sua famiglia. Ascoltare le loro preoccupazioni ed esigenze e assicurarsi che si sentano sostenuti e compresi.

7. Assistenza medica :
- Se il bambino ha esigenze mediche specifiche, segua alla lettera le raccomandazioni del medico e si assicuri che i farmaci e i trattamenti siano somministrati come prescritto.

8. Interventi terapeutici :
- Se il bambino riceve servizi terapeutici come fisioterapia, terapia occupazionale o logopedia, lavori a stretto contatto con i terapisti per sostenere lo sviluppo e i progressi del bambino.

9. Apprendimento attivo:
- Incoraggiare il bambino a partecipare attivamente alle sue cure e alle attività quotidiane, al meglio delle sue capacità. Promuovere la loro indipendenza aiutandoli a sviluppare le loro capacità.

10. Sensibilizzazione e formazione continua:
- Si tenga aggiornato sugli ultimi sviluppi nell'assistenza ai bambini con esigenze speciali. Partecipare a corsi di

formazione e workshop per migliorare le sue competenze nell'assistenza a questi bambini.

Occuparsi di bambini piccoli con esigenze speciali può essere un lavoro impegnativo ma gratificante. Fornendo un'assistenza reattiva, premurosa e inclusiva, lei contribuisce a sostenere lo sviluppo e il benessere di questi bambini, promuovendo al contempo la loro partecipazione attiva nel loro ambiente.

Prevenire gli incidenti e le malattie nei bambini piccoli

Garantire la sicurezza dei bambini piccoli è una priorità assoluta per i genitori, i professionisti dell'infanzia e chiunque si occupi di bambini piccoli. Ecco alcune misure preventive essenziali per la sicurezza dei bambini piccoli:

1. Supervisione costante:
   - Una supervisione costante è fondamentale, soprattutto per i bambini più piccoli che sono inclini ad esplorare l'ambiente circostante. Non lasci mai un bambino piccolo senza supervisione, soprattutto in prossimità di acqua, scale, oggetti pericolosi o superfici alte.

2. Sviluppo sicuro dell'ambiente:
   - Si assicuri che l'ambiente di suo figlio sia sicuro. Elimini gli oggetti pericolosi, i prodotti chimici per la casa, i cavi elettrici accessibili e installi dispositivi di sicurezza su armadi e guardaroba.

3. Scelta appropriata dei giocattoli:
   - Scelga giocattoli adatti all'età del bambino e privi di piccole parti che potrebbero essere ingerite. Controlli regolarmente le condizioni dei giocattoli per individuare eventuali difetti o il rischio di allentamento di piccole parti.

4. Sicurezza del sonno :
   - Si assicuri che la zona notte del bambino sia sicura, utilizzando una culla conforme agli standard di sicurezza. Eviti di mettere cuscini, coperte o giocattoli di peluche nella culla per ridurre il rischio di soffocamento.

5. Sicurezza in cucina :
   • Tenga le pentole e i manici delle padelle fuori dalla portata dei bambini. Tenga lontani anche gli elettrodomestici caldi o affilati. Non lasci mai i bambini piccoli senza supervisione in cucina.

6. Protezione solare :
   • Protegga la pelle sensibile dei bambini piccoli utilizzando creme solari appropriate, vestendoli con indumenti protettivi e tenendoli all'ombra durante le ore più soleggiate.

7. Prevenzione delle cadute :
   • Installi barriere di sicurezza in cima e in fondo alle scale, nonché barriere intorno a terrazze o balconi per evitare cadute accidentali.

8. Sicurezza del veicolo:
   • Quando viaggia in auto, utilizzi sempre seggiolini auto adatti all'età, all'altezza e al peso del suo bambino. Segua le raccomandazioni specifiche del produttore e si assicuri che il seggiolino sia installato correttamente.

9. Prevenzione delle ustioni :
   • Tenga gli oggetti caldi, come tazze di caffè o piatti caldi, fuori dalla portata dei bambini. Utilizzi dispositivi di sicurezza sulle prese elettriche per evitare ustioni da folgorazione.

10. Sensibilizzazione sui pericoli esterni:
   • Insegni ai bambini i potenziali pericoli della strada, delle piscine e di altri ambienti esterni. Stabilisca regole chiare e sorvegli attentamente i bambini quando giocano all'aperto.

La sicurezza dei bambini piccoli dipende in larga misura dalla vigilanza e dalla prevenzione di tutti coloro che si occupano di loro. Attuando queste misure preventive, contribuiamo a creare un ambiente sicuro e favorevole alla loro crescita, al loro sviluppo e al loro benessere.
Le vaccinazioni e i controlli sanitari regolari svolgono un ruolo fondamentale per la salute e il benessere dei bambini piccoli. Ecco quanto sono importanti queste misure per una crescita sana nei bambini piccoli:

Vaccinazioni :

- Le vaccinazioni sono essenziali per proteggere i bambini da gravi malattie infettive. Rafforzano il sistema immunitario del bambino e aiutano a prevenire la diffusione di malattie contagiose. Le vaccinazioni vengono somministrate secondo un calendario specifico raccomandato dalle autorità sanitarie e possono includere vaccini contro la difterite, il tetano, la pertosse, la poliomielite, il morbillo, la parotite, la rosolia, l'epatite B e molti altri.

- Con la vaccinazione, i bambini piccoli acquisiscono una protezione contro le malattie potenzialmente pericolose e contribuiscono a proteggere anche gli altri membri della comunità, compresi quelli che non possono essere vaccinati per motivi medici.

Controlli regolari della salute:

- I controlli sanitari regolari sono importanti per monitorare la crescita e lo sviluppo dei bambini piccoli. Durante queste visite dal pediatra o dal medico di famiglia, vengono effettuati esami fisici per valutare peso, altezza, pressione sanguigna e altri indicatori di salute. Queste visite servono anche a verificare che il bambino abbia ricevuto tutte le vaccinazioni raccomandate per la sua età.

- Durante i controlli regolari, il medico può anche valutare i progressi motori, cognitivi e sociali del bambino e discutere con i genitori eventuali problemi o preoccupazioni. In questo modo è possibile individuare precocemente eventuali problemi di salute o di sviluppo e adottare misure adeguate, se necessario.

Follow-up della cartella clinica :

- La cartella clinica è un documento essenziale per registrare tutte le informazioni relative alla salute del bambino, comprese le vaccinazioni, le visite mediche e i trattamenti medici. I genitori devono assicurarsi che la cartella clinica del bambino sia aggiornata e portarla con sé ad ogni visita medica.

Consulenza e orientamento:
- Le visite sanitarie regolari sono anche un'opportunità per i genitori di fare domande sulla salute del bambino e di ricevere consigli su alimentazione, igiene, sonno, sicurezza e altri aspetti importanti della cura del bambino.

Diagnosi precoce :
- I controlli sanitari regolari consentono di individuare precocemente i potenziali problemi di salute o di sviluppo dei bambini. Questo può portare a interventi precoci per migliorare i risultati e la qualità di vita del bambino.

In breve, le vaccinazioni e i controlli sanitari regolari sono misure preventive essenziali per garantire la salute e il benessere dei bambini piccoli. Seguendo le raccomandazioni dei professionisti della salute e sottoponendosi a controlli medici regolari, i genitori possono contribuire a salvaguardare la salute dei loro figli e dare loro le migliori possibilità di crescere sani.

Stimolare lo sviluppo e l'apprendimento dei bambini piccoli

Il ruolo dell'assistente all'infanzia nello stimolare lo sviluppo dei bambini piccoli è di fondamentale importanza. I primi anni di vita sono fondamentali per lo sviluppo fisico, cognitivo, emotivo, sociale e linguistico del bambino. L'assistente all'infanzia svolge un ruolo chiave nel creare un ambiente favorevole allo sviluppo generale del bambino e nell'implementare attività stimolanti che favoriscano le sue capacità e il suo apprendimento. Ecco come l'assistente all'infanzia può stimolare lo sviluppo dei bambini piccoli:

1. Incoraggiare l'esplorazione e la curiosità:
- L'assistente all'infanzia può creare un ambiente sicuro e stimolante in cui i bambini sono incoraggiati ad esplorare e scoprire il mondo che li circonda. Fornire un'ampia gamma di giocattoli, attività sensoriali ed esperienze arricchenti permette ai bambini di sviluppare la loro naturale curiosità e rafforza la loro motivazione ad apprendere.

2. Promuovere la comunicazione e il linguaggio :
   - L'assistente all'infanzia svolge un ruolo essenziale nella comunicazione con i bambini. Parla regolarmente con i bambini, utilizzando un linguaggio semplice e adeguato allo sviluppo e incoraggiandoli a comunicare verbalmente e non verbalmente. Rispondendo ai loro tentativi di comunicazione, la puericultrice stimola il loro sviluppo linguistico e la comprensione del linguaggio.

3. Sostenere lo sviluppo motorio:
   - Offrendo attività che stimolano lo sviluppo motorio, l'assistente all'infanzia aiuta i bambini a sviluppare le loro capacità motorie grossolane e fini. Gattonare, camminare, manipolare oggetti e attività artistiche aiutano a rafforzare le capacità motorie e a promuovere la coordinazione.

4. Incoraggiare la socializzazione:
   - L'assistente all'infanzia crea un ambiente sociale in cui i bambini possono interagire tra loro. I giochi di gruppo, le attività di cooperazione e le interazioni con i coetanei aiutano i bambini a sviluppare le loro abilità sociali, a imparare a condividere, a risolvere i conflitti e a sviluppare l'empatia per gli altri.

5. Incoraggiare la creatività e l'immaginazione:
   - Offrendo attività di gioco artistiche, musicali e fantasiose, l'assistente all'infanzia incoraggia la creatività e l'immaginazione dei bambini. Questo permette loro di esplorare il loro mondo interiore, di sviluppare il loro pensiero creativo e di esprimere le loro emozioni in modo positivo.

6. Garantire il benessere emotivo:
   - L'assistente all'infanzia svolge un ruolo emotivo, essendo attenta alle esigenze emotive dei bambini. Offre conforto, sicurezza e sostegno emotivo per aiutare i bambini a sviluppare l'autostima e la fiducia in se stessi.

7. Osservare e documentare lo sviluppo:
   - L'assistente all'infanzia osserva attentamente lo sviluppo di ogni bambino e documenta i suoi progressi e risultati. In questo modo è possibile monitorare il loro sviluppo generale, individuare eventuali ritardi nello sviluppo e fornire informazioni utili ai genitori e agli operatori sanitari.

154

Stimolando lo sviluppo dei bambini piccoli in modo appropriato e attento, l'assistente all'infanzia svolge un ruolo essenziale per il loro futuro sviluppo e successo. Crea un ambiente favorevole all'apprendimento, all'esplorazione e allo sviluppo dei più piccoli, aiutandoli a prepararsi per il loro futuro e a rafforzare le loro basi per una crescita sana ed equilibrata.

Le attività educative e ricreative adatte all'età dei bambini piccoli sono essenziali per stimolare il loro sviluppo e l'apprendimento in modo divertente e coinvolgente. Ecco alcuni esempi di attività adattate a ciascuna fascia d'età:

Neonati (0-12 mesi) :
- Giochi di consapevolezza sensoriale: offra sonagli colorati, giocattoli con diverse consistenze e oggetti che emettono suoni per stimolare i loro sensi.

- Massaggio del bambino: massaggi delicatamente le braccia, le gambe e la schiena del bambino per favorire il rilassamento e il legame.

- Canzoni e filastrocche: cantare canzoni e recitare filastrocche per sviluppare le capacità di ascolto e di linguaggio.

Bambini piccoli (da 1 a 3 anni) :
- Attività manipolative: giochi con i puzzle, i blocchi da costruzione e le matrioske per migliorare la coordinazione occhio-mano.

- Pittura e disegno: offrire attività artistiche per incoraggiare la creatività e l'autoespressione.

- Giochi di ruolo: giocare con dinette, bambole o medici per sviluppare l'immaginazione e la comprensione del mondo circostante.

Bambini piccoli (da 3 a 6 anni) :
- Giochi di ordinamento e classificazione: proporre giochi di ordinamento per colore, forma o dimensione, per sviluppare la capacità di riconoscere somiglianze e differenze.

- Semplici attività scientifiche: sperimentare con acqua, argilla o oggetti galleggianti per sviluppare le loro menti scientifiche.

- Giochi di memoria e di indovinelli: Giochi di memoria, giochi di indovinelli o giochi da tavolo per sviluppare il pensiero logico e le abilità sociali.

Bambini in età prescolare (da 4 a 6 anni) :
- Attività di lettura e scrittura: leggere storie e incoraggiare i bambini a disegnare o scrivere le proprie storie per sviluppare le loro capacità linguistiche e la loro creatività.

- Giochi di costruzione: offrire kit di costruzione più avanzati per sviluppare le abilità motorie fini e la capacità di risolvere i problemi.

- Giochi di ruolo complessi: Fare giochi di ruolo più elaborati, come "dottore", "pompiere" o "cuoco", per stimolare l'immaginazione e la comprensione del mondo degli adulti.

È fondamentale scegliere attività che corrispondano agli interessi e alle capacità di ciascun bambino. Le attività educative e ricreative adatte all'età promuovono lo sviluppo generale dei bambini piccoli, offrendo opportunità significative di apprendimento e di gioco. Queste attività contribuiscono al loro sviluppo fisico, cognitivo, emotivo e sociale, rafforzando l'autostima e la fiducia in se stessi. L'assistente all'infanzia svolge un ruolo essenziale nella pianificazione e nell'attuazione di queste attività, assicurandosi che siano adattate all'età e alle esigenze individuali di ogni bambino.

Capitolo 7:
Assistenza ai bambini malati o disabili

Bambini malati: assistenza completa

Comprendere le esigenze specifiche dei bambini malati è essenziale per fornire un'assistenza adeguata e premurosa. I bambini malati possono provare dolore, ansia e paura, e hanno bisogno di un'assistenza speciale per aiutarli ad affrontare la loro condizione. Ecco alcuni punti importanti da considerare per rispondere alle esigenze dei bambini malati:

1. Empatia e supporto emotivo:
   - I bambini malati possono sentirsi vulnerabili e spaventati. Hanno bisogno di essere circondati da adulti premurosi e comprensivi. L'assistente all'Infanzia può offrire loro una presenza rassicurante e incoraggiarli a esprimere le loro emozioni e preoccupazioni.

2. Comunicazione appropriata:
   - Quando un bambino è malato, può essere difficile per lui capire cosa gli sta succedendo e cosa deve fare. L'assistente all'infanzia deve usare un linguaggio semplice e adatto all'età per spiegare le procedure mediche e le cure necessarie.

3. Gestione del dolore :
   - L'assistente all'infanzia svolge un ruolo chiave nella gestione del dolore dei bambini malati. Può utilizzare tecniche di distrazione, come giochi, storie o canzoni, per aiutare il bambino a concentrarsi su qualcosa di diverso dal dolore.

4. Rispetto dell'autonomia:
   - Anche se un bambino è malato, è importante rispettare il più possibile la sua autonomia. L'assistente all'asilo nido può incoraggiare il bambino a partecipare attivamente alle sue cure, offrendo scelte appropriate.

5. Mantenere le routine:
   • I bambini malati possono sentirsi più sicuri quando le loro routine vengono mantenute per quanto possibile. La baby-sitter può cercare di rispettare gli orari abituali del bambino per i pasti, il sonno e il gioco.

6. Giochi e attività adattati:
   • I bambini malati possono talvolta sentirsi isolati quando sono in ospedale o in convalescenza. L'assistente dell'asilo nido può organizzare attività ludiche adatte al loro stato di salute, per aiutarli a divertirsi e a svagarsi.

7. Lavorare con il team medico:
   • L'assistente di nursery lavora a stretto contatto con il team medico per garantire un'assistenza completa e coordinata al bambino malato. La comunicazione tra i membri del team è essenziale per fornire un'assistenza completa e coerente.

8. Riservatezza :
   • Le informazioni sulla salute del bambino devono essere trattate in modo confidenziale e condivise solo con le persone coinvolte nella cura del bambino.

Comprendendo le esigenze specifiche dei bambini malati e adattando l'assistenza al loro stato di salute, gli assistenti di cura contribuiscono a migliorare il loro comfort e benessere. Il loro ruolo di cura e attenzione è essenziale per sostenere i bambini malati durante il trattamento e la guarigione.

L'approccio olistico alla cura fisica ed emotiva dei bambini con malattie acute o croniche mira a fornire un'assistenza completa che soddisfi le loro esigenze mediche, psicologiche e sociali. Questo approccio olistico è fondamentale per garantire il benessere generale del bambino durante la sua cura. Ecco gli aspetti principali di questo approccio olistico:

1. Valutazione completa :
   • Una valutazione approfondita della salute del bambino è essenziale per comprendere gli aspetti fisiologici e psicologici della malattia. Il team di assistenza, che comprende l'assistente all'infanzia, i medici, gli infermieri

e gli assistenti sociali, deve collaborare per avere una visione d'insieme della situazione del bambino.

2. Alleviare il dolore e lo stress:
- I bambini con malattie acute o croniche possono provare dolore, ansia e stress. Il team di cura deve mettere in atto strategie per alleviare il dolore del bambino, sia che si tratti di farmaci analgesici o di tecniche di distrazione. L'assistente all'infanzia può svolgere un ruolo importante utilizzando attività ludiche e calmanti per distrarre il bambino dal dolore.

3. Supporto emotivo e psicologico:
- I bambini con malattie acute o croniche possono provare un'ampia gamma di emozioni, tra cui paura, ansia e tristezza. L'assistente all'infanzia deve essere sensibile alle loro emozioni e offrire un supporto emotivo per aiutarli a gestire i loro sentimenti. L'ascolto attivo e l'empatia sono abilità fondamentali per comunicare con i bambini malati.

4. Educazione e informazione :
- Il team sanitario deve fornire informazioni chiare e adeguate all'età sulla malattia del bambino, sui trattamenti, sulle procedure mediche e sull'assistenza domiciliare. I genitori e il bambino devono essere coinvolti nel processo decisionale relativo al trattamento e all'assistenza.

5. Mantenere il benessere fisico:
- Oltre alle cure mediche, è importante prendere in considerazione le esigenze fisiologiche del bambino, come una dieta equilibrata, un sonno adeguato e un'attività fisica appropriata. L'assistente all'infanzia può svolgere un ruolo nella promozione di queste abitudini di vita sane.

6. Integrazione sociale ed educativa :
- I bambini con malattie acute o croniche possono sentirsi isolati ed esclusi socialmente. Il team di assistenza dovrebbe incoraggiare il più possibile la loro partecipazione alle attività sociali e scolastiche. L'assistente all'infanzia può organizzare attività ricreative per incoraggiare l'interazione con altri bambini.

7. Coordinamento delle cure e follow-up:
   * Una comunicazione efficace tra tutti i membri del team di assistenza è fondamentale per garantire un'assistenza globale coerente. Un coordinamento efficace assicura che tutti gli aspetti dell'assistenza al bambino siano presi in considerazione, comprese le esigenze fisiche, emotive e sociali.

Adottando un approccio olistico, il team di cura fornisce un'assistenza completa e attenta al bambino malato. Questo approccio olistico consente di soddisfare al meglio le esigenze complesse del bambino e della sua famiglia, offrendo loro un supporto fisico, emotivo e sociale per tutta la durata della cura. L'assistente di cura svolge un ruolo chiave in questo approccio olistico, fornendo supporto emotivo, organizzando attività ricreative e lavorando in collaborazione con gli altri membri del team di cura per garantire il benessere generale del bambino.

Assistenza ai bambini con disabilità

Comprendere i diversi tipi di disabilità nei bambini è essenziale per fornire loro un'assistenza adeguata e premurosa. Le disabilità possono influenzare vari aspetti dello sviluppo fisico, cognitivo, emotivo e sociale di un bambino. Ecco una descrizione dei principali tipi di disabilità nei bambini:

1. Disabilità motorie :
   * La disabilità motoria influisce sulla capacità del bambino di muoversi e di controllare i propri movimenti. Può essere causata da condizioni come paralisi cerebrale, malformazioni congenite, traumi o malattie degenerative. I bambini con disabilità motoria possono avere bisogno di ausili tecnici, come sedie a rotelle, ortesi o stampelle, per muoversi.

2. Disabilità sensoriale :
   * Le disabilità sensoriali possono includere la sordità, la cecità o la disabilità uditiva e visiva. I bambini con disabilità sensoriali hanno bisogno di metodi di comunicazione adattati, come il linguaggio dei segni o il Braille, per interagire con il loro ambiente.

3. Disabilità intellettiva :
   • I bambini con disabilità intellettiva presentano limitazioni nelle loro capacità intellettuali e cognitive. Questo può influire sull'apprendimento, sulla comprensione e sul processo decisionale. I gradi di disabilità intellettiva variano e alcuni bambini possono avere bisogno di un sostegno supplementare per avere successo a scuola e nella vita quotidiana.

4. Disabilità dello sviluppo:
   • La disabilità dello sviluppo si riferisce a un ritardo o a una difficoltà nello sviluppo di un bambino, che di solito riguarda le capacità motorie, cognitive, sociali e linguistiche. Le disabilità dello sviluppo possono essere causate da fattori genetici, danni cerebrali o disturbi del neurosviluppo come l'autismo.

5. Disabilità mentale :
   • L'handicap mentale, noto anche come disabilità intellettuale, comporta limitazioni nel funzionamento intellettuale generale di un bambino. Questo può influire sulla loro capacità di apprendere, risolvere problemi e adattarsi a nuove situazioni.

6. Disabilità psicologica o emotiva:
   • I bambini con disabilità psicologiche o emotive possono incontrare difficoltà nel loro benessere emotivo, nel comportamento e nelle relazioni sociali. Questo può includere problemi di salute mentale come ansia, depressione, disturbi della condotta o disturbi dello spettro autistico.

7. Disabilità multiple:
   • Alcuni bambini possono avere diversi tipi di disabilità, note come disabilità multiple o complesse. Questi bambini hanno esigenze complesse e possono richiedere un'assistenza multidisciplinare e coordinata.

Comprendere i diversi tipi di disabilità nei bambini è essenziale per adattare l'assistenza e gli interventi alle loro esigenze specifiche. Ogni bambino è unico e merita di essere trattato con rispetto, compassione e comprensione, indipendentemente dal tipo di disabilità. Riconoscendo e sostenendo le sfide affrontate dai bambini con disabilità, gli assistenti all'infanzia e gli operatori sanitari possono contribuire a migliorare la loro qualità di vita e a promuovere il loro sviluppo generale.

Un approccio individualizzato alla cura dei bambini con disabilità è essenziale per soddisfare le loro esigenze specifiche e fornire loro un supporto adeguato. Ogni bambino con disabilità è unico, con i propri punti di forza, sfide e preferenze. Adottando un approccio individualizzato, gli assistenti all'infanzia e gli operatori sanitari possono fornire un'assistenza personalizzata che promuove lo sviluppo generale del bambino. Ecco gli aspetti principali di questo approccio:

1. Valutazione complessiva del bambino:
    • Prima di pianificare l'assistenza, è essenziale effettuare una valutazione complessiva del bambino con disabilità. Ciò include la comprensione delle capacità del bambino, delle sue esigenze mediche, delle sue capacità cognitive e sociali, dei suoi interessi e delle sue preferenze.

2. Ascolto attivo dei genitori e degli accompagnatori:
    • I genitori e gli assistenti sono i migliori esperti del loro bambino. È essenziale coinvolgerli nel processo decisionale relativo alle cure e agli interventi, per garantire che le esigenze del bambino siano prese in considerazione in modo olistico.

3. Piano di assistenza personalizzato:
    • Sulla base della valutazione complessiva e del feedback dei genitori, viene sviluppato un piano di assistenza personalizzato per soddisfare le esigenze specifiche del bambino. Questo piano può includere obiettivi di apprendimento, interventi terapeutici e attività ricreative adattate.

4. Flessibilità e adattamento:
    • L'approccio individualizzato richiede flessibilità per adattarsi alle mutevoli esigenze del bambino. Le assistenti al nido devono essere pronte ad adattare l'assistenza in base ai cambiamenti dello stato di salute o delle preferenze del bambino.

5. Incoraggiare l'autonomia :
    • L'approccio individualizzato mira a incoraggiare l'indipendenza dei bambini con disabilità, ove possibile.

Ciò può includere attività adattate che rafforzano le loro abilità, l'incoraggiamento a provare cose nuove e il rispetto per le loro scelte.

6. Coordinamento multidisciplinare:
   - Per garantire un'assistenza completa, il coordinamento multidisciplinare è essenziale. Gli assistenti di nido lavorano in collaborazione con medici, terapisti, educatori e assistenti sociali per fornire un supporto completo ai bambini con disabilità.

7. Rispetto della dignità e della riservatezza:
   - È fondamentale rispettare la dignità e la riservatezza dei bambini con disabilità. Ciò significa offrire un'assistenza rispettosa, assicurarsi che si sentano a proprio agio e al sicuro, e condividere con i membri del team di assistenza solo le informazioni rilevanti.

L'approccio individualizzato riconosce il valore unico di ogni bambino con disabilità e lo incoraggia a raggiungere il suo pieno potenziale. Comprendendo e rispettando le loro esigenze, preferenze e capacità, gli assistenti di asilo nido possono fornire un'assistenza attenta e inclusiva che promuove il loro sviluppo, il loro benessere e la loro realizzazione generale. Questo approccio può anche sostenere le famiglie con disabilità, fornendo loro il supporto necessario per accompagnare il bambino nel percorso di cura e sviluppo.

Assistenza specifica per i bambini con malattie croniche

Il monitoraggio medico regolare e il trattamento appropriato sono di vitale importanza per i bambini con malattie croniche. Le malattie croniche sono condizioni a lungo termine che richiedono una gestione continua per garantire la salute e il benessere del bambino. Ecco come si può attuare un monitoraggio e un trattamento medico regolare per questi bambini:

1. Stesura di un piano di assistenza:
   - Non appena viene diagnosticata la malattia cronica, viene redatto un piano di assistenza in collaborazione con i

genitori, gli assistenti all'infanzia, i medici e gli altri professionisti sanitari coinvolti. Questo piano dettaglia gli interventi medici, i trattamenti, gli appuntamenti di follow-up e gli obiettivi di gestione della malattia.

2. Seguire regolarmente l'équipe medica:
   * I bambini affetti da malattie croniche hanno bisogno di controlli regolari con la loro équipe medica per valutare l'andamento della loro salute, adattare i trattamenti se necessario e anticipare possibili complicazioni. Gli appuntamenti possono includere consultazioni mediche, controlli sanitari, esami del sangue e valutazioni specifiche della malattia.

3. Educazione e supporto per i genitori:
   * I genitori devono essere ben informati sulla malattia cronica del loro bambino e sull'assistenza necessaria a casa. L'équipe medica, compresi gli assistenti dell'asilo nido, svolge un ruolo essenziale nel fornire ai genitori l'istruzione e il sostegno necessari per gestire la malattia del bambino giorno per giorno.

4. Monitoraggio dei sintomi e dei segnali di allarme:
   * I genitori e gli assistenti devono essere consapevoli dei sintomi della malattia cronica del bambino e sapere come riconoscere i segnali di allarme di potenziali complicazioni. Il monitoraggio regolare dei sintomi consente di individuare rapidamente eventuali problemi emergenti.

5. Somministrazione del trattamento:
   * Alcuni bambini con malattie croniche possono richiedere trattamenti medici regolari, come farmaci, iniezioni o dispositivi medici specifici. Gli assistenti di nido possono aiutare i genitori a somministrare questi trattamenti in modo sicuro e fornire un supporto emotivo al bambino durante le procedure mediche.

6. Collaborazione con altri professionisti della salute:
   * Nel caso di malattie croniche complesse, il bambino può richiedere il coinvolgimento di diversi specialisti, come pediatri, specialisti della riabilitazione, psicologi o nutrizionisti. Una stretta collaborazione tra i vari

professionisti della salute è essenziale per garantire un'assistenza completa e integrata al bambino.

7. Promuovere l'autonomia :
- A seconda dell'età e dello sviluppo del bambino, gli assistenti all'infanzia possono incoraggiare l'autonomia nella gestione della malattia cronica del bambino. Ciò può includere l'apprendimento dell'autocontrollo, dell'assunzione di farmaci sotto supervisione e del rispetto delle raccomandazioni mediche.

Il monitoraggio medico regolare e il trattamento adeguato svolgono un ruolo essenziale nella gestione delle malattie croniche nei bambini. Adottando un approccio olistico e assistenziale, le assistenti all'infanzia possono contribuire a migliorare la qualità di vita di questi bambini e a sostenerli nel loro sviluppo generale, nonostante le sfide associate alla loro malattia. Una stretta collaborazione con l'équipe medica e i genitori è fondamentale per fornire un'assistenza coordinata ed efficace e garantire il benessere dei bambini con malattie croniche.

Il supporto psicologico per i bambini e le famiglie che convivono con una malattia cronica è essenziale per aiutarli ad affrontare le sfide emotive e psicologiche associate alla malattia. La diagnosi di una malattia cronica può essere sconvolgente per i bambini e le loro famiglie e può avere ripercussioni emotive significative. Ecco come può essere fornito un supporto psicologico:

1. Valutazione dei bisogni psicologici:
- Dal momento della diagnosi, viene effettuata una valutazione dei bisogni psicologici del bambino e della sua famiglia, per comprendere le reazioni emotive, le preoccupazioni e le esigenze specifiche di ciascun membro della famiglia.

2. Supporto emotivo e consulenza:
- Gli psicologi e i consulenti specializzati in pediatria possono offrire un sostegno emotivo e una consulenza personalizzata in base all'età del bambino e alla situazione della famiglia. Aiutano i bambini a esprimere le loro emozioni e preoccupazioni e aiutano i genitori a gestire i propri sentimenti di ansia e stress.

3. Gestire lo stress e le emozioni:
- I bambini con malattie croniche possono sperimentare stress, ansia e tristezza legati alla loro condizione medica. Gli psicologi possono insegnare tecniche di gestione dello stress e delle emozioni per aiutare i bambini ad affrontare i momenti difficili.

4. Educazione e informazione :
- Gli psicologi possono fornire informazioni ed educazione sulla malattia cronica del bambino, il che può aiutare a ridurre l'incertezza e ad aumentare la comprensione della situazione da parte della famiglia.

5. Sostegno ai genitori e ai fratelli:
- Le malattie croniche possono avere un impatto anche sui genitori e sui fratelli del bambino. Il supporto psicologico può aiutare i genitori a superare le sfide emotive dell'assistenza al figlio con una malattia cronica e fornire ai fratelli uno spazio per esprimere i loro sentimenti.

6. Gestione della qualità della vita:
- Gli psicologi aiutano a migliorare la qualità di vita dei bambini con malattie croniche, lavorando sulle strategie per mantenere una vita quotidiana equilibrata e incoraggiando il coinvolgimento in attività adatte alle loro capacità e interessi.

7. Sostegno nel passaggio all'età adulta:
- Per i bambini con malattie croniche, il passaggio all'età adulta può essere particolarmente delicato. Gli psicologi possono sostenere questa transizione aiutando il bambino a sviluppare le capacità di autonomia e preparando la famiglia a questo importante passo.

Il supporto psicologico offre uno spazio sicuro per esprimere le emozioni, risolvere i problemi e trovare strategie per affrontare le sfide della malattia cronica. Può aiutare i bambini e le famiglie a costruire la resilienza e a migliorare la loro qualità di vita nonostante le sfide mediche. Lavorando a stretto contatto con l'équipe medica, gli psicologi e i consulenti pediatrici specializzati svolgono un ruolo essenziale nella cura olistica dei bambini e delle famiglie che vivono con una malattia cronica.

Gestione del dolore nei bambini

La valutazione e il trattamento del dolore nei bambini sono di vitale importanza per il loro benessere e la loro qualità di vita. Tuttavia, il dolore nei bambini può essere difficile da valutare a causa della loro incapacità di descriverlo accuratamente. Ecco alcune tecniche comunemente utilizzate per valutare e alleviare il dolore nei bambini:

Valutazione del dolore nei bambini :
- Scale di valutazione del dolore: per valutare il dolore si utilizzano scale adatte all'età. Ad esempio, la scala del viso utilizza volti con espressioni che vanno dal sorriso al pianto per aiutare i bambini piccoli ad esprimere il loro livello di dolore.

- Autovalutazione: per i bambini più grandi, gli operatori sanitari possono chiedere loro di autovalutarsi usando parole o numeri per descrivere il dolore.

- Osservazione comportamentale: gli operatori sanitari possono osservare il comportamento del bambino per rilevare i segni del dolore, come smorfie, pianto, cambiamenti di umore o riluttanza a muoversi.

Sollievo dal dolore per i bambini :
- Farmaci: Per alleviare il dolore, possono essere somministrati analgesici adeguati all'età del bambino. Le dosi vengono regolate in base all'età, al peso e alla gravità del dolore.

- Tecniche di distrazione: le tecniche di distrazione, come leggere libri, giocare, ascoltare musica o parlare, possono aiutare a distogliere l'attenzione del bambino dal dolore.

- Tecniche di rilassamento: le tecniche di rilassamento, come la respirazione profonda o la meditazione guidata, possono aiutare a ridurre l'ansia e ad alleviare il dolore.

- Calore o freddo: l'applicazione di impacchi caldi o freddi può essere utilizzata per alleviare alcuni tipi di dolore, come i dolori muscolari o articolari.

- Massoterapia: un massaggio delicato può aiutare a rilassare i muscoli tesi e a ridurre la percezione del dolore.

- Terapie complementari: in alcuni casi, per alleviare il dolore si può ricorrere a terapie complementari come l'agopuntura, l'aromaterapia o la fisioterapia.

- Sostegno emotivo: anche il sostegno emotivo e la presenza rassicurante dei genitori e degli operatori sanitari possono contribuire a ridurre la percezione del dolore da parte del bambino.

È essenziale prendere in considerazione le preferenze del bambino, le sue capacità comunicative e la sua storia medica quando si valuta e si allevia il dolore. Gli assistenti del nido e gli altri operatori sanitari devono lavorare a stretto contatto con l'équipe medica e i genitori per garantire una gestione efficace e attenta del dolore dei bambini.

Un approccio empatico e rassicurante è di fondamentale importanza per i bambini che soffrono di dolore. Il dolore può essere un'esperienza spaventosa e preoccupante per i bambini, soprattutto quando sono malati o in ospedale. Un approccio attento ed empatico può contribuire in modo significativo a migliorare la loro esperienza del dolore e a promuovere il loro benessere emotivo. Ecco perché questo approccio è così essenziale:

1. Ridurre l'ansia :
   - Quando un bambino si trova di fronte al dolore, può sentirsi ansioso, spaventato e incerto su ciò che accadrà. Un approccio empatico e rassicurante da parte degli assistenti all'infanzia e degli operatori sanitari può aiutare a ridurre l'ansia e a placare le paure del bambino.

2. Creare un legame di fiducia:
   - L'empatia e la compassione aiutano a creare un legame di fiducia tra il bambino e gli operatori sanitari. Quando i bambini si sentono compresi e sostenuti, sono più propensi a esprimere le loro esigenze e preoccupazioni, il che facilita un'assistenza più efficace.

3. Convalida delle emozioni del bambino:
   - Un approccio empatico aiuta a convalidare le emozioni del bambino di fronte al dolore. Gli assistenti del nido possono esprimere la loro comprensione dei sentimenti del bambino e assicurargli che le sue emozioni sono normali e legittime.

4. Riduzione della percezione del dolore:
   - Gli studi hanno dimostrato che l'empatia e il sostegno emotivo possono ridurre la percezione del dolore da parte dei bambini. Un approccio rassicurante può aiutare i bambini a distrarsi dal dolore e a dare loro un senso di controllo sulla situazione.

5. Rafforzare il benessere emotivo :
   - Un approccio empatico può migliorare il benessere emotivo del bambino mentre affronta il dolore. Questo può aiutare il bambino ad affrontare meglio la situazione e a mantenere un atteggiamento positivo nonostante le difficoltà.

6. Incoraggiare la cooperazione:
   - I bambini sono spesso più collaborativi quando si sentono ascoltati e compresi. Un approccio empatico può incoraggiare i bambini a collaborare con l'assistenza e il trattamento, facilitando la gestione medica.

7. Migliorare l'esperienza complessiva:
   - Un approccio empatico e rassicurante può contribuire a rendere l'esperienza complessiva del dolore più positiva per il bambino. Questo può giocare un ruolo cruciale nel ridurre il disagio emotivo associato al dolore.

L'empatia e la cura sono competenze chiave per gli assistenti di asilo nido, in quanto consentono loro di fornire un'assistenza olistica e incentrata sul bambino. Quando interagiscono con i bambini che soffrono, gli assistenti possono mettere in pratica queste abilità ascoltando attivamente il bambino, fornendo informazioni rassicuranti sull'assistenza e sul trattamento e adottando un approccio delicato e compassionevole. Creando un ambiente caldo e confortante, gli assistenti possono fornire un supporto essenziale ai bambini durante la loro esperienza di dolore, aiutandoli a sopportare meglio e a sentirsi compresi e sostenuti nel loro percorso di guarigione.

Cure palliative pediatriche

L'assistenza di conforto e supporto ai bambini nella fase palliativa è una componente essenziale dell'assistenza pediatrica. Quando un bambino ha una malattia grave o incurabile, le cure palliative si concentrano sul miglioramento della qualità di vita e sull'alleviamento del dolore e dei sintomi, piuttosto che sulla cura. Ecco come gli assistenti di cura possono contribuire a questa specifica assistenza:

1. Gestione del dolore :
   • Uno degli aspetti più importanti delle cure palliative per i bambini è la gestione del dolore e dei sintomi associati alla loro malattia. Gli assistenti di cura svolgono un ruolo chiave nel monitorare attentamente i bambini per individuare i segni di dolore e collaborare con l'équipe medica per somministrare antidolorifici e altri trattamenti appropriati.

2. Comfort fisico:
   • Gli assistenti del nido assicurano che i bambini in fase palliativa siano il più possibile a loro agio. Possono aiutare a regolare la posizione del bambino per alleviare il disagio, fornire una cura igienica delicata e rispondere ai bisogni fisiologici in modo compassionevole.

3. Supporto emotivo e psicologico:
   • Gli assistenti di nido svolgono un ruolo cruciale nel fornire supporto emotivo ai bambini in fase palliativa e alle loro famiglie. Possono essere a disposizione per ascoltare le preoccupazioni dei bambini e dei loro genitori, rassicurarli e fornire un caldo conforto.

4. Comunicazione premurosa:
   • Le assistenti al nido sono in grado di comunicare con i bambini e le loro famiglie in modo rispettoso e premuroso. Sono in grado di parlare con i bambini in base alla loro età e al loro livello di comprensione, incoraggiandoli a esprimere i loro bisogni e desideri.

5. Rispetto della dignità e dell'autonomia:
   - Gli assistenti al nido rispettano la dignità e l'autonomia dei bambini nella fase palliativa, coinvolgendoli nelle decisioni che li riguardano, per quanto possibile, e assicurandosi che siano trattati con compassione e rispetto.

6. Creare un ambiente rilassante:
   - Gli assistenti di nido possono contribuire a creare un ambiente rilassante e confortante per i bambini in fase palliativa. Possono garantire che l'ambiente sia calmo e adattato alle esigenze di ciascun bambino, creando uno spazio sicuro in cui possano sentirsi a proprio agio.

7. Collaborazione interdisciplinare:
   - Gli assistenti di nido lavorano a stretto contatto con l'équipe medica e con altri professionisti sanitari coinvolti nelle cure palliative. Partecipano alle riunioni di pianificazione dell'assistenza per garantire un'assistenza completa e coordinata per ogni bambino.

Le cure palliative per i bambini richiedono un approccio completo e olistico, incentrato sul benessere fisico, emotivo e psicologico del bambino e della sua famiglia. Gli assistenti all'infanzia svolgono un ruolo fondamentale nel fornire conforto e sostegno, offrendo un'assistenza attenta ed empatica durante la fase palliativa del bambino. L'obiettivo di questa assistenza è consentire al bambino di vivere il meglio possibile, offrendogli la migliore qualità di vita possibile, circondato dall'affetto e dall'attenzione amorevole delle famiglie e degli operatori sanitari.

Il sostegno alle famiglie è di vitale importanza quando un bambino è in fase palliativa o soffre di una malattia grave e incurabile. Gli assistenti di nido svolgono un ruolo essenziale nell'offrire sostegno e rassicurazione alle famiglie durante questo periodo difficile. Ecco come possono aiutare:

1. Comunicazione empatica:
   - Le assistenti all'infanzia sono in grado di comunicare con le famiglie in modo empatico e rispettoso. Ascoltano attivamente le preoccupazioni delle famiglie, rispondono alle loro domande e le aiutano a comprendere l'assistenza e il trattamento offerti.

2. Supporto emotivo :
- Il sostegno emotivo è fondamentale per le famiglie che affrontano una situazione palliativa. Le assistenti del nido sono a disposizione per ascoltare le famiglie, confortarle e sostenerle nelle loro emozioni e nei loro sentimenti riguardo alla malattia del loro bambino.

3. Educazione e informazione :
- Gli assistenti di cura possono fornire alle famiglie informazioni utili sulle cure palliative, sui trattamenti e sulle risorse disponibili. Aiutano le famiglie a prendere decisioni informate, fornendo informazioni chiare e comprensibili.

4. Coordinamento delle cure:
- Gli assistenti di nido lavorano a stretto contatto con l'équipe medica per coordinare l'assistenza e i servizi per il bambino e la sua famiglia. Possono aiutare a pianificare l'assistenza a casa e garantire una transizione graduale verso le cure palliative, se necessario.

5. Rispetto della dignità e delle scelte della famiglia:
- Le assistenti del nido rispettano le scelte e i valori della famiglia in materia di cure palliative. Si assicurano che le famiglie si sentano ascoltate e coinvolte nelle decisioni relative alle cure del loro bambino.

6. Organizzazione delle attività di supporto:
- Gli assistenti del nido possono organizzare attività di sostegno per le famiglie, come gruppi di discussione, laboratori di arteterapia o sessioni di rilassamento. Queste attività possono aiutare le famiglie a esprimere le loro emozioni e a trovare un sostegno reciproco.

7. Assistenza per i compiti pratici:
- Le assistenti di nido possono anche fornire assistenza pratica alle famiglie, come ad esempio aiutare con l'igiene del bambino, i pasti o le faccende domestiche, per alleggerire il loro carico di lavoro e permettere loro di concentrarsi sul bambino.

Sostenere le famiglie durante un periodo palliativo è un approccio completo che comprende le esigenze emotive, pratiche e informative. Gli assistenti di nido possono offrire una presenza rassicurante e compassionevole, creando un ambiente di supporto in cui le famiglie si sentono sostenute e circondate dall'affetto. Questo supporto è essenziale per aiutare le famiglie a superare questo momento difficile, a prendersi cura del loro bambino in modo amorevole e premuroso, e a sentirsi sostenute nel loro percorso di dolore e guarigione, qualunque sia l'esito.

Supporto psicologico per bambini malati o disabili

L'importanza del supporto psicologico per i bambini che devono affrontare una malattia o una disabilità è fondamentale. Queste esperienze possono essere estremamente stressanti e sconvolgenti per i bambini, disturbando il loro benessere emotivo e lo sviluppo psicologico. Il supporto psicologico svolge un ruolo cruciale nell'aiutarli ad affrontare le sfide associate alla loro condizione. Ecco perché è così essenziale:

1. Gestire lo stress e l'ansia :
   - Affrontare una malattia o una disabilità può essere una fonte importante di stress e ansia per i bambini. Il supporto psicologico aiuta i bambini a sviluppare meccanismi di coping per gestire l'ansia e lo stress, fornendo loro gli strumenti per affrontare meglio le situazioni difficili.

2. Costruire la resilienza:
   - Il sostegno psicologico rafforza la resilienza dei bambini, aiutandoli a superare le difficoltà e a sviluppare la loro capacità di affrontare le sfide della vita. Li aiuta a riconoscere la propria forza interiore e il potenziale per superare gli ostacoli.

3. Esprimere le emozioni:
   - I bambini possono provare una serie di emozioni in risposta alla loro malattia o disabilità, come tristezza, rabbia o frustrazione. Il sostegno psicologico offre uno spazio sicuro per esprimere queste emozioni e aiutarli a comprenderle e a gestirle in modo sano.

4. Miglioramento dell'autostima:
   - I bambini possono sviluppare una bassa autostima come conseguenza della loro malattia o disabilità. Il sostegno psicologico li aiuta a sviluppare un'immagine positiva di sé e a valorizzare i loro punti di forza e talenti unici.

5. Facilitare gli adattamenti psicologici:
   - Affrontare una malattia o una disabilità richiede spesso grandi adattamenti psicologici per i bambini e le loro famiglie. Il supporto psicologico li aiuta a superare queste transizioni e ad adattarsi alla loro nuova realtà.

6. Preparazione ai trattamenti e alle procedure mediche:
   - Il supporto psicologico aiuta i bambini a prepararsi emotivamente ai trattamenti e alle procedure mediche, riducendo la loro ansia e incoraggiandoli a collaborare con le cure mediche.

7. Promuovere il benessere emotivo generale:
   - Il supporto psicologico mira a migliorare il benessere emotivo generale dei bambini, favorendo un senso di calma e sicurezza interiore, anche nelle situazioni difficili.

8. Sostegno alle famiglie :
   - Il supporto psicologico non è solo per i bambini, ma anche per le famiglie. Aiutare i genitori e i fratelli ad affrontare la malattia o la disabilità di un bambino è essenziale per creare un ambiente familiare solidale e affettuoso.

Il supporto psicologico può essere fornito da professionisti specializzati in salute mentale, come psicologi, psicologi clinici, assistenti sociali o consulenti di salute mentale. Anche gli assistenti di asilo nido svolgono un ruolo importante in questo supporto, in quanto interagiscono regolarmente con i bambini e possono essere attenti osservatori del loro benessere emotivo. Possono riferire qualsiasi preoccupazione all'équipe medica, per garantire che il bambino riceva il supporto psicologico necessario. Il supporto psicologico consente ai bambini di affrontare meglio la loro situazione di salute, costruendo la resilienza e migliorando la loro qualità di vita complessiva, nonostante le sfide che devono affrontare.

Incoraggiare l'adattamento e la resilienza nei bambini è essenziale per aiutarli a superare le sfide associate alla malattia o alla disabilità. Ecco alcune strategie che possono essere attuate dagli assistenti all'infanzia e dagli operatori sanitari per sostenere i bambini nel loro percorso di adattamento e resilienza:

1. Incoraggiare l'espressione emotiva:
   - Le assistenti al nido possono incoraggiare i bambini a esprimere le loro emozioni, sia positive che negative. Possono offrire loro uno spazio sicuro per parlare dei loro sentimenti, ascoltare attentamente e convalidare le loro emozioni. Questo aiuta i bambini a sentirsi compresi e sostenuti.

2. Fornire informazioni adeguate all'età:
   - Dare ai bambini informazioni chiare, adattate al loro livello di comprensione, sulla loro malattia o disabilità può aiutarli a capire meglio la loro situazione e a sentirsi più padroni. Gli assistenti al nido possono utilizzare ausili visivi e spiegazioni semplici per spiegare le procedure e i trattamenti medici.

3. Promuovere l'indipendenza:
   - Incoraggiare l'indipendenza dei bambini affidando loro responsabilità adeguate all'età può aumentare la loro fiducia in se stessi e il senso di competenza. Gli assistenti all'infanzia possono sostenerli nello svolgimento di compiti che possono portare a termine nonostante la loro malattia o disabilità.

4. Concentrarsi sui punti di forza e sulle capacità:
   - Invece di concentrarsi sui limiti, gli assistenti all'infanzia possono sottolineare i punti di forza e le capacità dei bambini. Questo li aiuta a sviluppare un'immagine positiva di sé e a rafforzare la loro autostima.

5. Incoraggiare le attività ricreative:
   - Partecipare ad attività ludiche e ricreative può essere una fonte di gioia e di distrazione per i bambini con malattie o disabilità. Gli assistenti all'infanzia possono organizzare attività adatte alla loro condizione e ai loro interessi, per promuovere il loro benessere.

6. Promuovere le relazioni sociali:
   - L'interazione sociale con altri bambini, familiari e operatori sanitari può aiutare i bambini a sentirsi sostenuti e amati. Gli assistenti di nido possono incoraggiare la partecipazione alle attività sociali e contribuire a creare un ambiente inclusivo e attento.

7. Incoraggiare la comunicazione con la famiglia:
   - Gli assistenti di nido possono incoraggiare una comunicazione aperta e onesta tra il bambino, la sua famiglia e gli operatori sanitari. Questo permette ai bambini di sentirsi circondati e sostenuti nel loro percorso di guarigione.

8. Sostenere la routine e la stabilità :
   - Stabilire una routine stabile può essere rassicurante per i bambini con malattie o disabilità. Gli assistenti all'infanzia possono aiutare a mantenere una routine coerente, per quanto possibile, tenendo conto delle esigenze e dei vincoli medici.

9. Incoraggiare la creatività e l'espressione artistica:
   - Le attività creative e artistiche, come il disegno, la pittura o la musica, possono essere un modo per i bambini di esprimere le loro emozioni e i loro sentimenti. Le assistenti al nido possono incoraggiare queste attività per sostenere il loro benessere emotivo.

10. Fornire un ambiente sicuro:
    - Le assistenti di asilo nido possono creare un ambiente caldo, premuroso e sicuro per i bambini. Un ambiente in cui si sentono sicuri e amati può rafforzare la loro capacità di recupero di fronte alle sfide che incontrano.

Attuando queste strategie, gli assistenti all'infanzia e gli operatori sanitari possono svolgere un ruolo essenziale nel sostenere l'adattamento e la resilienza dei bambini che affrontano sfide di salute. Questi approcci olistici aiutano i bambini a gestire meglio la loro situazione e a sviluppare competenze emotive e psicologiche che li aiuteranno a superare le difficoltà e a migliorare il loro benessere generale.

Etica e condotta professionale nella cura dei bambini vulnerabili

L'assistenza ai bambini malati o disabili solleva **questioni etiche specifiche a causa della** particolare vulnerabilità di questi pazienti. Gli assistenti all'infanzia e gli operatori sanitari devono tenere conto di queste considerazioni etiche durante la loro pratica. Ecco alcune questioni etiche specifiche che possono sorgere in questo contesto:

1. Autonomia e consenso informato :
   - I bambini affetti da malattie o disabilità possono avere capacità di comprensione e di decisione limitate a causa della loro età o condizione. Gli assistenti del nido devono rispettare la loro autonomia per quanto possibile e ottenere il consenso informato dei genitori o dei rappresentanti legali per le cure e i trattamenti, tenendo conto della capacità del bambino di partecipare alle decisioni che riguardano la sua salute.

2. Riservatezza e privacy :
   - Gli ausiliari del nido devono rispettare la riservatezza delle informazioni mediche dei bambini e delle loro famiglie. Devono assicurarsi che le informazioni mediche siano divulgate solo alle persone autorizzate a riceverle e garantire il mantenimento dei diritti alla privacy dei pazienti.

3. Equità e giustizia:
   - Gli assistenti di nido devono garantire che tutti i bambini con malattie o disabilità ricevano un'assistenza equa e di qualità, indipendentemente dalla loro origine etnica, dal sesso, dalla religione o dallo status socio-economico. Devono prendere in considerazione le esigenze specifiche di ogni bambino e impegnarsi per garantire un accesso paritario alle cure.

4. Prendere decisioni etiche complesse:
   - Gli assistenti all'infanzia possono trovarsi di fronte a situazioni complesse, in cui le migliori opzioni terapeutiche non sono ovvie. Devono prendere decisioni etiche informate, tenendo conto dei valori e dei desideri

del bambino e della sua famiglia, nonché dei principi etici di beneficenza, non-maleficenza, autonomia e giustizia.

5. Alleviare il dolore e lo stress:
   - Gli assistenti all'infanzia devono garantire che i bambini con malattie o disabilità ricevano un adeguato sollievo dal dolore e dallo stress associati alla loro condizione. Devono essere sensibili nel valutare e alleviare il dolore dei bambini, rispettando la loro autonomia e i loro desideri in merito alle cure mediche.

6. Prevenire i danni e gli abusi:
   - I bambini malati o disabili sono più vulnerabili ai danni e agli abusi. Le assistenti al nido devono essere attente a rilevare i segni di abuso o negligenza e riferire qualsiasi sospetto di danno alle autorità competenti per garantire la sicurezza del bambino.

7. Fine vita e cure palliative:
   - Quando un bambino si trova in una fase palliativa o di fine vita, le assistenti all'infanzia devono mostrare compassione e rispetto per il bambino e la sua famiglia. Devono assicurarsi che le cure palliative si concentrino sul comfort e sulla qualità di vita del bambino, tenendo conto dei desideri del bambino e della famiglia in merito alle cure di fine vita.

8. Supporto psicosociale :
   - Gli assistenti all'infanzia devono offrire un supporto psicosociale ai bambini malati o disabili e alle loro famiglie. Devono essere sensibili alle esigenze emotive dei pazienti e fornire un ambiente di sostegno e comprensione per aiutarli ad affrontare le sfide associate alla loro condizione di salute.

In breve, le questioni etiche specifiche dell'assistenza ai bambini con malattie o disabilità sottolineano l'importanza di rispettare la loro autonomia, dignità e benessere emotivo. Gli assistenti all'infanzia svolgono un ruolo essenziale nel garantire che queste considerazioni etiche siano prese in considerazione nella loro pratica professionale, al fine di fornire un'assistenza rispettosa e attenta ai bambini e alle loro famiglie.

Quando ci si occupa di bambini con malattie o disabilità, **una serie di principi etici guidano il processo decisionale** per garantire un'assistenza rispettosa, premurosa e adeguata. Questi principi etici servono come quadro di riferimento per aiutare gli assistenti all'infanzia e gli operatori sanitari a gestire situazioni complesse e a prendere decisioni etiche informate. Ecco i principi etici più comunemente utilizzati in questo contesto:

1. Il principio del rispetto della dignità e dell'autonomia:
   - Questo principio sottolinea l'importanza di rispettare la dignità intrinseca di ogni bambino e di riconoscere il suo diritto all'autonomia, nei limiti delle sue capacità. Gli assistenti all'infanzia devono prendere in considerazione le preferenze, i valori e le decisioni del bambino, rispettando anche il ruolo dei genitori o dei rappresentanti legali nel processo decisionale.

2. Il principio di beneficenza :
   - Il principio di beneficenza afferma che le azioni intraprese devono mirare a migliorare il benessere del bambino e a promuovere risultati positivi per la salute. Gli assistenti all'infanzia devono fornire un'assistenza attenta, competente e incentrata sul bambino, cercando sempre di massimizzare il beneficio per il paziente.

3. Il principio di non-maleficenza :
   - Questo principio implica che le assistenti all'infanzia devono sforzarsi di non causare danni o lesioni intenzionali al bambino. Devono essere consapevoli dei rischi potenziali associati all'assistenza e adottare misure per ridurli al minimo.

4. Il principio di giustizia:
   - Il principio di giustizia richiede che tutti i bambini siano trattati in modo equo, senza discriminazioni basate su caratteristiche personali come l'origine etnica, il sesso, la religione o lo status socio-economico. Gli assistenti all'infanzia devono garantire che tutti i bambini ricevano un'assistenza di qualità, indipendentemente dalle loro condizioni personali.

5. Il principio di riservatezza:
   - Questo principio mira a proteggere la privacy e la riservatezza delle informazioni mediche sui bambini e sulle loro famiglie. Gli assistenti al nido devono fare attenzione a divulgare solo le informazioni necessarie alle persone autorizzate e a rispettare le leggi e gli standard sulla riservatezza dei dati.

6. Il principio del consenso informato :
   - Gli assistenti all'infanzia devono ottenere il consenso informato dei genitori o dei tutori legali prima di fornire assistenza o trattamenti ai bambini. Devono spiegare chiaramente le opzioni di trattamento, i rischi e i benefici, in modo che i genitori possano prendere decisioni informate sulla salute del loro bambino.

7. Il principio della compassione e del supporto psicosociale:
   - La compassione e il supporto psicosociale sono essenziali quando ci si occupa di bambini malati o disabili e delle loro famiglie. Gli assistenti all'infanzia devono mostrare empatia, comprensione e compassione per aiutare i bambini e le loro famiglie ad affrontare le sfide emotive associate alla loro condizione.

8. Il principio del beneficio proporzionato:
   - Questo principio etico suggerisce che i benefici delle cure e dei trattamenti devono essere proporzionati ai rischi e ai danni per il bambino. Gli assistenti di nido devono valutare attentamente le opzioni di trattamento per garantire che i benefici siano superiori ai rischi potenziali.
   -

Rispettando questi principi etici, gli assistenti di asilo nido contribuiscono a garantire un'assistenza rispettosa e attenta ai bambini malati o disabili, tenendo conto del loro benessere emotivo, fisico e psicologico. La riflessione etica nel processo decisionale aiuta a garantire una pratica professionale etica e attenta, sottolineando il rispetto dei diritti e della dignità di ogni bambino.

Capitolo 8:
Prevenzione e sicurezza

L'importanza della prevenzione nella cura dei bambini

La prevenzione svolge un ruolo essenziale nella cura dei bambini, in quanto mira a ridurre i rischi e i problemi di salute tra i neonati, i bambini piccoli e le loro famiglie. Gli obiettivi della prevenzione nell'assistenza all'infanzia sono molteplici e mirano a garantire la salute, il benessere e lo sviluppo ottimale dei bambini fin dalla più tenera età. Ecco alcuni degli obiettivi principali della prevenzione nell'assistenza all'infanzia:

1. Prevenzione delle malattie infettive :
   - Uno degli obiettivi principali della prevenzione nell'assistenza all'infanzia è quello di proteggere i bambini dalle malattie infettive. Ciò include la vaccinazione, che aiuta a prevenire molte malattie gravi come il morbillo, la poliomielite, la pertosse e molte altre. Anche la promozione dell'igiene e della pulizia e la sensibilizzazione sulle misure di prevenzione delle infezioni fanno parte di questo obiettivo.

2. Prevenire le malattie croniche e i problemi di salute a lungo termine:
   - La prevenzione mira anche a ridurre i fattori di rischio per le malattie croniche nei bambini, come l'obesità, il diabete di tipo 2 e le malattie cardiovascolari. Ciò significa promuovere una dieta equilibrata, l'attività fisica e uno stile di vita sano fin dalla più tenera età.

3. Promuovere lo sviluppo precoce e ottimale dei bambini:
   - L'assistenza all'infanzia preventiva mira a sostenere lo sviluppo generale dei bambini fin dalla più tenera età. Ciò include la stimolazione precoce, la promozione del gioco e le interazioni positive con i genitori e gli altri membri della famiglia. Uno sviluppo sano nella prima infanzia è fondamentale per gettare solide basi per l'apprendimento futuro e per il benessere emotivo del bambino.

4. Prevenire incidenti e lesioni:
- La prevenzione mira a ridurre il rischio di incidenti e lesioni per i bambini. Ciò comporta misure per garantire la sicurezza negli ambienti in cui i bambini vivono e giocano, nonché l'educazione dei genitori e di chi si prende cura dei bambini sulle misure per prevenire gli incidenti domestici e le lesioni infantili più comuni.

5. Promuovere un ambiente familiare e sociale di sostegno:
- La prevenzione nell'assistenza all'infanzia mira anche a sostenere le famiglie nel loro ruolo di educatori e assistenti primari dei loro figli. Ciò include la promozione di pratiche genitoriali positive, la sensibilizzazione sulle esigenze specifiche dei bambini nelle diverse fasi di sviluppo e la fornitura di risorse e supporto per aiutare le famiglie ad affrontare le sfide quotidiane.

6. Identificazione precoce dei problemi di salute e delle esigenze speciali:
- La prevenzione comporta anche l'individuazione precoce di problemi di salute o di esigenze specifiche dei bambini. Ciò consente un intervento rapido e mirato per soddisfare le esigenze individuali di ogni bambino e promuovere il suo sviluppo generale.

7. Prevenire le disuguaglianze nella salute :
- L'assistenza preventiva all'infanzia mira a ridurre le disparità di salute tra i neonati e i bambini piccoli, garantendo un accesso equo a un'assistenza di qualità per tutti i bambini, indipendentemente dal loro background socio-economico o dall'origine etnica.

Combinando questi obiettivi di prevenzione, i professionisti dei servizi per l'infanzia e della prima infanzia possono contribuire a garantire un inizio di vita positivo per ogni bambino, promuovendo uno sviluppo sano, prevenendo i problemi di salute, sostenendo le famiglie e assicurando che ogni bambino abbia l'opportunità di svilupparsi al massimo delle sue potenzialità.

La prevenzione svolge un ruolo essenziale nel migliorare la salute e il benessere dei bambini. Intervenendo precocemente nella vita, la prevenzione nell'assistenza all'infanzia contribuisce a gettare solide basi per un sano sviluppo fisico, psicologico ed emotivo, e aiuta a prevenire problemi di salute a lungo termine. Ecco come la prevenzione ha un impatto positivo sulla salute e sul benessere dei bambini:

1. Ridurre le malattie infettive :
   • La vaccinazione e la promozione dell'igiene aiutano a prevenire la diffusione delle malattie infettive tra i bambini. Grazie alla vaccinazione, molte malattie gravi possono essere evitate, riducendo il rischio di complicazioni e di morte.

2. Prevenzione delle malattie croniche:
   • Incoraggiando una dieta equilibrata, un'attività fisica regolare e uno stile di vita sano, la prevenzione aiuta a ridurre i fattori di rischio di malattie croniche come l'obesità, il diabete di tipo 2 e le malattie cardiovascolari.

3. Sviluppo precoce ottimale :
   • La stimolazione precoce, le interazioni positive e le attività educative promuovono uno sviluppo cerebrale ottimale e le abilità sociali nei bambini. Questo li aiuta a migliorare a scuola e nella vita quotidiana.

4. Ridurre gli incidenti e le lesioni:
   • La sensibilizzazione sulle misure di sicurezza e la creazione di ambienti sicuri riducono il rischio di incidenti e lesioni per i bambini.

5. Sostegno alle famiglie :
   • L'assistenza preventiva all'infanzia sostiene le famiglie nel loro ruolo di primi educatori e curatori dei loro figli. Questo rafforza i legami familiari e il benessere generale della famiglia.

6. Individuazione precoce dei problemi di salute:
   • La prevenzione significa che i problemi di salute dei bambini possono essere individuati precocemente, consentendo un intervento rapido e mirato per soddisfare le esigenze individuali di ciascun bambino.

7. Promuovere l'equità nella salute :
   • La prevenzione mira a ridurre le disuguaglianze nella salute dei bambini, garantendo un accesso equo a cure di

qualità per tutti, indipendentemente dal loro background sociale o etnico.

8. Impatto a lungo termine sulla salute pubblica:
- L'assistenza preventiva all'infanzia aiuta a ridurre il peso delle malattie prevenibili nei bambini, con un impatto positivo sulla salute pubblica a lungo termine. Riducendo il numero di casi di malattia, contribuisce anche a ridurre il carico sul sistema sanitario.

Investendo nell'assistenza preventiva all'infanzia, le aziende possono trarre vantaggi significativi in termini di salute e benessere dei bambini. I bambini più sani hanno anche maggiori possibilità di diventare adulti sani e prosperi, a vantaggio dell'intera società. La prevenzione è quindi una componente essenziale per garantire un futuro promettente alle generazioni future.

Igiene e prevenzione delle infezioni

Le buone pratiche igieniche sono essenziali per prevenire le infezioni, in particolare tra i neonati, i bambini piccoli e le loro famiglie. Ecco alcune delle principali misure igieniche da adottare per ridurre il rischio di infezioni:

1. Lavaggio regolare delle mani:
- Il lavaggio delle mani è una delle misure igieniche più importanti per prevenire le infezioni. Gli assistenti, i genitori e i bambini dovrebbero lavarsi regolarmente le mani con acqua e sapone per almeno 20 secondi, soprattutto prima di preparare o mangiare il cibo, dopo aver usato la toilette e dopo aver tossito, starnutito o soffiato il naso.

2. Uso di disinfettante per le mani:
- Oltre al lavaggio delle mani, si raccomanda l'uso di un disinfettante per mani a base di alcol (contenente almeno il 60% di alcol) quando l'accesso all'acqua e al sapone è limitato.

3. Pulire e disinfettare le superfici toccate di frequente:
- Le superfici toccate di frequente, come le maniglie delle porte, gli interruttori della luce, i giocattoli e i tavoli,

devono essere pulite e disinfettate regolarmente per ridurre la diffusione dei germi.

4. Igiene respiratoria :
- Quando tossisce o starnutisce, è consigliabile coprire la bocca e il naso con un fazzoletto o coprire la bocca e il naso con l'incavo del gomito per evitare la diffusione di goccioline contenenti germi.

5. Pratiche alimentari sicure:
- La manipolazione, la preparazione e la conservazione sicura degli alimenti sono essenziali per evitare l'intossicazione alimentare. Ciò include il lavaggio delle mani prima di manipolare gli alimenti, la cottura corretta della carne e delle uova e la separazione degli alimenti crudi da quelli cotti per evitare la contaminazione incrociata.

6. Gestione dei rifiuti :
- I rifiuti devono essere smaltiti correttamente in contenitori adeguati per evitare la diffusione di germi.

7. Pratiche di igiene personale:
- Gli assistenti all'infanzia e i genitori devono adottare pratiche di igiene personale rigorose, come indossare abiti puliti, maschere se necessario e copricapo per coprire i capelli, soprattutto negli ambienti medici.

8. Eviti il contatto ravvicinato con le persone malate:
- I bambini, soprattutto i neonati, devono evitare il contatto ravvicinato con le persone malate, per ridurre il rischio di trasmettere le infezioni.

9. Vaccinazione :
- La vaccinazione è un modo importante per prevenire le infezioni. I bambini devono essere vaccinati secondo il calendario di vaccinazione raccomandato dalle autorità sanitarie.

10. Sensibilizzazione ed educazione:
- Educare gli assistenti all'infanzia, i genitori e i bambini sulle buone pratiche igieniche è essenziale per promuovere un comportamento sano e prevenire le infezioni.

Adottando queste buone pratiche igieniche, gli assistenti all'infanzia e le famiglie possono contribuire a creare un ambiente sano e sicuro per i bambini, riducendo il rischio di infezioni e promuovendo la loro salute e il loro benessere generale.

I bambini vulnerabili, come i neonati prematuri, i bambini con malattie croniche, i bambini disabili o quelli che vivono in condizioni socio-economiche svantaggiate, hanno esigenze specifiche di prevenzione per garantire la loro salute e il loro benessere. Le assistenti all'infanzia svolgono un ruolo chiave nell'implementazione di **misure preventive adatte** a questi bambini vulnerabili. Ecco alcune di queste misure specifiche:

1. Assistenza medica specialistica :
   • I bambini vulnerabili richiedono spesso un'assistenza medica specializzata. Gli assistenti all'infanzia che lavorano in collaborazione con l'équipe medica devono garantire che questi bambini ricevano i trattamenti e gli interventi specifici di cui hanno bisogno.

2. Monitorare attentamente i segni di sofferenza:
   • Gli assistenti di asilo nido devono essere particolarmente vigili e osservare da vicino i segni di disagio nei bambini vulnerabili. Questo include il monitoraggio dei segni vitali, dei sintomi specifici legati alla loro condizione medica e di qualsiasi cambiamento nel loro stato di salute.

3. Cura della pelle appropriata:
   • I neonati prematuri e i bambini con problemi di pelle richiedono un'attenzione particolare per evitare irritazioni o infezioni della pelle. Gli assistenti all'infanzia devono utilizzare prodotti adeguati e seguire protocolli di cura appropriati.

4. Rispettare i rigidi protocolli igienici:
   • Per ridurre il rischio di infezione, gli assistenti all'infanzia devono seguire protocolli igienici rigorosi quando si occupano di bambini vulnerabili. Ciò include il lavaggio regolare delle mani, la disinfezione delle attrezzature e delle superfici e l'uso di maschere e guanti, se necessario.

5. Adattare le attività e le interazioni:
   - Gli assistenti di nido devono adattare le attività e le interazioni con i bambini vulnerabili in base alle loro esigenze specifiche. Ciò può includere attività di stimolazione adattate per i bambini con disabilità o posizioni specifiche per i neonati prematuri.

6. Sostenere le famiglie :
   - Gli assistenti di nido devono anche offrire supporto alle famiglie dei bambini vulnerabili. Questo può includere consigli sull'assistenza domiciliare, istruzione sulla gestione di specifiche condizioni mediche e la fornitura di risorse e informazioni per aiutare le famiglie a far fronte alle particolari sfide che devono affrontare.

7. Coordinamento con altri operatori sanitari:
   - Gli assistenti di asilo nido lavorano spesso in team con altri professionisti della salute, come infermieri, medici e terapisti. Un coordinamento efficace è essenziale per garantire un'assistenza completa e adeguata ai bambini vulnerabili.

8. Sensibilizzazione ed educazione:
   - Le assistenti di nido possono svolgere un ruolo importante nel sensibilizzare l'opinione pubblica sulla situazione dei bambini vulnerabili e nel contribuire a educare le famiglie e le comunità sulle esigenze specifiche di questi bambini.

Attuando queste misure preventive specifiche, le assistenti all'infanzia possono contribuire a migliorare la salute e il benessere dei bambini vulnerabili, offrendo loro un ambiente sicuro e adatto alle loro esigenze specifiche.

Sicurezza nell'ambiente di cura

La progettazione sicura degli spazi destinati ai bambini è di fondamentale importanza per prevenire incidenti e infortuni. Che si tratti di un asilo nido, di una scuola materna, di una scuola dell'infanzia o anche di casa, gli assistenti di asilo nido svolgono un ruolo essenziale nella creazione di ambienti sicuri per i bambini. Ecco alcuni aspetti chiave da considerare nella progettazione di spazi sicuri per i bambini:

1. Eliminare i pericoli potenziali:
   - Gli assistenti di asilo nido devono ispezionare regolarmente gli spazi per individuare ed eliminare qualsiasi rischio potenziale, come angoli acuti, spigoli vivi, cavi elettrici esposti o giocattoli rotti.

2. Utilizzi attrezzature adatte all'età:
   - È essenziale fornire attrezzature adatte all'età. Ad esempio, le aree di gioco devono essere dotate di strutture adeguate a ciascuna fascia d'età, con barriere di sicurezza per prevenire le cadute.

3. Assicurare i mobili e gli oggetti pesanti:
   - I mobili e gli oggetti pesanti devono essere fissati correttamente alla parete, per evitare il rischio di ribaltamento quando un bambino cerca di arrampicarsi su di essi.

4. Mantenere il traffico scorrevole:
   - Gli spazi devono essere disposti in modo da consentire una circolazione libera e senza ostacoli, per evitare cadute e collisioni.

5. Mantenere la pulizia e l'igiene:
   - Gli assistenti all'infanzia devono mantenere un ambiente pulito e igienico per evitare la diffusione di infezioni.

6. Controllo dell'accesso :
   - Le aree pericolose, come le cucine o le aree di stoccaggio dei prodotti chimici, devono essere messe in sicurezza e fuori dalla portata dei bambini.

7. Utilizzi materiali non tossici:
   - I materiali utilizzati nelle aree per bambini devono essere atossici e conformi agli attuali standard di sicurezza.

8. Focus sulla prevenzione degli incendi:
   - Devono essere presenti sistemi di rilevazione antincendio e piani di evacuazione di emergenza. Gli assistenti dell'asilo nido devono anche assicurarsi che le uscite di emergenza siano sempre sgombre.

9. Incoraggiare la supervisione attiva:
   • Gli assistenti al nido devono essere costantemente attenti ai bambini, in modo da poter intervenire rapidamente se necessario.

10. Promuovere un apprendimento sicuro:
   • Le assistenti di asilo nido possono anche svolgere un ruolo di educazione alla sicurezza dei bambini, insegnando loro le migliori pratiche da adottare per evitare incidenti.

Progettare spazi sicuri per i bambini aiuta a creare un ambiente favorevole al loro sviluppo sano e alla loro crescita personale. Gli assistenti all'infanzia, in collaborazione con le famiglie e altri professionisti della salute, hanno un ruolo cruciale da svolgere nella prevenzione degli incidenti e nella promozione della sicurezza dei bambini.

Le misure precauzionali sono pensate per prevenire incidenti e lesioni ai bambini. Le assistenti all'infanzia svolgono un ruolo essenziale nell'attuazione di queste misure per garantire la sicurezza dei bambini affidati alle loro cure. Ecco alcune delle misure precauzionali importanti da tenere a mente:

1. Sorveglianza attiva :
   • La supervisione attiva da parte degli assistenti all'infanzia è fondamentale per prevenire gli incidenti. I bambini, soprattutto i più piccoli, possono essere imprevedibili, quindi è essenziale essere sempre attenti per intervenire rapidamente in caso di pericolo.

2. Prevenzione delle cadute :
   • Le cadute sono una delle principali cause di incidenti tra i bambini. Gli assistenti all'infanzia devono assicurarsi che le aree di gioco e gli spazi per bambini siano dotati di barriere di sicurezza, tappeti antiscivolo e strutture di gioco adeguate per prevenire le cadute.

3. Sicurezza in acqua :
   • I bambini devono essere attentamente sorvegliati quando si trovano in prossimità dell'acqua, sia nella vasca da bagno, che in piscina o in spiaggia. Gli assistenti all'infanzia devono assicurarsi che i bambini abbiano

sempre dispositivi di galleggiamento adeguati quando sono in acqua ed evitare di lasciarli incustoditi vicino all'acqua.

4. Sicurezza intorno agli oggetti appuntiti :
   • Le assistenti all'infanzia devono assicurarsi che gli oggetti appuntiti siano tenuti fuori dalla portata dei bambini, soprattutto dei più piccoli che amano esplorare l'ambiente con le mani e la bocca.

5. Prevenzione delle ustioni:
   • Gli assistenti all'infanzia devono fare attenzione ad evitare le ustioni causate da oggetti caldi, come elettrodomestici da cucina, termosifoni o acqua del bagno. Le temperature devono essere controllate e gli oggetti caldi devono essere tenuti fuori dalla portata dei bambini.

6. Sicurezza in viaggio:
   • Quando sono in giro, le assistenti all'infanzia devono assicurarsi che i bambini siano adeguatamente fissati nei seggiolini auto appropriati e che i passeggini e i carrelli siano utilizzati in modo sicuro.

7. Prevenzione dell'avvelenamento :
   • Prodotti chimici, medicinali, prodotti per la pulizia e piante velenose devono essere tenuti fuori dalla portata dei bambini. Anche le assistenti al nido devono essere attente ai rischi di avvelenamento in casa o nell'asilo nido.

8. Sicurezza del parco giochi:
   • Le aree gioco devono essere progettate per essere sicure, con superfici morbide per assorbire l'impatto in caso di caduta. Le strutture ludiche devono essere ispezionate regolarmente per individuare eventuali pericoli.

9. Sensibilizzazione delle famiglie:
   • Le assistenti all'infanzia possono svolgere un ruolo di sensibilizzazione delle famiglie sulle precauzioni da prendere a casa per garantire la sicurezza dei bambini.

10. Formazione e consapevolezza del personale:
    • Gli assistenti all'infanzia devono ricevere una formazione continua sulle misure precauzionali e sui protocolli di

sicurezza, in modo da essere ben preparati ad affrontare qualsiasi situazione di emergenza.

Attuando queste misure precauzionali, le assistenti all'infanzia possono contribuire a creare un ambiente sicuro e protetto per i bambini, a prevenire incidenti e lesioni e a promuovere il loro benessere generale. La sicurezza dei bambini deve essere sempre una priorità assoluta in qualsiasi asilo nido o altro ambiente in cui ci si prende cura dei bambini.

Prevenzione delle malattie infettive

Le vaccinazioni sono un mezzo essenziale per prevenire le malattie infettive nei bambini e proteggere la loro salute. Le assistenti all'infanzia svolgono un ruolo importante nell'informare i genitori sulle vaccinazioni raccomandate per i loro figli e nell'aiutare a garantire che le vaccinazioni siano aggiornate. Ecco alcune delle vaccinazioni più comunemente raccomandate per i bambini:

1. Vaccinazione contro difterite, tetano e pertosse (DTP) :
   • Il vaccino DTP protegge da tre malattie potenzialmente gravi: difterite, tetano e pertosse. Queste malattie possono essere pericolose o addirittura fatali per i neonati e i bambini piccoli.

2. Vaccinazione antipolio:
   • Il vaccino antipolio protegge dal virus della poliomielite, che può causare paralisi e persino la morte. La vaccinazione antipolio viene generalmente somministrata sotto forma di vaccino inattivato iniettabile.

3. Vaccinazione contro morbillo, parotite e rosolia (MMR):
   • Il vaccino MMR è un vaccino combinato che protegge da morbillo, parotite e rosolia. Queste malattie possono portare a gravi complicazioni e sono altamente contagiose.

4. Vaccinazione contro la varicella:
   • Il vaccino contro la varicella protegge dal virus della varicella, una malattia virale altamente contagiosa che provoca un'eruzione cutanea pruriginosa.

5. Vaccinazione contro l'epatite B :
- Il vaccino contro l'epatite B protegge dal virus dell'epatite B, che può causare danni al fegato e gravi problemi di salute a lungo termine.

6. Vaccinazione contro la polmonite da Haemophilus influenzae di tipo B (Hib) :
- Il vaccino Hib protegge dalle infezioni causate dai batteri Haemophilus influenzae di tipo B, che possono portare a infezioni gravi come la meningite e la polmonite.

7. Vaccinazione meningococcica :
- Il vaccino contro il meningococco protegge dalle infezioni invasive da meningococco, che possono causare meningite o setticemia potenzialmente fatale.

8. Vaccinazione antinfluenzale :
- La vaccinazione antinfluenzale annuale è raccomandata a tutti i bambini. L'influenza può causare gravi complicazioni nei bambini piccoli e nelle persone a rischio.

Queste vaccinazioni vengono generalmente somministrate secondo un calendario stabilito dalle autorità sanitarie nazionali o locali. È importante che le assistenti all'infanzia si assicurino che i bambini ricevano tutte le vaccinazioni raccomandate per proteggerli dalle malattie prevenibili da vaccino. Oltre a proteggere la salute dei singoli bambini, la vaccinazione contribuisce anche a proteggere la salute pubblica, riducendo la diffusione di malattie infettive nella comunità.

La sensibilizzazione sulle malattie infettive comuni nei bambini è essenziale per i genitori, gli assistenti e la comunità in generale. Comprendendo i sintomi, le modalità di trasmissione e i mezzi di prevenzione, è possibile ridurre il rischio di infezione e proteggere la salute dei bambini. Ecco alcune malattie infettive comuni nei bambini e i relativi mezzi di prevenzione:

1. Influenza :
- L'influenza è una malattia respiratoria virale contagiosa. I bambini possono essere vaccinati ogni anno per proteggersi dai ceppi di influenza che circolano durante la stagione. Oltre alla vaccinazione, lavarsi frequentemente

le mani, evitare il contatto ravvicinato con persone malate e seguire le misure di igiene respiratoria (come coprire la bocca e il naso quando si tossisce o si starnutisce) sono modi efficaci per prevenire la diffusione dell'influenza.

2. Varicella :
   • La varicella è una malattia virale caratterizzata da un'eruzione cutanea pruriginosa. La vaccinazione contro la varicella è raccomandata per i bambini. Evitare il contatto con persone che hanno la varicella e mantenere una buona igiene delle mani può anche aiutare a prevenire la trasmissione.

3. Gastroenterite (infezioni intestinali) :
   • La gastroenterite è generalmente causata da virus come il rotavirus o il norovirus. Il lavaggio regolare delle mani, la preparazione e la manipolazione sicura degli alimenti e l'evitare le attività di gruppo quando un bambino è malato possono aiutare a prevenire la diffusione delle infezioni intestinali.

4. Morbillo, parotite e rosolia (MMR) :
   • La vaccinazione MMR è raccomandata per prevenire queste tre malattie virali. La vaccinazione all'età giusta è fondamentale per la protezione individuale e la prevenzione dell'epidemia di queste malattie.

5. Batteriemia streptococcica di gruppo B (BDSGB) :
   • Il BDSGB è un batterio che può causare gravi infezioni nei bambini, in particolare nei neonati. Le donne incinte possono essere sottoposte a screening per la BDSGB e ricevere un trattamento profilattico appropriato durante il parto, per evitare la trasmissione al neonato.

6. Rinofaringite (raffreddore) :
   • I raffreddori sono comuni tra i bambini. Lavarsi le mani, evitare il contatto ravvicinato con persone malate e seguire le misure di igiene respiratoria aiutano a ridurre la diffusione del raffreddore.

7. Malattia meningococcica :
   • La vaccinazione contro il meningococco è raccomandata per proteggere dalle infezioni invasive da meningococco,

come la meningite. Il vaccino offre protezione contro alcuni sierotipi di meningococco.

8. Infezioni respiratorie :
   • Le infezioni respiratorie, come la bronchite e la polmonite, sono comuni tra i bambini. Lavarsi le mani, mantenere un ambiente pulito e seguire le misure di igiene respiratoria aiutano a prevenire la diffusione delle infezioni respiratorie.

9. Epatite A :
   • Si raccomanda la vaccinazione contro l'epatite A per proteggersi da questa infezione virale trasmessa per via oro-fecale. Anche una buona igiene delle mani e l'uso di acqua potabile possono ridurre il rischio di infezione.

10. Piede-mano-bocca :
    • Lavare frequentemente le mani ed evitare il contatto ravvicinato con persone malate può aiutare a prevenire la trasmissione della malattia mani-piedi-bocca, un'infezione virale comune nei bambini piccoli.

La consapevolezza delle malattie infettive comuni e delle misure preventive è essenziale per proteggere la salute dei bambini e della comunità. Le assistenti al nido possono svolgere un ruolo importante informando i genitori su queste malattie e su come prevenirle, attuando misure igieniche adeguate nel reparto nido e incoraggiando i bambini a vaccinarsi in linea con le raccomandazioni ufficiali.

Prevenire gli incidenti in casa

Purtroppo, gli **incidenti domestici** sono comuni tra i bambini, la cui naturale curiosità li spinge ad esplorare l'ambiente circostante. Gli assistenti all'infanzia e i genitori devono essere consapevoli delle principali cause di incidenti domestici, in modo da poter adottare misure preventive adeguate. Ecco alcune delle principali cause di incidenti domestici tra i bambini:

1. Cadute :
   • Le cadute sono la principale causa di incidenti nei bambini di tutte le età. Possono verificarsi quando un bambino sale su mobili, scale, letti a castello o oggetti

instabili, oppure quando gioca su un terreno scivoloso. Le cadute possono provocare lesioni gravi come fratture, distorsioni, contusioni o lesioni alla testa.

2. Ustioni e scottature :
   - I bambini possono scottarsi toccando oggetti caldi come padelle, pentole, radiatori, bollitori o elettrodomestici. Possono anche scottarsi versando liquidi caldi, come le bevande calde. Le ustioni possono causare gravi danni alla pelle e richiedono l'intervento di un medico.

3. Avvelenamento :
   - L'avvelenamento nei bambini può essere causato dall'ingestione accidentale di prodotti chimici per la casa, medicinali, prodotti per il giardinaggio o piante velenose. I prodotti chimici e i medicinali devono essere tenuti fuori dalla portata dei bambini e conservati nella loro confezione originale, lontano dalla vista.

4. Strangolamento o soffocamento:
   - I cordoncini, i sacchetti di plastica, le corde o le stringhe possono rappresentare un rischio di strangolamento per i bambini piccoli. Anche i piccoli oggetti che possono essere ingeriti, come monete, batterie, biglie o giocattoli con piccole parti staccabili, possono rappresentare un rischio di soffocamento.

5. Tagli e lesioni :
   - I bambini possono tagliarsi con oggetti affilati come coltelli da cucina, forbici o vetri rotti. Le lesioni possono verificarsi anche quando un bambino gioca con giocattoli inadeguati o è coinvolto in giochi violenti.

6. Elettrocuzioni :
   - I bambini possono prendere la scossa toccando prese, cavi elettrici o elettrodomestici. Le prese elettriche devono essere fissate con coperture protettive e i cavi elettrici devono essere conservati in modo da essere inaccessibili ai bambini.

7. Incidenti stradali :
   - Gli incidenti stradali, come quelli in bicicletta o le collisioni con i veicoli, sono una delle principali cause di lesioni tra i bambini più grandi che svolgono attività all'aperto.

8. Annegamento :
- I bambini possono annegare in piscine, vasche da bagno, secchi d'acqua o specchi d'acqua. Le piscine e gli specchi d'acqua devono essere recintati e i bambini devono essere sorvegliati attentamente quando si trovano in prossimità dell'acqua.
-

La vigilanza e la prevenzione sono essenziali per ridurre il rischio di incidenti domestici tra i bambini. Gli assistenti all'infanzia e i genitori possono contribuire a garantire la sicurezza dei bambini attuando misure preventive, come fissare i mobili e gli oggetti pericolosi, tenere i prodotti chimici fuori dalla loro portata, sorvegliare costantemente i bambini quando sono in prossimità dell'acqua e incoraggiare un ambiente sicuro in cui giocare ed esplorare.

Prevenire gli incidenti e le lesioni in casa è fondamentale per mantenere i bambini al sicuro. Ecco alcuni consigli pratici per aiutare a prevenire incidenti e lesioni in casa:

1. Pianificazione dello spazio sicuro:
- Fissi alla parete mobili pesanti, televisori e altri oggetti instabili, per evitare che si rovescino sui bambini che potrebbero arrampicarsi.

- Utilizzi coperture di sicurezza per le prese elettriche e tenga i cavi elettrici fuori dalla portata dei bambini.

- Conservi i prodotti chimici per la casa, i medicinali e gli oggetti taglienti in armadi chiusi a chiave, fuori dalla vista e dalla portata dei bambini.

2. Sicurezza in cucina:
- Utilizzi le piastre posteriori dei fornelli e giri i manici delle pentole verso l'interno per evitare che i bambini le tirino fuori accidentalmente.

- Eviti di lasciare oggetti caldi, come tazze di caffè o piatti caldi, alla portata dei bambini.

3. Prevenzione delle cadute :
- Installi delle barriere di sicurezza in cima e in fondo alle scale per evitare le cadute.

- Utilizzi tappeti antiscivolo e tappeti da gioco imbottiti per attutire eventuali cadute.

4. Prevenzione delle ustioni:
- Imposti la temperatura dell'acqua calda a un livello sicuro per evitare scottature.

- Non lasci mai i bambini da soli vicino a una fonte di calore, come una stufa o un termosifone.

5. Prevenzione del soffocamento e dello strangolamento:
- Eviti di lasciare i sacchetti di plastica alla portata dei bambini per evitare il rischio di soffocamento.

- Eviti di appendere al collo dei bambini oggetti come corde o nastri.

6. Sicurezza in acqua :
- Sorvegli sempre i bambini quando si trovano in prossimità dell'acqua, sia che si tratti di una piscina, di una vasca da bagno, di un secchio o di un corpo idrico.

- Si assicuri che le piscine siano adeguatamente recintate e dotate di dispositivi di sicurezza come allarmi o coperture di sicurezza.

7. Consapevolezza della sicurezza stradale:
- Insegni ai bambini le regole della sicurezza stradale e li sorvegli quando giocano o sono in giro.

- Equipaggi i bambini con dispositivi di protezione adeguati, come il casco, quando vanno in bicicletta o sui rollerblade.

8. Incoraggiare il gioco sicuro:
- Scelga giocattoli e attrezzature da gioco adatti all'età, senza parti piccole e staccabili.

- Incoraggi il gioco sicuro e sorvegli i bambini quando giocano insieme.

9. Monitoraggio costante:
- La vigilanza è essenziale per prevenire gli incidenti. Si assicuri di tenere costantemente d'occhio i bambini,

soprattutto quelli piccoli, e di essere presente per intervenire se necessario.

10. Educazione alla sicurezza :
- Educare i bambini sui potenziali pericoli in casa e sulle misure di sicurezza da adottare.

- Informare i genitori sulle misure preventive, in modo che possano applicarle a casa.

La prevenzione di incidenti e infortuni in casa è una responsabilità condivisa tra assistenti all'infanzia, genitori e adulti presenti nell'ambiente del bambino. Adottando semplici misure preventive e mantenendo una vigilanza costante, è possibile creare un ambiente sicuro e protetto per i bambini, al fine di evitare incidenti e lesioni.

Educazione alla salute per bambini e famiglie

Il ruolo dell'assistente all'infanzia nell'educazione alla salute è essenziale per promuovere il benessere e lo sviluppo dei bambini. In qualità di professionista della prima infanzia, l'assistente all'infanzia svolge un ruolo chiave nel sensibilizzare i bambini e le loro famiglie alle buone pratiche di salute. Ecco come l'assistente all'infanzia può contribuire all'educazione alla salute:

1. Promuovere abitudini sane:
- Le assistenti al nido possono insegnare ai bambini le abitudini salutari di base, come lavarsi le mani prima dei pasti e dopo aver usato la toilette, lavarsi i denti, seguire una dieta equilibrata e fare esercizio fisico regolare. Possono anche aiutare i bambini a capire l'importanza di una buona igiene per prevenire la diffusione delle infezioni.

2. Sensibilizzazione alle vaccinazioni e ai controlli sanitari:
- Gli assistenti di asilo nido possono aiutare a sensibilizzare i genitori sull'importanza delle vaccinazioni e dei controlli sanitari regolari per i bambini. Possono spiegare i vantaggi della vaccinazione nella prevenzione delle malattie e promuovere il monitoraggio medico per

individuare e prevenire i problemi di salute fin dalla più tenera età.

3. Educazione alimentare :
   - Gli assistenti di asilo nido possono fornire informazioni su un'alimentazione sana ed equilibrata per i neonati, i bambini e i bambini piccoli. Possono consigliare i genitori sulle giuste scelte alimentari e sulle diverse fasi dello sviluppo nutrizionale dei bambini.

4. Sensibilizzazione sulle malattie comuni:
   - Gli assistenti di nido possono informare i genitori sulle malattie infantili più comuni, come le infezioni respiratorie, la gastroenterite e le malattie infantili, e aiutarli a riconoscere i sintomi e i segni di complicazioni. Possono anche fornire consigli sulla prevenzione e sul trattamento adeguato.

5. Supporto emotivo e psicologico:
   - Le assistenti di asilo nido possono svolgere un ruolo di supporto emotivo per i bambini, incoraggiandoli a esprimere le loro emozioni e i loro sentimenti. Possono aiutare i bambini a sviluppare l'autostima e la fiducia in se stessi, incoraggiandoli nelle loro attività e premiando i loro risultati.

6. Prevenzione degli incidenti :
   - Le assistenti all'infanzia possono insegnare ai bambini le regole di sicurezza a casa, all'aperto e a scuola, per evitare incidenti e lesioni. Possono anche sensibilizzare i genitori sulle misure preventive da adottare per garantire la sicurezza dei bambini.

7. Educazione all'igiene orale:
   - L'assistente all'infanzia può spiegare l'importanza dell'igiene orale ai bambini e ai genitori e incoraggiarli ad adottare buone pratiche di salute dentale per i loro figli.

8. Sensibilizzazione alla protezione solare:
   - L'assistente all'infanzia può sensibilizzare i genitori sull'importanza di proteggere la pelle delicata dei bambini dai raggi solari, incoraggiandoli a usare una crema solare adeguata e a evitare i momenti più caldi della giornata.

9. Incoraggiare l'attività fisica :
- L'assistente all'infanzia può incoraggiare i bambini a partecipare ad attività fisiche e di gioco per promuovere il loro sviluppo motorio e il loro benessere generale.

Insegnando ai bambini e alle loro famiglie i principi fondamentali della salute e dell'igiene, l'assistente all'infanzia contribuisce a gettare solide basi per la loro salute futura. L'educazione alla salute fin dalla più tenera età promuove abitudini sane che dureranno per tutta la vita del bambino, consentendogli di crescere in buona salute e nel pieno possesso delle proprie capacità.

L'educazione alla salute per i bambini e le famiglie copre una serie di argomenti chiave che sono essenziali per promuovere il benessere generale e prevenire le malattie. Ecco alcuni dei temi chiave dell'educazione alla salute per bambini e famiglie:

1. Igiene personale :
- L'importanza del lavaggio regolare delle mani per prevenire la diffusione delle infezioni.

- Buone pratiche di toelettatura e bagno per mantenere una buona igiene personale.

- Regole igieniche da seguire in caso di malattia per evitare la contaminazione.

2. Nutrizione equilibrata:
- L'importanza di mangiare una varietà di alimenti per ottenere i nutrienti necessari per una crescita e uno sviluppo sani.

- I diversi gruppi alimentari e i benefici di frutta, verdura, proteine, cereali, ecc.

- Raccomandazioni per limitare gli alimenti ricchi di zuccheri aggiunti, grassi saturi e sale.

3. Attività fisica :
- L'importanza dell'attività fisica per la salute e lo sviluppo motorio dei bambini.

- I benefici del giocare all'aria aperta e del partecipare ad attività sportive.

- Incoraggiare l'esercizio fisico regolare per prevenire uno stile di vita sedentario.

4. Sonno e riposo :
   - L'importanza di un sonno di qualità per la crescita, lo sviluppo e il benessere generale.

   - Raccomandazioni sul sonno per le diverse fasce d'età.
   - Le migliori pratiche per stabilire una routine regolare del sonno.

5. Prevenzione delle malattie :
   - Sensibilizzazione sulle malattie infantili comuni e sulle misure preventive per evitarle.

   - Le vaccinazioni raccomandate e i benefici della vaccinazione nella prevenzione delle malattie infettive.

6. Salute dentale :
   - Buone pratiche di igiene orale per prevenire la carie e le malattie gengivali.

   - L'importanza di visite regolari dal dentista per monitorare la salute dentale.

7. Sicurezza :
   - Misure preventive per evitare incidenti e lesioni a casa, a scuola e all'aperto.

   - Le regole della sicurezza stradale e l'uso dei dispositivi di protezione.

8. Salute emotiva e mentale:
   - L'importanza di gestire le emozioni e di sviluppare la resilienza.

   - Incoraggiare le persone a esprimere i propri sentimenti e a chiedere aiuto quando ne hanno bisogno.

9. Salute ambientale :
   - Sensibilizzare sull'inquinamento dell'aria e dell'acqua e su altri fattori ambientali che possono influire sulla salute.

- Misure preventive per mantenere un ambiente sicuro e sano.

10. Rispetto per sé e per gli altri:
- L'importanza di rispettare se stessi e gli altri nelle relazioni sociali.

- Educazione alla tolleranza, alla diversità e all'inclusione.

L'educazione alla salute per i bambini e le famiglie è un approccio olistico che mira a promuovere il benessere fisico, emotivo e sociale. Affrontando questi argomenti chiave, l'assistente all'infanzia aiuta a responsabilizzare i bambini e le loro famiglie, fornendo loro le conoscenze e le competenze necessarie per prendersi cura della propria salute e adottare stili di vita sani a lungo termine.

Gestione delle emergenze

La formazione in primo soccorso per bambini è di vitale importanza per le assistenti all'infanzia, in quanto spesso sono a diretto contatto con i bambini e possono trovarsi di fronte a emergenze mediche. La formazione in primo soccorso consente loro di intervenire in modo rapido ed efficace in caso di lesioni o malesseri, contribuendo così alla sicurezza e al benessere dei bambini affidati alle loro cure. Ecco alcuni degli elementi chiave della formazione al primo soccorso per bambini:

1. Riconoscere le situazioni di emergenza :
- Imparare a identificare i segni di sofferenza e le emergenze più comuni nei bambini, come cadute, ustioni, soffocamento, allergie gravi (anafilassi) e convulsioni.

2. Rianimazione cardiopolmonare (RCP) :
- Imparare le tecniche di RCP adatte ai bambini in caso di arresto cardiaco o respiratorio. Questo include la comprensione del rapporto tra le compressioni toraciche e le ventilazioni e l'uso di un defibrillatore automatico esterno (DAE), se disponibile.

3. Defibrillazione :
- Capire come utilizzare un DAE in caso di arresto cardiaco e sapere quando è necessaria la defibrillazione per ripristinare il normale ritmo cardiaco.

4. Gestione delle vie aeree:
   - Impari a liberare le vie respiratorie ostruite nei bambini, utilizzando tecniche diverse a seconda dell'età del bambino.

5. Emorragie e lesioni:
   - Saper gestire emorragie minori e maggiori e applicare medicazioni e bendaggi appropriati.

6. Ustioni e traumi:
   - Impari a valutare e trattare le ustioni e i traumi, e a riconoscere i segni di una possibile frattura o di un trauma cranico.

7. Interventi specifici per i bambini :
   - Comprendere le particolarità del primo soccorso per i bambini, come la somministrazione di un autoiniettore di epinefrina per una reazione allergica grave o l'utilizzo di un distanziatore per inalare farmaci in caso di attacco d'asma.

8. Gestione delle situazioni di emergenza comuni:
   - Impara a gestire situazioni comuni come crisi epilettiche, reazioni allergiche, soffocamento e perdita di coscienza.

9. Comunicazione e gestione dello stress:
   - Comprendere l'importanza di comunicare chiaramente con i genitori, gli altri operatori sanitari e i servizi di emergenza, quando necessario. Imparare a gestire lo stress e a mantenere la calma durante una situazione di emergenza.

10. Casi di studio e simulazioni:
    - La formazione pratica è essenziale per mettere in pratica le conoscenze teoriche. Gli esercizi di ruolo e le simulazioni di emergenza consentono agli assistenti all'infanzia di familiarizzare con le tecniche di primo soccorso in un ambiente sicuro.

È essenziale che le assistenti all'infanzia si sottopongano a regolari corsi di aggiornamento sul primo soccorso, per mantenere le loro competenze aggiornate e per tenersi al passo con le ultime raccomandazioni e pratiche. Una solida formazione in materia di primo soccorso infantile assicura che le assistenti all'infanzia siano preparate a reagire in modo rapido ed efficace in caso di emergenza, contribuendo così alla sicurezza dei bambini affidati alle loro cure.

Reagire rapidamente alle emergenze mediche è un'abilità essenziale per le assistenti all'infanzia che lavorano con i bambini. In caso di incidente o malattia, ogni secondo è importante per prestare il primo soccorso e garantire la sicurezza del bambino. Ecco alcuni punti chiave per aiutarla a reagire in modo rapido ed efficace in caso di emergenza medica:

1. Riconoscere i segnali di emergenza :
   - La capacità di riconoscere rapidamente i segni di un'emergenza medica è fondamentale. Ciò include il rilevamento dei segni di distress respiratorio, soffocamento, arresto cardiaco, reazione allergica grave (anafilassi), convulsioni, ustioni gravi, ecc.

2. Mantenere la calma:
   - In una situazione di emergenza, mantenere la calma è essenziale per prendere decisioni rapide ed efficaci. La calma dell'assistente all'infanzia può anche rassicurare il bambino e i genitori, il che è essenziale per un intervento di successo.

3. Chiamare aiuto:
   - Non appena viene identificata una situazione di emergenza, l'assistente all'infanzia deve chiamare i servizi di emergenza (numero di emergenza del Paese) per richiedere ulteriore assistenza medica. È importante fornire informazioni chiare e precise sulla natura dell'emergenza e sul luogo.

4. Rianimazione cardiopolmonare (RCP) :
   - In caso di arresto cardiaco o respiratorio, un assistente all'infanzia addestrato al primo soccorso deve iniziare la rianimazione cardiopolmonare (RCP) senza indugio, utilizzando tecniche adatte ai bambini.

5. Defibrillazione :
   - Se è disponibile un defibrillatore automatico esterno (DAE), l'assistente all'infanzia deve essere preparata ad

utilizzarlo in base alla sua formazione per ripristinare un ritmo cardiaco normale in caso di arresto cardiaco.

6. Gestione delle vie aeree :
   - In caso di soffocamento, l'assistente all'infanzia deve essere in grado di liberare rapidamente le vie respiratorie del bambino utilizzando tecniche appropriate, a seconda dell'età del bambino.

7. Uso di apparecchiature mediche:
   - Gli assistenti al nido devono conoscere l'uso di qualsiasi attrezzatura medica necessaria per fornire il primo soccorso, come gli autoiniettori di epinefrina per le reazioni allergiche gravi o gli inalatori per gli attacchi d'asma.

8. Comunicazione con i genitori:
   - Durante un'emergenza medica, è importante comunicare in modo rapido ed efficace con i genitori del bambino per informarli della situazione e ottenere qualsiasi informazione medica rilevante.

9. Monitoraggio e rendicontazione:
   - Dopo aver prestato il primo soccorso, l'assistente all'infanzia deve garantire un follow-up appropriato, informare il team medico di tutti i dettagli rilevanti e compilare i rapporti richiesti.

10. Formazione continua :
    - Per mantenere le loro competenze e la loro reattività, gli assistenti di asilo nido devono frequentare regolarmente corsi di aggiornamento sul primo soccorso e sulla rianimazione cardiopolmonare (RCP).

Reagire rapidamente alle emergenze mediche è un elemento chiave nella pratica professionale degli assistenti all'infanzia. Una formazione adeguata, la pratica regolare delle tecniche di primo soccorso e la gestione serena delle emergenze contribuiscono all'efficace cura e sicurezza dei bambini.

Capitolo 9:
Comunicazione e relazioni con i genitori

L'importanza della comunicazione con i genitori

La comunicazione gioca un ruolo essenziale nella cura dei bambini da parte delle assistenti all'infanzia. Una comunicazione efficace e attenta è essenziale per costruire relazioni di fiducia con i bambini, i genitori e l'équipe medica. Ecco alcuni aspetti chiave del ruolo della comunicazione nell'assistenza ai bambini:

1. Stabilire un rapporto di fiducia:
   * Una comunicazione attenta ed empatica aiuta a stabilire un rapporto di fiducia con i bambini. Questo è particolarmente importante per i bambini che possono sentirsi ansiosi o stressati quando sono lontani dai genitori o sono sottoposti a cure mediche.

2. Comprendere le esigenze dei bambini:
   * La comunicazione consente alle assistenti all'infanzia di comprendere le esigenze specifiche di ogni bambino. Ascoltando attentamente e osservando il loro comportamento, gli assistenti possono soddisfare meglio le esigenze fisiologiche, emotive e sociali del bambino.

3. Spieghi l'assistenza all'infanzia:
   * Gli assistenti del nido devono essere in grado di spiegare le cure mediche in modo adeguato all'età. Una comunicazione chiara e rassicurante può aiutare a ridurre l'ansia del bambino nei confronti delle cure mediche e delle procedure.

4. Coinvolgere i genitori nell'assistenza:
   * Una comunicazione efficace con i genitori è essenziale per tenerli informati sulla salute e sul benessere del bambino. Coinvolgere i genitori nelle cure e nelle decisioni mediche rafforza anche il legame di fiducia tra il team medico e la famiglia.

5. Trasmissione di informazioni mediche:
   - Gli assistenti di nido svolgono un ruolo cruciale nel trasmettere le informazioni mediche ai genitori e all'équipe medica. Una comunicazione accurata e completa assicura un coordinamento efficace delle cure per il bambino.

6. Gestire le emozioni :
   - I bambini possono esprimere emozioni come paura, tristezza o frustrazione quando sono malati o in ospedale. La comunicazione empatica consente agli assistenti all'infanzia di aiutare i bambini a esprimere le loro emozioni e a gestirle in modo sano.

7. Incoraggiare l'espressione dei bisogni:
   - I bambini piccoli possono avere difficoltà ad esprimere verbalmente i loro bisogni. Gli assistenti al nido devono essere attenti ai segnali non verbali del bambino e incoraggiare l'espressione dei suoi bisogni, sia fisiologici che emotivi.

8. Supporto emotivo :
   - La oomunicazione premurosa consente alle assistenti all'infanzia di fornire un supporto emotivo ai bambini e ai genitori. La loro presenza confortante può aiutare i bambini a sentirsi sicuri e supportati durante la loro permanenza in ospedale o in una struttura di assistenza.

9. Rispettare la dignità e i diritti dei bambini:
   - Una comunicazione rispettosa e adeguata all'età riconosce la dignità e i diritti dei bambini come individui.

10. Ascolto attivo :
   - L'ascolto attivo è un aspetto essenziale della comunicazione. Gli assistenti al nido devono essere attenti alle esigenze e alle preoccupazioni dei bambini e delle loro famiglie, offrendo loro uno spazio sicuro per esprimere le loro domande e i loro dubbi.

In conclusione, la comunicazione è un pilastro centrale dell'assistenza ai bambini da parte delle assistenti all'infanzia. Una comunicazione attenta, chiara e adeguata all'età aiuta a creare un ambiente di fiducia in cui i bisogni fisiologici, emotivi e sociali dei bambini possono essere pienamente soddisfatti.

Inoltre, favorisce la collaborazione con i genitori e con gli altri membri dell'équipe medica, contribuendo all'efficacia complessiva dell'assistenza ai bambini.

Una comunicazione aperta e rispettosa con i genitori è essenziale nella cura dei bambini e offre molti vantaggi sia ai bambini che agli operatori sanitari. Ecco alcuni dei principali vantaggi di tale comunicazione:

1. Stabilire una partnership di cura:
   - Una comunicazione aperta e rispettosa aiuta a creare una forte partnership di cura tra assistenti all'infanzia e genitori. Insieme, lavorano per il benessere del bambino, condividendo informazioni importanti e prendendo decisioni sulla sua cura.

2. Costruire la fiducia:
   - Una comunicazione rispettosa aiuta a costruire la fiducia tra genitori e assistenti all'infanzia. I genitori si sentono più sicuri nell'affidare il loro bambino alle cure di professionisti che li ascoltano e rispettano le loro opinioni e preoccupazioni.

3. Informazioni accurate e complete:
   - I genitori sono una fonte preziosa di informazioni sul bambino, compresa la storia medica, le abitudini e le preferenze. Una comunicazione aperta consente alle assistenti all'infanzia di ottenere informazioni accurate e complete, essenziali per una cura efficace del bambino.

4. Coinvolgere i genitori nell'assistenza:
   - Una comunicazione aperta coinvolge i genitori nella cura del loro bambino. Sono incoraggiati a fare domande, a esprimere le loro preoccupazioni e a partecipare attivamente alle decisioni sulla salute e sul benessere del loro bambino.

5. Promuovere la continuità delle cure:
   - Condividendo informazioni importanti con i genitori, le assistenti di nido contribuiscono a garantire la continuità dell'assistenza al bambino, sia in ospedale che al nido o a casa.

6. Soddisfare le esigenze individuali del bambino:
   • Stabilendo una comunicazione aperta con i genitori, gli assistenti all'infanzia possono comprendere meglio le esigenze specifiche del bambino. Ciò consente di personalizzare l'assistenza per soddisfare al meglio le esigenze fisiologiche, emotive e sociali di ciascun bambino.

7. Rassicurare i genitori :
   • Quando i genitori ricevono informazioni trasparenti sulla salute e sui progressi del loro bambino, si sentono rassicurati e sicuri, il che può contribuire a ridurre i loro livelli di ansia.

8. Incoraggiare la comunicazione aperta da parte dei genitori:
   • Una comunicazione aperta da parte delle assistenti all'infanzia incoraggia anche i genitori a comunicare apertamente le loro preoccupazioni, il che può aiutare a individuare precocemente problemi di salute o cambiamenti nel comportamento del bambino.

9. Facilitare la collaborazione con il team medico:
   • Una comunicazione aperta con i genitori facilita la collaborazione con l'équipe medica e gli altri professionisti della salute coinvolti nella cura del bambino. Questo assicura un'assistenza completa e coordinata.

10. Rispetto della dignità e dei diritti dei genitori:
   • La comunicazione rispettosa riconosce la dignità e i diritti dei genitori come partner di cura, contribuendo a creare un ambiente di cura rispettoso ed empatico.

In conclusione, una comunicazione aperta e rispettosa con i genitori è una parte essenziale della pratica degli assistenti all'infanzia. Favorisce la fiducia reciproca, facilita il processo decisionale informato e assicura un'assistenza di qualità ai bambini. Questo approccio collaborativo ed empatico contribuisce al benessere generale del bambino e della sua famiglia.

Capacità di comunicazione con i genitori

Gli assistenti di nido devono padroneggiare una serie di **tecniche di comunicazione efficace** per interagire positivamente con i bambini, i genitori e i membri dell'équipe medica. Ecco alcune delle tecniche essenziali:

1. Ascolto attivo :
   - L'ascolto attivo è un processo in cui l'assistente all'infanzia presta piena attenzione a ciò che l'altra persona sta dicendo. Ciò implica un'attenzione totale alle parole, alle emozioni e alle espressioni non verbali del bambino o del genitore. In questo modo, l'assistente all'infanzia acquisisce una comprensione approfondita delle esigenze e delle preoccupazioni dell'altra persona.

2. Empatia :
   - Empatia significa mettersi nei panni dell'altro e capire le sue emozioni e i suoi sentimenti. Le assistenti all'infanzia devono mostrare empatia nei confronti dei bambini e dei genitori, per creare un forte legame emotivo e rassicurarli.

3. Comunicazione non verbale:
   - La comunicazione non verbale gioca un ruolo essenziale nella comunicazione con i bambini, che potrebbero non essere in grado di esprimere verbalmente le loro esigenze. Gli assistenti di asilo nido devono prestare attenzione ai segnali non verbali, come le espressioni del viso, i gesti e le posture, per capire cosa il bambino sta provando o vuole comunicare.

4. Discorso appropriato all'età:
   - Le assistenti all'infanzia devono adattare il loro linguaggio all'età del bambino. Utilizzano parole semplici e comprensibili per i bambini piccoli, mentre sono più precise e dettagliate con i bambini più grandi. Questo approccio facilita la comprensione e promuove una comunicazione efficace.

5. Ponga domande aperte:
   - Fare domande aperte incoraggia i bambini a esprimere i loro pensieri e sentimenti in modo più dettagliato. Ciò consente agli assistenti all'infanzia di ottenere

informazioni più complete e preziose per la cura del bambino.

6. Riformulare e riassumere:
   - Per assicurarsi di aver compreso appieno ciò che il bambino o il genitore sta dicendo, le assistenti all'infanzia possono riformulare o riassumere ciò che è stato detto. Questo dimostra anche che l'assistente all'infanzia è attenta e coinvolta nella conversazione.

7. Rassicurazione e incoraggiamento:
   - Una comunicazione efficace comporta la rassicurazione dei bambini e dei genitori, incoraggiandoli a fare domande, esprimere preoccupazioni e partecipare attivamente all'assistenza. Questo crea un ambiente di fiducia e di sostegno.

8. Utilizzi aiuti visivi:
   - Per facilitare la comunicazione con i bambini, gli assistenti all'infanzia possono utilizzare ausili visivi come disegni, immagini o giocattoli per spiegare le procedure mediche o le cure.

9. Adattabilità :
   - Ogni bambino è unico e le assistenti all'infanzia devono essere adattabili nel loro approccio alla comunicazione, in base alle esigenze specifiche di ogni bambino e di ogni situazione.

10. Rispetto e riservatezza :
    - Gli assistenti dell'asilo nido devono sempre comunicare in modo rispettoso con i bambini e i genitori, tenendo conto della loro dignità e privacy. La riservatezza delle informazioni personali deve essere sempre rispettata.

Sviluppando e praticando queste tecniche di comunicazione efficace, le assistenti all'infanzia possono migliorare la qualità della loro relazione con i bambini, i genitori e i membri dell'équipe medica. Una comunicazione attenta e trasparente aiuta a creare un ambiente di cura positivo e promuove il benessere dei bambini e delle loro famiglie.

La comunicazione non verbale gioca un ruolo fondamentale nella relazione con i genitori nella cura dei bambini. Gran parte della comunicazione è trasmessa da segnali non verbali come le espressioni del viso, i gesti, la postura, il contatto visivo e il tono di voce. L'impatto della comunicazione non verbale è notevole, in quanto può rafforzare o alterare il messaggio verbale, influenzare le emozioni e le percezioni e stabilire il tono della relazione tra l'assistente all'infanzia e i genitori.

Ecco alcuni elementi chiave della comunicazione non verbale e il loro impatto sulla relazione con i genitori:

1. Espressione facciale :
   - Il sorriso è uno degli strumenti non verbali più potenti per creare un'atmosfera di cura e fiducia. Un'espressione facciale calda e amichevole può alleviare le preoccupazioni dei genitori e metterli a proprio agio nelle loro interazioni con la baby-sitter.

2. Contatto visivo :
   - Il contatto visivo è un modo essenziale per stabilire un legame emotivo con i genitori. Un contatto visivo diretto e rispettoso dimostra che l'assistente all'infanzia sta ascoltando le parole dei genitori ed è sinceramente interessata alla loro situazione.

3. Gesti e postura :
   - Gesti aperti e una postura rilassata possono esprimere l'apertura e l'accessibilità dell'assistente all'infanzia. Un linguaggio del corpo aperto e accogliente incoraggia i genitori a sentirsi a proprio agio nell'esprimere le loro preoccupazioni e domande.

4. Tono di voce :
   - Il modo in cui le assistenti all'infanzia usano la voce può influenzare l'interpretazione del messaggio. Una voce calma, composta e gentile può tranquillizzare i genitori ansiosi, mentre una voce rassicurante può rafforzare la fiducia nelle capacità professionali dell'assistente all'infanzia.

5. Reattività emotiva :
   - Essere sensibili alle emozioni dei genitori e mostrare empatia per le loro preoccupazioni rafforza la relazione.

La reattività emotiva significa essere emotivamente presenti e offrire un sostegno adeguato quando i genitori esprimono i loro sentimenti, sia positivi che negativi.

6. Rispetto dello spazio personale:
- Il rispetto dello spazio personale dei genitori è essenziale per farli sentire a proprio agio e rispettati. L'assistente all'infanzia deve essere consapevole della distanza fisica appropriata quando interagisce con i genitori.

7. Pazienza e ascolto:
- Prendersi del tempo per ascoltare attentamente ed essere pazienti con i genitori, soprattutto se sono stressati o preoccupati, dimostra rispetto e considerazione per loro. Questo può aiutare a costruire un legame di fiducia duraturo.

8. Congruenza :
- La congruenza tra linguaggio verbale e non verbale è essenziale per stabilire un rapporto di fiducia. Se il linguaggio del corpo della baby-sitter contraddice ciò che dice, può seminare dubbi e confusione tra i genitori.

9. Riconoscere e rispettare le emozioni dei genitori:
- I genitori possono provare emozioni intense in relazione alla salute e al benessere del loro bambino. L'assistente all'infanzia deve riconoscere queste emozioni e trattarle con rispetto, offrendo un sostegno adeguato.

La comunicazione non verbale può essere ancora più importante nei momenti di tensione o di stress, in quanto i genitori possono essere meno ricettivi ai messaggi verbali quando le loro emozioni sono più forti. Una comunicazione non verbale appropriata può aiutare ad alleviare le preoccupazioni dei genitori, a stabilire un solido rapporto di fiducia e a migliorare la qualità dell'assistenza fornita al bambino. Insieme, questi elementi promuovono una collaborazione armoniosa tra l'assistente all'infanzia e i genitori, con l'obiettivo di garantire il benessere del bambino.

Comunicazione in situazioni delicate

La gestione di situazioni sensibili o emotive con i genitori è una parte essenziale del lavoro di un assistente all'infanzia. Questo può includere i momenti in cui i genitori si trovano di fronte a notizie difficili sulla salute del loro bambino, diagnosi mediche complesse, procedure mediche invasive o qualsiasi altro argomento delicato. Ecco alcuni consigli su come affrontare queste situazioni con sensibilità e compassione:

1. Creare l'ambiente giusto:
   - Scelga un luogo tranquillo e riservato per parlare con i genitori. Si assicuri che non ci siano interruzioni o distrazioni che possano disturbare la conversazione.

2. Stabilire un rapporto di fiducia:
   - Prima di affrontare argomenti delicati, è fondamentale aver già stabilito un rapporto di fiducia con i genitori. Ciò significa ascoltare le loro esigenze, mostrare empatia e rispettare il loro punto di vista.

3. Ascolto attivo:
   - Lasci che i genitori si esprimano liberamente senza interrompere. Sia un ascoltatore attivo, mostrando che sta ascoltando e facendo domande per chiarire il loro punto di vista.

4. Utilizzi un linguaggio chiaro e comprensibile:
   - Eviti il gergo medico complesso e usi un linguaggio semplice e comprensibile per spiegare la situazione. Può anche utilizzare ausili visivi per facilitare la comprensione.

5. Sia onesto e trasparente:
   - È essenziale essere onesti con i genitori riguardo alla situazione, anche se questo significa trasmettere notizie difficili. Eviti di nascondere informazioni importanti, perché ciò potrebbe danneggiare la fiducia.

6. Fornire supporto emotivo:
   - Capisce che i genitori possono essere turbati, arrabbiati o spaventati di fronte a una notizia difficile. Offra loro un sostegno emotivo, mostrando loro che è presente durante tutto il processo.

7. Rispettare le emozioni dei genitori:
   * Ogni genitore reagisce in modo diverso alle notizie difficili. Rispetti le loro emozioni e non giudichi le loro reazioni. Lasci loro il tempo e lo spazio di cui hanno bisogno per esprimere i loro sentimenti.

8. Suggerimento di risorse :
   * A seconda della situazione, suggerisce risorse o servizi che potrebbero aiutare i genitori ad affrontare la situazione. Potrebbero essere gruppi di sostegno, servizi di consulenza o associazioni specializzate.

9. Mostrare empatia:
   * Mostri empatia riconoscendo le emozioni dei genitori ed esprimendo la sua comprensione per la loro situazione. Questo può aiutarli a sentirsi ascoltati e sostenuti.

10. Rispettare la riservatezza :
   * Si assicuri di rispettare la riservatezza delle informazioni personali dei genitori e del bambino. Condivida i dettagli della loro situazione solo con le persone coinvolte nella cura del bambino.

11. Follow-up :
   * Dopo aver affrontato una situazione delicata, si assicuri di seguire regolarmente i genitori per rispondere alle loro domande, tenerli informati sui progressi e offrire loro un sostegno continuo.

Affrontare situazioni delicate con i genitori richiede un approccio sensibile e compassionevole. Mostrando empatia, ascolto attivo e trasparenza, le assistenti all'infanzia possono sostenere i genitori mantenendo un rapporto di fiducia e rispetto reciproco. Questo approccio facilita una comunicazione aperta e costruttiva per il benessere del bambino e della sua famiglia.

Gestire i conflitti e le tensioni comunicative è essenziale per mantenere relazioni positive e professionali con i genitori come assistente all'infanzia. Ecco alcune strategie per affrontare queste situazioni in modo costruttivo:

1. Mantenere la calma:
   - Rimanga calmo e controlli le sue emozioni, anche se la situazione diventa tesa. Una reazione emotiva può esacerbare il conflitto.

2. Ascolto attivo:
   - Ascolti attentamente le preoccupazioni e i punti di vista dei genitori. Dimostri di capirli ripetendo le loro preoccupazioni per chiarire la sua comprensione.

3. Rimanga aperto alla discussione:
   - Sia aperto ad ascoltare opinioni e punti di vista diversi. Dimostri di essere pronto a discutere e a trovare una soluzione comune.

4. Sia rispettoso:
   - Mostri rispetto per i genitori e per il loro punto di vista, anche se non condivide la stessa opinione. Eviti di giudicare o criticare.

5. Utilizzi un linguaggio costruttivo:
   - Scelga parole positive e costruttive per esprimere le sue idee e le sue preoccupazioni. Eviti commenti negativi o accusatori.

6. Trovare un terreno comune:
   - Cercate un terreno comune sul quale possiate essere d'accordo. Identificare gli interessi comuni ed esplorare soluzioni vantaggiose per entrambi.

7. Suggerisca delle soluzioni:
   - Invece di concentrarsi sul problema, proponga soluzioni pratiche e realistiche per risolvere il conflitto.

8. Mostrare empatia:
   - Cerchi di vedere la situazione dal punto di vista dei genitori. Dimostri di comprendere le loro emozioni e preoccupazioni.

9. Si prenda il tempo necessario:
   - Se la tensione è alta, si prenda il tempo necessario per calmarsi e riflettere prima di riprendere la discussione. Non affretti le cose.

10. Coinvolga altri membri del team, se necessario:
   - Se il conflitto persiste, coinvolgere altri membri dell'équipe medica per apportare una prospettiva diversa e aiutare a risolverlo.

11. Rispettare i confini professionali:
   - Si assicuri di rimanere nell'ambito del suo ruolo di assistente all'infanzia e non oltrepassi i suoi compiti.

12. Seguire:
   - Una volta risolto il conflitto, segua i genitori per verificare che siano soddisfatti della soluzione trovata e per assicurarsi che il rapporto rimanga armonioso.

13. Imparare dall'esperienza passata:
   - Rifletta sui conflitti passati e impari da essi per migliorare le sue capacità di comunicazione in futuro.

È importante tenere presente che possono sorgere dei conflitti, anche nelle relazioni migliori. La chiave è affrontarli in modo rispettoso e costruttivo, cercando soluzioni reciprocamente soddisfacenti. Una gestione efficace dei conflitti aiuta a mantenere un'atmosfera di lavoro positiva e a costruire la fiducia tra la baby-sitter e i genitori, nell'interesse del benessere del bambino.

Stabilire un rapporto di fiducia con i genitori

Lo sviluppo di un rapporto di fiducia basato sulla cura e sul rispetto è essenziale nel lavoro dell'assistente all'infanzia con i bambini e i loro genitori. Questo rapporto di fiducia favorisce una comunicazione aperta, una collaborazione efficace e un'assistenza ottimale per i bambini. Ecco alcuni punti chiave per sviluppare questo rapporto di fiducia:

1. Mostrare empatia:
   - Mostri empatia, comprendendo e riconoscendo le emozioni e le preoccupazioni dei genitori. Sia sensibile alle loro esigenze e mostri comprensione.

2. Ascolto attivo:
- Si eserciti nell'ascolto attivo, prestando piena attenzione a ciò che i genitori hanno da dire. Sia paziente ed eviti di interromperli.

3. Rispettare le scelte dei genitori:
- Riconoscere che i genitori hanno la responsabilità primaria dei loro figli e rispettare le loro decisioni in merito alla cura e all'educazione del bambino.

4. Sia trasparente e onesto:
- Comunicare in modo onesto e trasparente con i genitori sulla salute e il benessere del bambino. Eviti di nascondere le informazioni importanti.

5. Valorizzare la collaborazione :
- Incoraggiare un approccio collaborativo, coinvolgendo i genitori nel processo decisionale relativo all'assistenza del bambino. Coinvolgerli nella pianificazione dell'assistenza e delle attività.

6. Rispettare la riservatezza:
- Si assicuri di rispettare la riservatezza delle informazioni personali dei genitori e dei loro figli. Non condivida informazioni riservate con altri senza il loro consenso.

7. Fornire informazioni chiare e comprensibili:
- Spiegare le procedure e le cure mediche in modo chiaro e comprensibile, evitando il gergo medico complesso.

8. Essere disponibile e accessibile:
- Sia disponibile a rispondere alle domande e alle preoccupazioni dei genitori. Si assicuri che si sentano a loro agio nel rivolgersi a lei, se ne hanno bisogno.

9. Riconoscere gli sforzi dei genitori:
- Valorizzare gli sforzi dei genitori nel prendersi cura dei loro figli e riconoscere i loro successi come genitori.

10. Sviluppare una stretta relazione :
- Conoscere i genitori e il loro bambino individualmente. Si faccia coinvolgere nella loro vita quotidiana e mostri interesse per il loro benessere.

11. Sia paziente e comprensivo:
   * Comprenda che i genitori possono attraversare momenti di stress o di ansia. Sia paziente e comprensivo nel gestire le loro emozioni.

12. Rispettare le credenze culturali e religiose:
   * Tenere conto delle convinzioni culturali e religiose dei genitori quando si occupa del loro bambino. Rispettare le loro tradizioni e i loro valori.

13. Dimostrare professionalità:
   * Mantenere sempre un atteggiamento professionale ed evitare di giudicare o criticare i genitori.

Sviluppando un rapporto di fiducia basato sulla cura e sul rispetto, le assistenti all'infanzia possono instaurare un clima di collaborazione con i genitori. Questa forte relazione aiuta a comprendere meglio le esigenze del bambino e della famiglia, a migliorare la qualità dell'assistenza fornita e a promuovere il benessere generale del bambino. Una comunicazione aperta e rispettosa aiuta anche a dissipare le preoccupazioni dei genitori e a coinvolgerli attivamente nel processo decisionale per il bene del loro bambino.

L'importanza della riservatezza e del rispetto della privacy delle famiglie è fondamentale nel settore dell'assistenza all'infanzia, dove le assistenti all'infanzia interagiscono regolarmente con i bambini e i loro genitori. Ecco alcuni motivi chiave per cui la riservatezza e la privacy sono essenziali:

1. Fiducia e relazione di sostegno:
   * La riservatezza assicura alle famiglie che le loro informazioni personali e mediche saranno trattate con rispetto e non saranno divulgate senza il loro consenso. Questo favorisce un ambiente di fiducia, in cui i genitori si sentono a proprio agio nel condividere informazioni importanti con le assistenti all'infanzia.

2. Rispetto dei diritti fondamentali:
   * La riservatezza e il rispetto della privacy sono diritti fondamentali delle persone, compresi i bambini e i loro genitori. Rispettando la loro privacy, le assistenti all'infanzia preservano la loro dignità e autonomia.

3. Protezione delle informazioni sensibili:
   - Nel settore medico, gli assistenti all'infanzia hanno accesso a informazioni sensibili sulla salute e sul benessere dei bambini e delle loro famiglie. Garantire la riservatezza di queste informazioni è essenziale per evitare qualsiasi rischio di pregiudizio o discriminazione.

4. Rispetto delle credenze culturali e religiose:
   - Il rispetto della privacy consente alle famiglie di condividere informazioni sulle loro credenze culturali e religiose senza temere giudizi o incomprensioni. Questo facilita un'assistenza adeguata che rispetta i loro valori.

5. Protezione dalla stigmatizzazione:
   - Alcune condizioni mediche o situazioni familiari possono essere socialmente stigmatizzate. Mantenendo la riservatezza, le assistenti all'infanzia evitano di contribuire alla stigmatizzazione e permettono alle famiglie di sentirsi al sicuro.

6. Rispetto delle scelte dei genitori:
   - Rispettando la vita privata delle famiglie, le assistenti all'infanzia dimostrano di apprezzare le decisioni dei genitori e non cercano di imporre le proprie opinioni.

7. Responsabilità professionale :
   - Il rispetto della riservatezza è parte integrante della responsabilità professionale degli assistenti all'infanzia. Si tratta di uno standard etico essenziale per proteggere i diritti delle famiglie di cui si occupano.
   .

8. Conformità normativa :
   - In molti Paesi, leggi e regolamenti severi regolano la riservatezza delle informazioni mediche. Le assistenti all'infanzia devono rispettare queste leggi e normative per evitare sanzioni legali.

9. Gestione delle informazioni sensibili:
   - Le assistenti all'infanzia si trovano a dover gestire importanti informazioni personali e mediche su molti bambini e famiglie. Mantenendo la riservatezza, assicurano che queste informazioni siano gestite e protette in modo adeguato.

10. Immagine professionale :
- Mantenendo la riservatezza e rispettando la privacy, le assistenti all'infanzia rafforzano la loro immagine professionale, essendo viste come professioniste affidabili e rispettose.

È essenziale che gli assistenti all'infanzia ricevano una formazione adeguata sull'importanza della riservatezza e del rispetto della privacy. Devono comprendere le conseguenze di una divulgazione inappropriata di informazioni riservate ed essere consapevoli dei rischi potenziali. Promuovendo un ambiente che rispetta la privacy, le assistenti all'infanzia contribuiscono a migliorare la qualità dell'assistenza, a costruire un rapporto di fiducia con le famiglie e a salvaguardare i diritti fondamentali dei bambini e dei loro genitori.

Informare i genitori sullo stato di salute del loro bambino.

Comunicare informazioni mediche in modo comprensibile è un'abilità essenziale per le assistenti all'infanzia. Quando interagiscono con i genitori e le famiglie, devono essere in grado di comunicare le informazioni relative alla salute e al benessere del bambino in modo chiaro ed efficace. Ecco alcuni consigli su come farlo con successo:

1. Utilizzi un linguaggio chiaro e appropriato:
- Eviti il gergo medico complesso e usi un linguaggio semplice e comprensibile. Adegui ciò che dice al livello di comprensione dei suoi genitori, facendo attenzione a non sommergerli di informazioni tecniche.

2. Spieghi i termini medici:
- Se deve utilizzare termini medici specifici, si prenda il tempo necessario per spiegarli chiaramente ai genitori. Non esiti a usare esempi o paragoni per rendere i termini più accessibili.

3. Utilizzi aiuti visivi:
- Se possibile, utilizzi supporti visivi come diagrammi, grafici o illustrazioni a sostegno delle sue spiegazioni.

Questo può aiutare i genitori a comprendere meglio le informazioni complesse.

4. Fornisca esempi concreti:
   - Utilizzi esempi concreti per illustrare le sue spiegazioni. Ad esempio, spieghi i sintomi di una malattia descrivendo come potrebbero manifestarsi in un bambino.

5. Ponga domande aperte:
   - Incoraggi i genitori a fare domande utilizzando frasi aperte. Ad esempio, chiedere "Ha qualche domanda?" invece di "Ha capito tutto?". Questo permette ai genitori di condividere le loro preoccupazioni ed esigenze specifiche.

6. Ripeta le informazioni importanti:
   - Ripeta le informazioni importanti per assicurarsi che i genitori le comprendano. Utilizzi formulazioni diverse per rafforzare i messaggi chiave.

7. Verificare la comprensione:
   - Si assicuri di verificare regolarmente che i genitori abbiano compreso le informazioni che ha dato loro. Può chiedere loro di riformulare i punti chiave per confermare la loro comprensione.

8. Ascolto attivo :
   - Sia attento alle reazioni e alle domande dei genitori. Ascolti attivamente le loro preoccupazioni e chiarisca qualsiasi informazione ambigua.

9. Suggerisca risorse aggiuntive:
   - Offra ai genitori risorse aggiuntive, come opuscoli o siti web affidabili, per aiutarli a saperne di più su argomenti specifici.

10. Tenere conto delle preferenze culturali:
    - Tenga conto delle preferenze culturali dei genitori quando comunica con loro. Alcune culture possono avere credenze o tradizioni specifiche relative alla salute e alla malattia.

11. Sia paziente e premuroso:
- Mostri pazienza e gentilezza nelle sue interazioni con i genitori. Rispetti il loro ritmo di apprendimento e risponda alle loro esigenze individuali.

Una comunicazione comprensiva ed empatica rafforza il rapporto di fiducia tra assistenti all'infanzia e genitori. Adottando un approccio appropriato e assicurando che le informazioni siano trasmesse in modo chiaro e accessibile, le assistenti all'infanzia contribuiscono ad aumentare il coinvolgimento dei genitori nella cura del bambino e a promuovere il suo benessere generale.

Il coinvolgimento dei genitori nelle decisioni relative all'assistenza del loro bambino è un aspetto cruciale della pratica di un assistente all'infanzia. Il coinvolgimento dei genitori nel processo decisionale promuove un approccio olistico e incentrato sulla famiglia, in cui le esigenze e le preferenze della famiglia vengono prese in considerazione per garantire il benessere del bambino. Ecco alcuni motivi importanti per coinvolgere i genitori nelle decisioni sull'assistenza:

1. Conoscenza approfondita del bambino:
- I genitori hanno una conoscenza approfondita del loro bambino. Comprendono le abitudini, le preferenze, le paure e le reazioni del bambino alle cure. Il loro coinvolgimento consente alle assistenti del nido di avere una visione più completa del bambino e di personalizzare l'assistenza di conseguenza.

2. Tenere conto dei valori della famiglia:
- Ogni famiglia ha i propri valori e le proprie convinzioni in materia di salute e assistenza. Coinvolgendo i genitori, gli assistenti di nido possono garantire che le decisioni sull'assistenza siano in linea con i valori familiari e culturali.

3. Aderenza ai piani di cura:
- Quando i genitori sono coinvolti nel processo decisionale, è più probabile che aderiscano ai piani di cura elaborati per il loro bambino. Questo aumenta la probabilità di successo dell'attuazione delle cure raccomandate.

4. Costruire la fiducia e l'autostima dei genitori:
   * Coinvolgere i genitori nelle decisioni sull'assistenza dà loro un ruolo attivo nel processo di recupero del figlio. Questo rafforza la loro fiducia nella capacità di prendersi cura del bambino e aumenta la loro autostima.

5. Rispettare il ruolo dei genitori come partner:
   * I genitori hanno la responsabilità primaria del loro bambino. Coinvolgendoli nelle decisioni relative all'assistenza, le assistenti all'infanzia rispettano il loro ruolo di partner essenziali nel processo di cura del bambino.

6. Condividere le informazioni:
   * Coinvolgere i genitori nelle decisioni sull'assistenza significa che le informazioni e le raccomandazioni mediche possono essere condivise in modo aperto e trasparente. Inoltre, aiuta a chiarire le domande e a dissipare le preoccupazioni.

7. Adattare l'assistenza alle esigenze della famiglia:
   * Conoscendo le preferenze e le esigenze specifiche della famiglia, le assistenti all'infanzia possono personalizzare l'assistenza per soddisfare le esigenze dell'intera famiglia, non solo del bambino.

8. Lavorare con i genitori come educatori:
   * Gli assistenti di nido hanno un ruolo educativo nei confronti dei genitori, per aiutarli a comprendere le cure e i trattamenti raccomandati. Coinvolgendo i genitori nelle decisioni, gli assistenti domiciliari facilitano la comunicazione bidirezionale e la comprensione reciproca.

9. Stabilire un rapporto di fiducia duraturo:
   * Il coinvolgimento dei genitori nelle decisioni relative all'assistenza stabilisce un rapporto di fiducia duraturo tra i genitori e gli assistenti dell'asilo nido. Questa fiducia è essenziale se il bambino deve essere assistito in modo efficace e se si vuole garantire la continuità dell'assistenza.

10. Rispetto del principio di autodeterminazione:
    * Coinvolgendo i genitori nelle decisioni relative all'assistenza, le assistenti di nido rispettano il principio

dell'autodeterminazione, che riconosce il diritto dei genitori di prendere decisioni informate per il proprio figlio.

È importante che le assistenti all'infanzia stabiliscano una comunicazione aperta ed empatica con i genitori, dove questi possano esprimere le loro preoccupazioni, fare domande e partecipare alle discussioni sull'assistenza del bambino. Considerando i genitori come partner del team di assistenza, le assistenti all'infanzia contribuiscono a migliorare la qualità dell'assistenza e a promuovere il benessere generale del bambino e della sua famiglia.

La comunicazione nei momenti di transizione

Accompagnare i genitori nei momenti di transizione è una parte essenziale del ruolo di assistente all'infanzia. Le transizioni, come il ricovero in ospedale, il ritorno a casa dall'ospedale o qualsiasi altro cambiamento importante nella vita di un bambino, possono essere momenti stressanti e carichi di emozioni per i genitori. Fornire assistenza in questi momenti delicati aiuta i genitori a sentirsi sostenuti e rassicurati, promuovendo al contempo la cura generale del bambino. Ecco come gli assistenti all'infanzia possono svolgere un ruolo importante durante queste transizioni:

1. Prima del ricovero:
   - Prima che il bambino venga ricoverato in ospedale, le assistenti all'infanzia possono fornire ai genitori informazioni sul decorso previsto della degenza, sull'assistenza che riceverà il bambino e sulle risorse disponibili per sostenere la famiglia durante questo periodo. In questo modo, i genitori si preparano a ciò che li aspetta e rispondono a qualsiasi domanda o preoccupazione.

2. Durante il ricovero:
   - Mentre il bambino è in ospedale, le assistenti all'infanzia svolgono un ruolo chiave nel fornire un sostegno emotivo ai genitori. Possono spiegare la cura del bambino in modo comprensibile e rispondere alle domande dei genitori. Le assistenti possono anche aiutare i genitori a

partecipare alle cure del bambino, incoraggiandoli a partecipare il più possibile.

3. Incoraggiare la presenza dei genitori:
   • Gli assistenti di nido possono sostenere la presenza dei genitori incoraggiandoli a visitare regolarmente il loro bambino ricoverato. Possono anche aiutare i genitori a sentirsi a proprio agio nell'ambiente ospedaliero, spiegando le routine quotidiane e le procedure mediche.

4. Trasmettere informazioni mediche:
   • Le assistenti del nido possono fungere da tramite tra il team medico e i genitori. Possono trasmettere informazioni sullo stato di salute del bambino, sui risultati degli esami medici e sui piani di cura da seguire.

5. Preparazione al ritorno a casa :
   • Prima del ritorno a casa, le assistenti all'infanzia possono aiutare i genitori a prepararsi, fornendo consigli sull'assistenza domiciliare, sui farmaci da somministrare e sui segnali di complicazioni a cui prestare attenzione. Possono anche indirizzare i genitori verso le risorse della comunità che possono sostenerli dopo il ritorno a casa.

6. Sostenere il ritorno a casa:
   • Una volta che il bambino è tornato a casa, le assistenti dell'asilo nido possono continuare a sostenere i genitori monitorando le cure, rispondendo alle loro domande e aiutandoli ad adattarsi alla nuova routine. Possono anche aiutare i genitori a gestire lo stress emotivo associato al periodo di ospedalizzazione.

7. Collaborazione con altri professionisti della salute:
   • Gli assistenti di nido lavorano in collaborazione con altri professionisti della salute, come infermieri, medici e assistenti sociali, per garantire un'assistenza completa e coordinata al bambino e alla sua famiglia.

8. Supporto psicologico :
   • Le assistenti all'infanzia possono essere una presenza rassicurante per i genitori, offrendo un orecchio comprensivo e un sostegno psicologico nei momenti difficili. Possono anche incoraggiare i genitori a esprimere

le loro emozioni e a cercare un ulteriore supporto, se necessario.

Accompagnare i genitori nella transizione richiede un approccio sensibile ed empatico da parte delle assistenti all'infanzia. Devono ascoltare le esigenze e le preoccupazioni dei genitori, offrendo al contempo un supporto pratico ed emotivo per rendere la transizione il più agevole possibile. Svolgendo questo ruolo di sostegno, le assistenti all'infanzia contribuiscono a rafforzare la fiducia dei genitori, a migliorare l'esperienza complessiva dell'assistenza all'infanzia e a promuovere il benessere della famiglia.

Il ruolo dell'assistente all'infanzia nel fornire supporto emotivo ai genitori è di importanza cruciale. I genitori spesso provano una serie di emozioni intense di fronte a situazioni mediche complesse, malattie o disabilità del loro bambino. Possono sentirsi sopraffatti, ansiosi, preoccupati o addirittura impotenti di fronte alle sfide che devono affrontare. In questi momenti difficili, l'assistente all'infanzia può svolgere un ruolo essenziale nel fornire un adeguato supporto emotivo ai genitori. Ecco come l'assistente all'infanzia può svolgere questo ruolo:

1. Ascolto attento ed empatia:
   • L'assistente all'infanzia deve essere attenta alle preoccupazioni e alle emozioni dei genitori. L'ascolto attivo ed empatico permette ai genitori di esprimersi liberamente, di condividere le loro preoccupazioni e paure e di sentirsi compresi e sostenuti.

2. Convalida delle emozioni :
   • I genitori possono provare una serie di emozioni complesse, tra cui rabbia, tristezza, frustrazione e senso di colpa. L'assistente all'infanzia può convalidare queste emozioni riconoscendone la legittimità e mostrando empatia nei confronti dei genitori.

3. Fornire informazioni rassicuranti:
   • L'assistente all'infanzia può fornire informazioni chiare e rassicuranti sulla salute e sul benessere del bambino. Questo può contribuire ad alleviare le preoccupazioni dei genitori e a tenerli informati sui progressi del bambino.

4. Rinvio alle risorse di supporto:
   - L'assistente all'infanzia può indirizzare i genitori verso ulteriori risorse di supporto, come gruppi di sostegno, associazioni di genitori, psicologi specializzati o assistenti sociali, che possono aiutare i genitori a gestire le emozioni e le sfide.

5. Lavorare con il team medico:
   - L'assistente all'infanzia lavora a stretto contatto con l'équipe medica, compresi medici, infermieri e psicologi, per garantire un'assistenza completa al bambino e alla sua famiglia. Questa collaborazione assicura che le esigenze emotive dei genitori siano soddisfatte in modo integrato.

6. Sostegno per le decisioni difficili:
   - Quando i genitori devono prendere decisioni mediche complesse per il loro bambino, l'assistente all'infanzia può sostenerli fornendo informazioni chiare e obiettive per aiutarli a prendere decisioni informate.

7. Riservatezza :
   - L'assistente all'infanzia deve rispettare la riservatezza delle informazioni condivise dai genitori. Questo crea un clima di fiducia e permette ai genitori di sentirsi a proprio agio nell'aprirsi e condividere le loro preoccupazioni.

8. Promuovere l'autostima dei genitori:
   - L'assistente all'infanzia può aumentare l'autostima dei genitori, incoraggiandoli e sottolineando la loro capacità di prendersi cura del bambino. Questo può aumentare la loro fiducia nel loro ruolo di genitori.

9. Sia una presenza rassicurante:
   - L'assistente all'infanzia può essere una presenza rassicurante e confortante per i genitori, incoraggiandoli e sostenendoli durante il processo di cura del bambino.

Il supporto emotivo offerto dall'assistente all'infanzia non solo aiuta a migliorare il benessere dei genitori, ma favorisce anche un rapporto di fiducia e collaborazione tra i genitori e il team di assistenza. Ascoltando e fornendo un sostegno empatico, la puericultrice può svolgere un ruolo significativo nella cura del bambino e della sua famiglia, aiutandoli a superare i momenti difficili con resilienza e fiducia.

Lavoro di squadra con i genitori

La collaborazione con i genitori nella cura e nel monitoraggio dello sviluppo del bambino è un elemento chiave della pratica dell'assistente all'infanzia. Lavorando a stretto contatto con i genitori, le assistenti all'infanzia possono fornire un'assistenza incentrata sul bambino, basata sulle esigenze specifiche di ogni bambino e della sua famiglia. Ecco come l'assistente all'infanzia può promuovere una collaborazione efficace con i genitori:

1. Comunicazione aperta e trasparente:
   - Una comunicazione aperta e trasparente è essenziale per stabilire un rapporto di fiducia con i genitori. L'assistente all'infanzia deve condividere regolarmente le informazioni sullo stato di salute e sullo sviluppo del bambino, nonché sull'assistenza fornita. Questo aiuta i genitori a sentirsi coinvolti e informati.

2. Coinvolgere i genitori nell'assistenza:
   - L'assistente all'infanzia può incoraggiare i genitori a partecipare attivamente alla cura del bambino. Questo può includere attività come il bagnetto, il cambio, l'alimentazione e le attività di gioco. Il coinvolgimento dei genitori nell'assistenza rafforza il loro ruolo di genitori e favorisce un forte legame con il bambino.

3. Rispettare i valori e le convinzioni dei genitori:
   - Ogni famiglia ha i suoi valori, le sue credenze e le sue preferenze in materia di assistenza. L'assistente all'infanzia deve rispettare queste differenze culturali e individuali, adattando l'assistenza alle esigenze specifiche di ogni famiglia.

4. Lavorare con il team medico:
   - L'assistente all'infanzia fa parte di un team di assistenza multidisciplinare. Lavorando in collaborazione con medici, infermieri e altri professionisti della salute, l'assistente all'infanzia può fornire un'assistenza coordinata e integrata al bambino e alla sua famiglia.

5. Ascoltare attivamente le preoccupazioni dei genitori:
   - L'assistente all'infanzia deve essere attenta alle preoccupazioni dei genitori e ascoltarli attivamente. Questo aiuta a rispondere alle domande e alle preoccupazioni dei genitori, dando loro uno spazio per esprimere le proprie emozioni.

6. Coinvolgere i genitori nel monitoraggio dello sviluppo:
   - L'assistente all'infanzia può coinvolgere i genitori nel monitoraggio dello sviluppo del bambino, informandoli sulle fasi di sviluppo previste e incoraggiandoli a partecipare alle attività di stimolazione.

7. Incoraggiare la genitorialità positiva:
   - L'assistente all'infanzia può fornire consigli e incoraggiamenti ai genitori per favorire una genitorialità positiva e attenta. Questo rafforza la fiducia dei genitori nel loro ruolo e nella loro capacità di prendersi cura del bambino.

8. Riconoscere e celebrare i progressi dei bambini:
   - La puericultrice può riconoscere e celebrare i progressi e i risultati del bambino, siano essi grandi o piccoli. Questo rafforza il senso di realizzazione dei genitori e motiva il bambino a continuare a svilupparsi.

9. Supporto durante le transizioni:
   - Le transizioni, come il ritorno a casa dopo un ricovero, possono essere momenti difficili per i genitori. L'assistente all'infanzia può offrire un sostegno emotivo e pratico in questi periodi di cambiamento.

Lavorando a stretto contatto con i genitori, le assistenti di asilo nido possono fornire un'assistenza personalizzata e incentrata sul bambino, in grado di soddisfare le esigenze uniche di ogni famiglia. Questa collaborazione rafforza anche l'autonomia dei genitori nella cura del bambino e contribuisce a creare un ambiente favorevole allo sviluppo sano e soddisfacente del bambino.

Il rispetto del ruolo dei genitori come protagonisti della vita del loro bambino è un principio fondamentale nella pratica dell'assistente all'infanzia. I genitori sono i primi e più importanti educatori dei loro figli e il loro ruolo è essenziale per lo sviluppo fisico, emotivo e sociale del bambino. Ecco perché il rispetto del ruolo dei genitori è così importante:

1. Competenza sul proprio figlio:
   - I genitori conoscono i loro figli meglio di chiunque altro. Sono i primi a individuare le esigenze del bambino, a capire le sue preferenze e a rispondere alle sue richieste. L'assistente all'infanzia deve riconoscere e rispettare questa competenza dei genitori.

2. Processo decisionale informato:
   - Sono i genitori a prendere le decisioni sulla cura del loro bambino. L'assistente all'infanzia può fornire informazioni e consigli, ma sono i genitori ad avere il diritto di prendere decisioni informate per il loro bambino.

3. Incoraggiare una genitorialità positiva:
   - L'assistente all'infanzia può incoraggiare i genitori nel loro ruolo di genitori, riconoscendo i loro sforzi e sostenendoli nel loro impegno per il benessere del bambino.

4. Collaborazione e partnership:
   - Un rapporto di collaborazione e partnership tra l'assistente all'infanzia e i genitori è essenziale per fornire un'assistenza coerente e incentrata sul bambino. L'assistente all'infanzia deve lavorare a stretto contatto con i genitori per garantire il benessere del bambino.

5. Rispetto per la diversità culturale:
   - I genitori provengono da culture diverse e hanno valori e credenze uniche. L'assistente all'infanzia deve rispettare la diversità culturale delle famiglie e adattare l'assistenza di conseguenza.

6. Promuovere l'autonomia dei genitori:
   - L'assistente all'infanzia può aiutare i genitori a sviluppare la fiducia e l'indipendenza nell'accudimento del bambino, fornendo loro le informazioni e le competenze necessarie.

7. Supporto emotivo :
   - L'assistente all'infanzia può offrire un sostegno emotivo ai genitori nei momenti difficili, ascoltando le loro preoccupazioni e incoraggiandoli.

8. Condivisione di informazioni:
- L'assistente all'infanzia deve condividere regolarmente con i genitori le informazioni sulla salute e sullo sviluppo del bambino, assicurandosi che siano ben informati in modo da poter prendere decisioni consapevoli.

9. Rispetto della privacy e della riservatezza:
- L'assistente all'infanzia deve rispettare la privacy e la riservatezza delle famiglie, assicurando che tutte le informazioni condivise rimangano confidenziali.

Rispettando il ruolo dei genitori come protagonisti della vita del loro bambino, l'assistente all'infanzia aiuta a rafforzare il legame tra i genitori e il loro bambino, a promuovere una genitorialità positiva e a fornire un'assistenza incentrata sul bambino. Questo approccio rispettoso favorisce un rapporto di fiducia e collaborazione tra i genitori e l'assistente all'infanzia, nell'interesse del bambino.

Capitolo 10:
Gestione delle emergenze e primo soccorso

L'importanza della formazione al primo soccorso

La formazione di primo soccorso è essenziale per gli assistenti di asilo nido per una serie di ragioni, non da ultimo per il ruolo cruciale che svolgono nell'assistenza ai neonati e ai bambini piccoli. Ecco i motivi per cui questa formazione è così importante:

1. Emergenze mediche comuni:
   - I bambini, soprattutto i più piccoli, sono soggetti a frequenti incidenti e malesseri. Come assistenti all'infanzia, è probabile che si imbattano in emergenze mediche come lesioni, cadute, soffocamento, convulsioni, reazioni allergiche, ecc. La formazione al primo soccorso consente loro di intervenire in modo rapido ed efficace per prevenire gravi complicazioni.

2. Cura dei bambini vulnerabili:
   - I neonati e i bambini piccoli sono particolarmente vulnerabili alle lesioni e alle malattie. L'assistente all'infanzia deve essere in grado di reagire rapidamente e in modo appropriato in caso di emergenza medica, per garantire la sicurezza e il benessere del bambino fino all'arrivo dell'aiuto medico.

3. Risposta rapida in caso di incidente:
   - I primi minuti dopo un incidente o un'emergenza medica sono cruciali per la sopravvivenza e il recupero del bambino. La formazione al primo soccorso consente all'assistente all'infanzia di fornire un'assistenza immediata e adeguata, che può fare la differenza nell'esito dell'emergenza.

4. Prevenzione delle complicazioni:
- La formazione al primo soccorso consente agli assistenti all'infanzia di riconoscere i primi segnali di disagio e di reagire in modo appropriato. Questo può aiutare a prevenire complicazioni e a ridurre i rischi per la salute del bambino.

5. Comfort per il bambino e i genitori:
- In caso di emergenza medica, l'assistente all'infanzia può fornire un primo soccorso rassicurante e appropriato, che può calmare il bambino e i suoi genitori in attesa di un aiuto medico professionale.

6. Migliorare la fiducia e l'efficienza:
- La formazione in primo soccorso dà agli assistenti all'infanzia la fiducia necessaria per affrontare le situazioni di emergenza. Si sentono più preparati e più efficaci nel prendersi cura dei bambini nei momenti di bisogno.

7. Ridurre i rischi legali:
- In caso di incidente o di emergenza medica, un assistente di asilo nido formato in primo soccorso può fornire assistenza secondo i protocolli stabiliti, riducendo così i rischi legali associati a un'assistenza inadeguata.

8. Formazione continua e aggiornamento delle competenze:
- La formazione sul primo soccorso deve essere aggiornata regolarmente per tenersi al passo con le migliori pratiche e le nuove tecniche di primo soccorso. Ciò consente all'assistente all'infanzia di mantenere le proprie competenze aggiornate e di fornire un'assistenza di qualità.

In conclusione, la formazione di primo soccorso è essenziale per gli assistenti all'infanzia, in quanto consente loro di intervenire in modo efficace e rapido in caso di emergenza medica che coinvolga i bambini. Questo garantisce la sicurezza e il benessere dei bambini affidati alle loro cure e aumenta la loro fiducia nel ruolo di professionisti della salute. La formazione continua e l'aggiornamento delle competenze sono importanti anche per rimanere al passo con le migliori pratiche di primo soccorso.

Per reagire efficacemente in caso di emergenza, le assistenti all'infanzia devono acquisire e sviluppare **alcune competenze di base**. Queste competenze consentono loro di intervenire in modo rapido e sicuro quando si trovano di fronte a una situazione critica che coinvolge un bambino. Ecco le competenze di base necessarie per reagire efficacemente in caso di emergenza:

1. Riconoscere i segnali di emergenza :
   - Un'abilità essenziale è la capacità di riconoscere i primi segni di un'emergenza medica in un bambino. Ciò include la capacità di rilevare i cambiamenti di coscienza, di respirazione, di colore della pelle, i segni di sofferenza respiratoria, ecc.

2. Valutazione rapida della situazione:
   - Una volta identificata una situazione di emergenza, l'assistente all'infanzia deve valutare rapidamente la gravità delle condizioni del bambino per determinare le misure appropriate da adottare.

3. Chiamare aiuto:
   - Una delle prime cose da fare in caso di emergenza è contattare i servizi di emergenza medica (numero di emergenza locale) per ottenere assistenza professionale il più rapidamente possibile.

4. Rianimazione cardiopolmonare (RCP) :
   - Gli assistenti di nido devono essere addestrati alle tecniche di rianimazione cardiopolmonare (RCP) per i neonati e i bambini piccoli. Queste competenze possono essere fondamentali in caso di arresto cardiaco o di difficoltà respiratoria.

5. Gestione delle emorragie:
   - Sapere come fermare l'emorragia applicando una pressione diretta sulla ferita o utilizzando una medicazione appropriata è fondamentale per evitare una perdita eccessiva di sangue.

6. Manovre di disostruzione :
   - Gli assistenti all'infanzia devono essere in grado di eseguire manovre di liberazione delle vie aeree in caso di soffocamento di un bambino.

7. Cura di base delle ferite:
- Sapere come prestare il primo soccorso per le lesioni più comuni, come tagli, ustioni, contusioni, fratture, ecc. è importante per alleviare il dolore ed evitare complicazioni.

8. Somministrazione di farmaci di emergenza:
- In alcuni casi, l'assistente all'infanzia può essere autorizzata a somministrare specifici farmaci di emergenza, se necessario, seguendo i protocolli stabiliti.

9. Comunicazione con l'assistenza medica:
- Quando chiedono aiuto, le assistenti all'infanzia devono essere in grado di fornire informazioni chiare e precise sulla situazione e sulle condizioni del bambino.

10. Mantenere la calma e la serenità:
- Infine, un'abilità importante è quella di mantenere la calma e la tranquillità nelle situazioni di emergenza, perché questo le permette di prendere decisioni informate e di agire in modo efficace.

Una formazione regolare sul primo soccorso è essenziale per le assistenti all'infanzia per mantenere e migliorare le loro competenze in materia di primo soccorso. Grazie ad una buona formazione e al possesso di queste competenze di base, le assistenti all'infanzia sono più preparate a reagire efficacemente in caso di emergenza e a garantire la sicurezza e il benessere dei bambini affidati alle loro cure.

Preparazione alle emergenze

Avere un piano di emergenza in un asilo nido è essenziale per garantire la sicurezza dei bambini, del personale e dei visitatori in caso di emergenza. Un piano di emergenza ben progettato aiuta a ridurre i rischi, a rispondere in modo rapido ed efficace alle crisi e a minimizzare le conseguenze potenzialmente gravi di un incidente. Ecco le fasi di elaborazione di un piano di emergenza per un asilo nido:

1. Valutazione del rischio :
- Il primo passo è quello di effettuare una valutazione completa dei rischi potenziali che il servizio di assistenza

all'infanzia potrebbe affrontare, come incidenti, incendi, disastri naturali, situazioni mediche di emergenza, ecc.

2. Procedure di pianificazione:
   - A seconda dei rischi identificati, è importante pianificare procedure specifiche per ogni tipo di emergenza. Queste procedure devono essere chiare, dettagliate e accessibili a tutto il personale.

3. Formazione del personale:
   - Tutti i membri del personale, compresi gli assistenti all'infanzia, devono essere formati sulle procedure di emergenza e sapere come reagire efficacemente in caso di emergenza. Questa formazione deve essere regolarmente aggiornata per includere nuove pratiche e tecnologie.

4. Comunicazione e coordinamento:
   - Un buon piano di emergenza comprende un sistema di comunicazione chiaro e affidabile per informare rapidamente tutto il personale dell'emergenza in corso e delle azioni da intraprendere. Il coordinamento tra i membri del team è essenziale per una risposta efficace.

5. Piano di evacuazione :
   - Deve essere predisposto un piano di evacuazione ben sviluppato per evacuare in sicurezza i bambini, il personale e i visitatori in caso di emergenza, come un incendio o una situazione di pericolo. I percorsi di evacuazione e i punti di raccolta designati devono essere chiaramente indicati.

6. Stoccaggio e accessibilità delle forniture di emergenza:
   - Nell'asilo nido devono essere prontamente disponibili kit di pronto soccorso ben attrezzati e altre forniture di emergenza. Il personale deve sapere dove trovare questi materiali e come usarli correttamente.

7. Esercitazioni di emergenza:
   - Esercitazioni di emergenza regolari sono essenziali per garantire che il personale abbia familiarità con le procedure e possa reagire in modo rapido ed efficace in caso di crisi reale.

8. Pianificazione per i bambini con esigenze speciali:
   • Se il servizio di assistenza all'infanzia ha bambini con esigenze speciali (ad esempio, allergie, disabilità), devono essere elaborati piani di emergenza adattati alle loro esigenze e inclusi nel piano di emergenza generale.

9. Comunicazione con i genitori:
   • È importante informare i genitori del piano di emergenza del servizio di asilo nido, del loro ruolo in caso di emergenza e delle misure adottate per garantire la sicurezza del bambino.

10. Valutazione e miglioramento continuo:
   • Il piano di emergenza deve essere regolarmente rivisto e aggiornato sulla base del feedback e delle lezioni apprese dalle esercitazioni di emergenza. Il miglioramento continuo del piano è fondamentale per garantirne l'efficacia.

Disponendo di un piano di emergenza completo e ben organizzato, il reparto di assistenza all'infanzia può essere meglio preparato ad affrontare qualsiasi situazione di emergenza, contribuendo a garantire la sicurezza e il benessere dei bambini, del personale e dei visitatori.

La familiarità con le attrezzature di emergenza è un passo fondamentale per gli assistenti all'infanzia, per poter reagire in modo rapido ed efficace in caso di emergenza. Questa familiarizzazione comprende la conoscenza delle attrezzature, la loro ubicazione, il loro uso appropriato e le procedure associate. Ecco alcuni punti importanti da tenere a mente quando si familiarizza con le attrezzature di emergenza:

1. Kit di pronto soccorso :
   • Gli assistenti del nido devono sapere dove si trovano i kit di pronto soccorso nel reparto del nido. Devono anche essere addestrati all'uso appropriato dei vari articoli contenuti in questi kit, come medicazioni, bende, impacchi, disinfettanti, ecc.

2. Defibrillatori esterni automatizzati (DAE) :
   - Se l'asilo nido è dotato di DAE, gli assistenti devono sapere dove si trovano e come utilizzarli in caso di arresto cardiaco.

3. Ossigenoterapia e ventilazione:
   - In caso di emergenza respiratoria, gli assistenti all'infanzia devono essere formati all'uso dell'ossigenoterapia e della ventilazione manuale per i neonati e i bambini piccoli.

4. Attrezzatura per la rianimazione :
   - Gli assistenti del nido devono avere familiarità con le attrezzature di rianimazione, in particolare con le maschere facciali, le sacche di ventilazione, le cannule orofaringee, ecc.

5. Attrezzatura di aspirazione :
   - Sapere come utilizzare l'apparecchiatura di aspirazione è importante in caso di ostruzione delle vie aeree in un bambino.

6. Attrezzatura per l'evacuazione :
   - Se il servizio di assistenza all'infanzia dispone di attrezzature per l'evacuazione, come barelle o letti di evacuazione, gli assistenti all'infanzia devono essere addestrati al loro utilizzo per evacuare i bambini in modo sicuro.

7. Comunicazione di emergenza :
   - Gli assistenti di nido devono conoscere i sistemi di comunicazione di emergenza utilizzati nel reparto, come allarmi, citofoni, radio, ecc.

8. Misure specifiche per i bambini con esigenze speciali:
   - Se il servizio di assistenza all'infanzia accoglie bambini con esigenze speciali, gli assistenti all'infanzia devono essere formati all'uso delle attrezzature specifiche necessarie per soddisfare le loro esigenze di emergenza.

9. Gestione dei farmaci di emergenza:
   - Gli assistenti del nido devono essere a conoscenza dei protocolli per l'uso dei farmaci di emergenza nel reparto e sapere come somministrare questi farmaci quando è necessario.

10. Partecipazione alle esercitazioni di emergenza:
- La partecipazione regolare alle esercitazioni di emergenza è essenziale se gli assistenti all'infanzia devono mettere in pratica la loro conoscenza delle attrezzature e delle procedure di emergenza in situazioni reali.

La formazione, gli aggiornamenti e i richiami regolari sono necessari per garantire che gli assistenti rimangano competenti nell'uso delle attrezzature di emergenza. La familiarità con le attrezzature di emergenza consente agli assistenti all'infanzia di agire rapidamente e con fiducia in caso di necessità, garantendo la sicurezza e il benessere dei bambini affidati alle loro cure.

Primo soccorso per le lesioni infantili più comuni

Gli assistenti all'infanzia devono essere preparati a fornire cure di emergenza per le lesioni minori più comuni dei bambini, come tagli, graffi e ustioni. Ecco i passi fondamentali per la cura d'emergenza di questi tipi di lesioni:

1. Tagli e graffi :
- Si lavi accuratamente le mani con il sapone prima di toccare la ferita per evitare un'infezione.

- Se il taglio o il graffio sanguina abbondantemente, applichi una pressione decisa con un panno pulito o un impacco sterile per fermare l'emorragia.

- Pulisca delicatamente la ferita con acqua tiepida e sapone neutro. Eviti di strofinare la ferita per non aggravarla.

- Se il taglio è profondo o sembra richiedere punti di sutura, consulti immediatamente un medico.

- Applichi una medicazione o un bendaggio pulito per proteggere la ferita da infezioni e ulteriori sfregamenti.

- Monitorare la ferita per individuare eventuali segni di infezione (arrossamento, calore, gonfiore, secrezione) e informare i genitori di eventuali problemi.

2. Bruciature :
- Valutare la gravità dell'ustione in base alla profondità e alla superficie. Le ustioni minori sono generalmente ustioni di primo grado (arrossamento e dolore) e ustioni superficiali di secondo grado (vesciche).

- Raffreddi immediatamente l'ustione con acqua fredda per almeno 10-20 minuti per alleviare il dolore e limitare il danno ai tessuti.

- Eviti di applicare il ghiaccio direttamente sull'ustione, perché potrebbe causare ulteriori danni al tessuto.

- Se l'ustione è più grave o si estende su un'area estesa, si rivolga immediatamente a un medico.

- Per le ustioni minori, copra la ferita con una medicazione pulita e non adesiva. Non utilizzi il cotone idrofilo, perché le fibre potrebbero attaccarsi all'ustione.

- Informi i genitori dell'ustione e delle cure prestate, in modo che possano monitorare la ferita a casa.

È importante notare che le assistenti all'infanzia non devono prescrivere farmaci o trattamenti specifici senza la supervisione di un professionista della salute. In caso di lesioni più gravi o di situazioni di emergenza, le assistenti all'infanzia devono cercare immediatamente l'aiuto di un professionista della salute o contattare i servizi di emergenza. La sicurezza e il benessere dei bambini devono essere sempre la priorità assoluta e la comunicazione con i genitori è essenziale per fornire loro informazioni sull'infortunio e sulle cure prestate.

Quando gli assistenti all'infanzia si trovano di fronte a **situazioni più gravi che richiedono un'assistenza immediata,** la loro risposta rapida e appropriata può fare la differenza per l'esito del bambino. Ecco alcuni esempi di situazioni di emergenza e le relative misure di gestione:

1. Soffocamento :
- Se un bambino sta soffocando e lotta per respirare, è essenziale mantenere la calma e agire rapidamente.

- Per i neonati di età inferiore a un anno: posizionare il bambino a faccia in giù, sostenere la testa e il collo, quindi dare fino a cinque schiaffi decisi tra le scapole.

- Se lo schiaffo non funziona, esegua fino a cinque compressioni toraciche. Posizionare due dita appena sotto la linea immaginaria tra i capezzoli e premere con forza verso l'alto.

- Per i bambini di età superiore a un anno: utilizzi il metodo di compressione addominale o il metodo di compressione toracica, secondo le attuali linee guida di primo soccorso.

2. Arresto cardiaco :
- In caso di arresto cardiaco in un bambino, inizi immediatamente la rianimazione cardiopolmonare (RCP) utilizzando tecniche adeguate all'età.

- Iniziare le compressioni toraciche a un ritmo di circa 100-120 compressioni al minuto per neonati e bambini.

3. Crisi convulsiva :
- Rimanga calmo e metta il bambino su una superficie morbida e chiara per evitare il rischio di lesioni.

- Non cerchi di trattenere i movimenti del bambino durante la crisi. Tenga gli oggetti lontani da suo figlio per evitare lesioni.

- Cronometri la durata della crisi e se dura più di cinque minuti, chiami immediatamente i servizi di emergenza.

4. Allergia grave (anafilassi) :
- Se un bambino ha una reazione allergica grave con sintomi come gonfiore del viso, difficoltà respiratorie o un calo della pressione sanguigna, potrebbe trattarsi di una reazione anafilattica.

- Somministrare immediatamente l'epinefrina autoiniettabile, se disponibile, e seguire i protocolli di emergenza dell'istituto.

- Chiami i servizi di emergenza il prima possibile.

5. Caduta o trauma grave:
- Se un bambino subisce una caduta o un trauma grave, si assicuri di mettere prima in sicurezza la scena per evitare ulteriori pericoli.

- Valutare lo stato di coscienza, la respirazione e i segni vitali del bambino.

- Se perde conoscenza, inizi immediatamente la rianimazione cardiopolmonare (RCP) e chiami i servizi di emergenza.

In tutte queste situazioni, è essenziale che le assistenti all'infanzia comunichino rapidamente con il personale medico qualificato, avvisino i genitori e documentino attentamente l'incidente. Devono anche ricordarsi di proteggersi mentre prestano assistenza, soprattutto in situazioni pericolose o stressanti.
È fondamentale che gli assistenti all'infanzia si sottopongano a una formazione regolare in materia di primo soccorso e protocolli di emergenza, per mantenere le loro competenze aggiornate e per essere in grado di reagire efficacemente in situazioni critiche. Una corretta gestione delle emergenze contribuisce in modo significativo a garantire la sicurezza e il benessere dei bambini affidati alle loro cure.

Come reagire a un bambino che soffoca

Riconoscere i segnali di soffocamento in un bambino è fondamentale per agire rapidamente e prestare il primo soccorso. Ecco alcuni segnali tipici del soffocamento nei bambini:

1. Incapacità di parlare o di tossire: se il bambino è vittima di un grave soffocamento, potrebbe essere incapace di parlare o di tossire per eliminare l'oggetto bloccato in gola.

2. Mano sulla gola: i bambini possono istintivamente portare le mani alla gola per indicare che hanno difficoltà a respirare.

3. Respirazione affannosa o rumorosa: Il soffocamento può causare suoni respiratori anomali, come respiro affannoso, raucedine o respirazione rumorosa.

4. Cambiamento del colore del viso: il bambino può sviluppare una colorazione blu o rossastra del viso, in particolare intorno alle labbra e al naso, a causa della mancanza di ossigeno.

5. Panico e agitazione: i bambini possono diventare ansiosi, agitati o in preda al panico a causa dell'incapacità di respirare normalmente.

6. Incapacità di respirare: Se l'ostruzione è completa, il bambino può smettere di respirare del tutto.

7. Tosse inefficace: in alcuni casi, il bambino può tossire per cercare di far uscire l'oggetto estraneo, ma la tosse non è efficace per farlo uscire.

È importante notare che il soffocamento può essere un'emergenza pericolosa per la vita e un'azione rapida è essenziale. Se sospetta che un bambino stia soffocando, è fondamentale che segua i passi appropriati per prestare un primo soccorso adeguato all'età:

Per i neonati di età inferiore a un anno :
- Appoggi il bambino a faccia in giù sul suo avambraccio, sostenendolo per il petto e il mento.

- Dia fino a cinque schiaffi decisi tra le scapole del bambino con il palmo della mano.

Per i bambini di età superiore a un anno :
- Si metta dietro al bambino e si sporga in avanti.

- Esegua fino a cinque compressioni addominali con il metodo Heimlich per i bambini.

È essenziale cercare immediatamente aiuto in caso di soffocamento grave. Se le misure di cui sopra non funzionano e il bambino perde conoscenza, inizi immediatamente la rianimazione cardiopolmonare (RCP) alternando compressioni toraciche e respiri fino all'arrivo dei soccorsi medici. In caso di dubbio, è sempre meglio chiamare i servizi di emergenza il prima possibile per ricevere assistenza medica professionale.

Le tecniche di liberazione delle vie aeree, note anche come primo soccorso per il soffocamento, sono fondamentali per agire rapidamente in caso di emergenza. Ecco le principali tecniche di liberazione delle vie aeree, a seconda dell'età del bambino:

1. Neonati di età inferiore a un anno:
- Se il bambino mostra segni di soffocamento grave, è importante agire rapidamente.

- Appoggi il bambino a faccia in giù sul suo avambraccio, sostenendolo per il petto e il mento.

- Dia fino a cinque schiaffi decisi tra le scapole del bambino con il palmo della mano.
- Si assicuri di sostenere saldamente la testa e il collo del bambino mentre lo fa.

2. Bambini di età superiore a un anno:
- Se il bambino ha più di un anno e mostra segni di soffocamento grave, agisca rapidamente.

- Si metta dietro al bambino e si sporga in avanti.
    - Esegua fino a cinque compressioni addominali con il metodo Heimlich per i bambini:
    - Avvolga le braccia intorno alla vita del bambino.
    - Posizionare un pugno chiuso appena sopra l'ombelico del bambino.
    - Afferri il pugno con l'altra mano e tiri con forza verso di sé e verso l'alto, a scatti e in modo coordinato.
    - Ripetere queste compressioni finché l'oggetto estraneo non viene espulso e il bambino respira normalmente.
    -

È importante continuare a monitorare il bambino dopo aver eseguito queste tecniche di liberazione delle vie aeree. Se i segni di soffocamento grave persistono o il bambino perde conoscenza, inizi immediatamente la rianimazione cardiopolmonare (RCP) alternando compressioni toraciche e respiri fino all'arrivo dei soccorsi medici.

Una regolare formazione di primo soccorso è essenziale per familiarizzare con queste tecniche e sentirsi pronti a reagire in caso di emergenza. La pratica delle tecniche di disostruzione può salvare la vita nei casi di soffocamento grave nei bambini, e un intervento rapido può migliorare notevolmente le possibilità di recupero completo.

Rianimazione cardiopolmonare pediatrica (RCP)

La rianimazione cardiopolmonare (RCP) è una procedura di emergenza che consiste nel praticare compressioni toraciche e respiri per mantenere la circolazione sanguigna e l'ossigenazione del corpo quando una persona è in arresto cardiopolmonare. Ecco le fasi fondamentali della RCP per i bambini:

1. Controlli la sicurezza :
   • Prima di avvicinarsi a un bambino privo di sensi, si assicuri che l'area sia sicura per lei e per il bambino. Valutare se ci sono potenziali pericoli intorno a lei.

2. Chiamare i servizi di emergenza:
   • Se è da solo, inizi a chiamare i servizi di emergenza o chieda a qualcuno di farlo mentre lei presta il primo soccorso.

3. Controllare la reattività del bambino:
   • Cercare di svegliare il bambino parlandogli e scuotendolo delicatamente. Se non reagisce e non respira normalmente, è in arresto cardiorespiratorio.

4. Posizionare il bambino:
   • Stenda il bambino su una superficie dura e piana, preferibilmente sul pavimento, sulla schiena.

5. Aprire le vie respiratorie:
   • Inclinare delicatamente la testa del bambino all'indietro, sollevando il mento per liberare le vie respiratorie.

6. Controllare la respirazione :
   • Avvicini la guancia alla bocca e al naso del bambino per sentire se respira normalmente per 10 secondi. Osservi

anche i movimenti del torace. Se il bambino non respira o non respira normalmente, inizi immediatamente la RCP.

7. Compressioni toraciche:
- Posizionare il tallone di una mano al centro del petto del bambino, appena sotto la linea del capezzolo.

- Metta l'altra mano sopra la prima e intrecci le dita.

- Premere con forza sul torace del bambino usando il proprio peso corporeo. Esegua le compressioni a una profondità di circa un terzo della profondità del torace, a un ritmo di 100-120 compressioni al minuto. Lasci che il torace si sollevi completamente tra una compressione e l'altra.

8. Insufflazione (respirazione artificiale) :
- Pizzichi il naso del bambino per tenerlo chiuso.

- Copra la bocca del bambino con la sua e inspiri delicatamente finché il petto non si alza chiaramente.

- Faccia due respiri lenti e regolari.

9. Alternare le compressioni toraciche e i respiri:
- Continui il ciclo di 30 compressioni toraciche seguite da 2 respiri fino all'arrivo dei soccorsi, finché il bambino non inizia a respirare normalmente o finché non è troppo stanca per continuare.

È importante notare che la RCP nei bambini è diversa da quella negli adulti, a causa delle differenze di dimensioni e di anatomia. Una formazione di primo soccorso che includa la RCP nei bambini è essenziale per prepararla ad agire correttamente in caso di emergenza.

L'uso di un defibrillatore automatico esterno (DAE) nei bambini è una procedura di emergenza vitale in caso di arresto cardiaco improvviso. Il DAE è un dispositivo medico portatile progettato per erogare una scossa elettrica per ripristinare il normale ritmo cardiaco in una persona in arresto cardiaco. Ecco alcune informazioni importanti sull'uso del DAE nei bambini:

1. Adattare il DAE per i bambini :
   - Alcuni DAE sono progettati appositamente per l'uso nei bambini e possono includere elettrodi e programmi specifici per i piccoli pazienti. Tuttavia, in molti casi, i DAE progettati per gli adulti possono essere utilizzati anche nei bambini.

2. Criteri per l'uso dei DAE nei bambini:
   - I DAE sono generalmente destinati all'uso su bambini di età superiore a 1 anno (circa 10 kg) fino all'adolescenza. Sotto l'età di 1 anno, i neonati richiedono una RCP e una defibrillazione specifiche.

3. Applicazione degli elettrodi DAE :
   - Prima di applicare gli elettrodi del DAE, si assicuri che il torace del bambino sia asciutto e privo di oggetti metallici. Se il DAE dispone di elettrodi specifici per bambini, li utilizzi. Altrimenti, utilizzi gli elettrodi standard del DAE, posizionandoli correttamente.

4. Protocollo sulle scosse elettriche per i bambini:
   - Quando il DAE valuta il ritmo cardiaco del bambino, deciderà automaticamente se è necessario orogare uno shock elettrico. I protocolli di shock elettrico sono specifici per i bambini e in genere erogano livelli di shock adatti alle loro dimensioni e al loro peso.

5. Seguire le istruzioni del DAE:
   - Il DAE è stato progettato per essere semplice da usare, con istruzioni vocali e visive per guidare l'utente nel processo di defibrillazione. È essenziale seguire con precisione queste istruzioni e rimanere lontani dal bambino quando si somministra la scossa elettrica.

6. Continuare la rianimazione cardiopolmonare dopo la scossa elettrica:
   - Dopo l'erogazione di una scossa elettrica, è importante riprendere immediatamente la rianimazione cardiopolmonare (RCP) con compressioni toraciche e respiri, finché il bambino non respira normalmente o non arriva l'aiuto medico.

È importante acquisire familiarità con l'uso di un DAE, soprattutto se lavora in un ambiente in cui possono essere presenti dei bambini. Una formazione di primo soccorso che includa l'uso di un DAE nei bambini è essenziale per sentirsi sicuri e competenti in caso di emergenza cardiaca in un bambino. Utilizzando correttamente un DAE, può aumentare le probabilità di sopravvivenza in caso di arresto cardiaco e contribuire a salvare vite umane.

Gestione delle reazioni allergiche gravi

Riconoscere i segni di una reazione allergica grave in un bambino è fondamentale per un intervento rapido e appropriato. Una reazione allergica grave, nota anche come reazione anafilattica, può essere pericolosa per la vita e richiede un'attenzione medica immediata. Ecco i segnali a cui prestare attenzione:

1. Eruzione cutanea: un'eruzione cutanea generalizzata, prurito, arrossamento o orticaria possono essere i primi segni di una reazione allergica grave in un bambino.

2. Gonfiore del viso e delle labbra: il gonfiore del viso, delle labbra, delle palpebre o della lingua può indicare una reazione allergica grave.

3. Difficoltà respiratorie: le difficoltà respiratorie sono un segnale allarmante di una reazione anafilattica. Il bambino può avere difficoltà a respirare, ansimare o avere una tosse persistente.

4. Respiro affannoso: una respirazione rapida e superficiale può essere osservata in un bambino che sperimenta una reazione allergica grave.

5. Voce roca: la voce del bambino può diventare roca o rauca in caso di reazione allergica grave.

6. Tachicardia: un aumento significativo della frequenza cardiaca del bambino può verificarsi durante una reazione anafilattica.

7. Ipotensione: in un bambino con una reazione allergica grave può verificarsi un abbassamento della pressione sanguigna, che può portare alla perdita di coscienza.

8. Nausea e vomito : Nausea e vomito possono essere tra i sintomi di una reazione allergica grave.

9. Ansia e agitazione: i bambini possono sentirsi ansiosi, agitati o confusi durante una reazione allergica grave.
10. Perdita di coscienza: una reazione allergica grave può causare la perdita di coscienza del bambino.

Se sospetta una reazione allergica grave in un bambino, è essenziale prendere provvedimenti immediati per garantire la sua sicurezza:

1. Chiamare i servizi di emergenza: contattare immediatamente i servizi medici di emergenza (numero di emergenza locale) per richiedere assistenza medica.

2. Somministrare l'epinefrina: se il bambino ha un autoiniettore di epinefrina (ad esempio, EpiPen) per un'allergia nota, lo somministri immediatamente seguendo le istruzioni. Questo può aiutare a controllare la reazione allergica in attesa dei soccorsi.

3. Sdraiare il bambino: Stenda il bambino sulla schiena con le gambe sollevate per migliorare la circolazione sanguigna.

4. Rassicurare e monitorare: rimanga con il bambino, lo rassicuri e monitori attentamente i suoi segni vitali fino all'arrivo dei soccorsi medici.

È essenziale che i genitori, gli operatori sanitari e gli assistenti all'infanzia siano formati per riconoscere i segni di una reazione allergica grave e per gestire le emergenze mediche. La preparazione e l'intervento rapido possono salvare la vita quando si tratta di reazioni allergiche gravi nei bambini.

L'epinefrina autoiniettabile è un farmaco di emergenza essenziale per il trattamento di una reazione anafilattica, una reazione allergica grave che può essere pericolosa per la vita. Viene spesso prescritta alle persone con una storia di allergie

gravi note, come allergie alimentari, punture di insetti, farmaci o altri fattori scatenanti allergici.
Ecco una guida all'uso dell'epinefrina autoiniettabile nell'anafilassi:

1. Riconoscere i segni di una reazione anafilattica: è fondamentale essere in grado di identificare i segni di una reazione anafilattica per poter agire rapidamente. I sintomi possono includere eruzione cutanea, prurito, gonfiore del viso, difficoltà respiratorie, vomito, calo della pressione sanguigna e perdita di coscienza.

2. Avere una prescrizione medica e un autoiniettore: per utilizzare l'epinefrina autoiniettabile, è necessario avere una prescrizione medica ed essere addestrati al suo utilizzo. Gli autoiniettori di epinefrina sono generalmente disponibili con nomi commerciali come EpiPen, Auvi-Q o Emerade.

3. Sapere dove si trova l'autoiniettore: si assicuri che l'autoiniettore di epinefrina sia facilmente accessibile e che sappia esattamente dove trovarlo in caso di emergenza. È una buona idea averne sempre uno a portata di mano.

4. Leggere le istruzioni: familiarizzare con le istruzioni per l'uso dell'autoiniettore. Diversi autoiniettori possono avere istruzioni leggermente diverse, quindi è importante sapere come utilizzare in modo specifico quello in suo possesso.

5. Somministrare l'epinefrina: quando sospetta una reazione anafilattica in sé o in un'altra persona, somministri l'epinefrina il prima possibile. Inserisca l'ago dell'autoiniettore con decisione nella parte esterna della coscia, attraverso gli indumenti, se presenti. Mantenga l'iniezione per alcuni secondi per somministrare l'intera dose di epinefrina.

6. Dopo aver somministrato l'epinefrina, chiamare immediatamente i servizi di emergenza (numero di emergenza locale) per ricevere ulteriore assistenza medica.

7. Rimanga sdraiato: Se possibile, si sdrai per migliorare la circolazione sanguigna e ridurre la pressione arteriosa. Eviti di alzarsi o sedersi per non cadere a causa di un calo della pressione sanguigna.

8. Monitorare le condizioni della persona: rimanga con la persona e monitori attentamente i suoi segni vitali in attesa dell'assistenza medica.

9. Seguire i consigli del medico: dopo aver somministrato l'epinefrina, è fondamentale seguire i consigli del medico, come recarsi in ospedale per un adeguato follow-up medico.

È fondamentale che i genitori di bambini allergici e le stesse persone allergiche sappiano come usare correttamente l'epinefrina autoiniettabile e abbiano un piano d'azione in caso di anafilassi. L'epinefrina è un farmaco potente che può salvare la vita in caso di reazione allergica grave, e imparare a usarla correttamente può fare la differenza tra un intervento riuscito e una grave emergenza. Se è un assistente all'infanzia, si assicuri di conoscere le procedure di emergenza specifiche della struttura in cui lavora, per aiutare i bambini allergici in caso di necessità.

Coordinamento con i servizi di emergenza

Chiamaro i servizi di emergenza è un passo fondamentale per ottenere rapidamente aiuto in caso di emergenza medica. In qualità di assistente all'infanzia, se assiste a una situazione di emergenza che richiede un'attenzione medica immediata, ecco **come** chiamare i servizi di emergenza:

- **Mantenere la calma:** mantenere la calma e restare il più possibile calmo, perché questo le consentirà di valutare meglio la situazione e di agire in modo appropriato.

- **Valutare la situazione: si** prenda il tempo necessario per valutare correttamente la situazione di emergenza e determinare la gravità del problema. Questo la aiuterà a comunicare chiaramente le informazioni ai servizi di emergenza quando li chiamerà.

- **Mettere in sicurezza il bambino:** Se necessario, si assicuri che il bambino sia al sicuro e non rischi di subire ulteriori lesioni o danni.

- **Chiamare i servizi di emergenza: componga** immediatamente il numero di emergenza appropriato per il suo Paese (ad esempio 112 in Europa, 911 negli Stati Uniti) per richiedere assistenza medica. Può utilizzare un telefono fisso o un cellulare per effettuare questa chiamata.

- **Dare informazioni precise:** quando parla con l'operatore dei servizi di emergenza, sia chiaro e conciso nelle sue informazioni. Fornisca l'indirizzo esatto del luogo in cui si trova e indichi chiaramente il problema medico che il bambino sta vivendo.

- **Seguire le istruzioni:** L'operatore dei servizi di emergenza potrebbe darle istruzioni importanti da seguire prima dell'arrivo dei soccorsi. Ascolti attentamente i suoi consigli e li segua per quanto possibile.

- **Rassicurare il bambino:** Mentre aspetta l'arrivo dei soccorsi, rassicuri il bambino e cerchi di mantenerlo calmo. Un ambiente rassicurante può aiutare a calmare la situazione.

- **Aspettare i soccorsi:** rimanga dove si trova fino all'arrivo dei soccorsi medici. Può continuare a sorvegliare il bambino e a fornire supporto emotivo fino all'arrivo dei medici.

- **Informare il team medico:** all'arrivo dei servizi di emergenza, informarli di tutte le informazioni rilevanti sulla situazione di emergenza e sulle misure già adottate.

- **Collaborare con l'équipe medica: una volta che** l'équipe medica è sul posto, collabori con loro e segua le loro istruzioni per contribuire a fornire le cure necessarie al bambino.

È importante ricordare che in una situazione di emergenza, il tempo è fondamentale. Quanto più velocemente ed efficacemente si agisce, tanto maggiori sono le possibilità di un intervento di successo e di un rapido recupero del bambino. Come assistente all'infanzia, essere addestrati al primo soccorso e sapere come chiamare i servizi di emergenza è essenziale per fornire un'assistenza di qualità ai bambini nei momenti di bisogno.

Trasmettere informazioni vitali ai servizi di emergenza è un passo fondamentale per garantire che suo figlio sia assistito in modo efficace in caso di emergenza medica. In qualità di assistente di asilo nido, lei svolge un ruolo essenziale nella comunicazione di informazioni rilevanti agli operatori sanitari, in modo che possano fornire la migliore assistenza possibile. Ecco alcuni punti importanti da considerare quando trasmette informazioni ai servizi di emergenza:

- **Sia chiaro e conciso:** quando contatta i servizi di emergenza, sia chiaro e conciso nelle sue informazioni. Fornisca dettagli precisi sulle condizioni del bambino, sui sintomi presentati, sulla durata dell'emergenza e su qualsiasi intervento o trattamento già effettuato.

- **Indicare l'anamnesi medica:** informare i servizi di emergenza di qualsiasi anamnesi medica rilevante del bambino, come allergie note, problemi di salute preesistenti o trattamenti in corso. Queste informazioni possono influenzare le decisioni mediche da prendere.

- **Indicare l'età del bambino:** L'età del bambino è un elemento importanto da menzionare, in quanto può influenzare il modo in cui gli operatori sanitari valutano e trattano la situazione.

- **Descrivere i segni vitali:** se possibile, fornire informazioni sui segni vitali del bambino, come la frequenza cardiaca, la respirazione e la pressione sanguigna. Queste informazioni possono aiutare i soccorritori a valutare rapidamente le condizioni del bambino.

- **Riferire le misure di emergenza adottate:** se ha prestato il primo soccorso o ha eseguito procedure mediche di emergenza prima dell'arrivo dei servizi di emergenza, informi gli operatori sanitari. Questo permetterà loro di sapere quale trattamento è già stato effettuato.

- **Rimanere a disposizione per ulteriori informazioni:** i servizi di emergenza potrebbero avere bisogno di fare ulteriori domande per capire meglio la situazione. Rimanga a disposizione per rispondere alle loro domande e fornire ulteriori informazioni, se necessario.

- **Usare un linguaggio semplice:** cerchi di usare un linguaggio semplice e comprensibile per descrivere la situazione. Eviti termini medici troppo tecnici che potrebbero essere mal interpretati.

- **Fornisca dettagli sulla sua posizione:** Fornisca le coordinate esatte della sua posizione, compreso l'indirizzo completo e qualsiasi punto di riferimento utile per aiutare i soccorritori a localizzarla rapidamente.

- **Mantenere la calma:** mantenga la calma quando trasmette le informazioni. La chiarezza e la precisione della sua comunicazione dipendono anche dal suo stato emotivo.

- **Collaborare con l'équipe medica: una volta che** i servizi di emergenza sono sul posto, collabori con l'équipe medica e segua le loro istruzioni per contribuire a fornire le cure necessarie al bambino.

Familiarizzare con le procedure di emergenza specifiche della struttura in cui lavora e seguire una formazione regolare in materia di primo soccorso e comunicazione di emergenza sono essenziali per migliorare la qualità della trasmissione di informazioni vitali ai servizi di emergenza e per fornire un'assistenza efficace ai bambini in caso di necessità.

Capitolo 11:
Sviluppo della carriera

Opportunità di carriera per gli assistenti all'infanzia

Gli assistenti all'infanzia possono lavorare in diversi settori, fornendo competenze essenziali nella cura di neonati, bambini piccoli e bambini con malattie o disabilità. Ecco alcune delle principali aree di impiego degli assistenti all'infanzia:

- **Ospedali e cliniche: gli** assistenti di nido sono molto richiesti nei reparti pediatrici di ospedali e cliniche. Lavorano a fianco di infermieri e medici per fornire assistenza ai bambini ricoverati, compresi i neonati prematuri, i bambini malati e quelli che necessitano di cure post-operatorie.

- **Unità di maternità:** nelle unità di maternità, le assistenti all'infanzia mettono a disposizione la loro esperienza per sostenere le giovani madri nella cura dei neonati. Aiutano le madri nell'allattamento al seno e nell'igiene dei neonati, e forniscono informazioni e consigli alle famiglie appena allargate.

- **Asili nido e scuole materne: Gli** assistenti all'infanzia sono presenti anche negli asili nido e nelle scuole materne, dove si occupano del benessere e dello sviluppo dei bambini durante la giornata. Organizzano attività ludiche ed educative, forniscono assistenza di base e costruiscono relazioni di fiducia con i bambini e le famiglie.

- **Case di riposo e di cura per bambini:** In queste strutture, gli assistenti all'infanzia si occupano di bambini con disabilità o malattie croniche. Forniscono ai bambini un supporto fisico ed emotivo, incoraggiano la loro indipendenza e aiutano ad organizzare attività adeguate.

- **Centri di riabilitazione e rieducazione: gli** assistenti di asilo nido possono lavorare in centri di riabilitazione e rieducazione per bambini con lesioni fisiche o disabilità. Partecipano a programmi di riabilitazione e ad attività volte a migliorare la mobilità e l'indipendenza dei bambini.

- **Servizi di assistenza domiciliare:** alcuni assistenti di cura lavorano direttamente nelle case delle famiglie per fornire assistenza a bambini malati o disabili. Spesso lavorano a stretto contatto con i genitori per garantire la continuità dell'assistenza.

- **Centri medici specializzati:** alcuni centri medici si concentrano su aree specifiche, come la pediatria specializzata, la neonatologia o la cura dei bambini con malattie rare. Gli assistenti di nido sono membri essenziali del team di assistenza in queste strutture.

- **Scuole e centri educativi:** in alcuni casi, gli assistenti all'infanzia possono lavorare in scuole speciali o centri educativi per bambini con esigenze particolari. Forniscono supporto ai bambini con disabilità e li aiutano a partecipare pienamente alla vita scolastica.

- **Servizi di protezione dell'infanzia: nell'ambito della** protezione dell'infanzia, gli assistenti all'infanzia possono lavorare in strutture per bambini in situazioni vulnerabili o di abuso. Si occupano del loro benessere e della loro sicurezza, collaborando con team multidisciplinari per garantire la loro assistenza globale.

- **Centri di ricerca e formazione:** alcuni assistenti all'infanzia possono lavorare in centri di ricerca o di formazione per contribuire a migliorare le pratiche di assistenza all'infanzia e formare i futuri professionisti.

È importante notare che le opportunità di lavoro per gli assistenti all'infanzia possono variare a seconda della regione e delle politiche sanitarie locali. Qualunque sia l'area di impiego, il loro contributo è essenziale per garantire il benessere e la salute dei bambini durante la loro crescita e il loro sviluppo.

Ogni settore di impiego per gli assistenti all'infanzia ha **caratteristiche uniche e offre vantaggi distinti**. Ecco una descrizione dettagliata di queste caratteristiche e vantaggi per ogni settore:

- Ospedali e cliniche :
    - Specifiche: negli ospedali e nelle cliniche, gli assistenti all'infanzia lavorano come parte di un team medico per fornire assistenza ai bambini malati e ricoverati. Sono coinvolti nella cura intensiva dei neonati prematuri, nella gestione del trattamento post-operatorio e nella supervisione medica dei bambini con malattie acute o croniche.

    - Vantaggi: lavorare in un ambiente ospedaliero offre l'opportunità di affiancare medici e infermieri specializzati in pediatria, fornendo un'eccellente formazione clinica e l'accesso a risorse mediche all'avanguardia. Inoltre, gli assistenti all'infanzia possono assistere alla guarigione dei bambini malati e fornire un sostegno essenziale alle famiglie nei momenti difficili.

- Maternità :
    - Specifiche: nei reparti di maternità, le assistenti all'infanzia aiutano i neogenitori a prendersi cura dei loro bambini. Forniscono consigli sull'allattamento, sull'igiene e sullo sviluppo del neonato.
    - Vantaggi: Lavorare in un'unità di maternità offre alle assistenti all'infanzia l'opportunità di partecipare alla prima fase della vita di un bambino e di sostenere i genitori nel loro nuovo ruolo. È un'opportunità per creare stretti legami con le famiglie e assistere a momenti preziosi nella vita dei neonati.

- Asili nido e scuole materne :
    - Specifiche: Negli asili nido e nelle scuole materne, le assistenti all'infanzia forniscono un'assistenza completa ai bambini durante le ore di assistenza. Organizzano attività ludiche ed educative, garantiscono la loro sicurezza e soddisfano le loro esigenze di base.

- Vantaggi: lavorare in un ambiente educativo consente agli assistenti all'infanzia di svolgere un ruolo attivo nella stimolazione e nello sviluppo dei bambini. Possono creare un ambiente stimolante per i bambini, lavorando a stretto contatto con i team educativi.

- Case di riposo e di cura per bambini :
  - Specifiche: nelle case di riposo e di cura per bambini, gli assistenti all'infanzia lavorano con bambini con disabilità o malattie croniche. Forniscono supporto fisico ed emotivo, incoraggiano l'indipendenza e partecipano ad attività terapeutiche.

  - Benefici: lavorare in questo settore consente agli assistenti all'infanzia di contribuire attivamente al miglioramento della qualità di vita dei bambini vulnerabili. Sviluppano competenze specifiche per rispondere alle esigenze particolari di questi bambini e delle loro famiglie.

- Centri di riabilitazione :
  - Specifiche: nei centri di riabilitazione e rieducazione, gli assistenti all'infanzia aiutano i bambini a recuperare le loro capacità funzionali dopo un infortunio o una malattia. Lavorano in collaborazione con i terapisti per attuare i piani di riabilitazione.

  - Vantaggi: lavorare in questo settore offre la possibilità di vedere i progressi dei bambini nel loro recupero. Gli assistenti all'infanzia possono contribuire al loro sviluppo fisico ed emotivo, lavorando con un team multidisciplinare.

- Servizi di assistenza domiciliare :
  - Specifiche: nei servizi di assistenza domiciliare, gli assistenti di cura portano la loro esperienza direttamente nelle case delle famiglie per fornire un'assistenza adeguata ai bambini malati o disabili.

- Vantaggi: Il lavoro a domicilio offre l'opportunità di costruire rapporti di fiducia con le famiglie e di essere più coinvolti personalmente nella cura dei bambini. Inoltre, le permette di comprendere meglio il loro ambiente familiare e di sostenerli nella loro vita quotidiana.

- Centri medici specialistici :
  - Particolarità: nei centri medici specializzati, gli assistenti all'infanzia lavorano in aree specifiche come la pediatria specializzata, la neonatologia o la cura dei bambini con malattie rare.

  - Vantaggi: lavorare in un centro specializzato le offre l'opportunità di specializzarsi in un'area particolare della pediatria e di sviluppare competenze all'avanguardia per soddisfare le esigenze specifiche dei bambini interessati.

- Scuole e centri educativi :
  - Caratteristiche speciali: in alcune scuole o centri educativi, gli assistenti all'infanzia possono lavorare con bambini con esigenze speciali, come difficoltà di apprendimento o handicap.

  - Vantaggi: lavorare in un contesto educativo consente agli assistenti all'infanzia di contribuire all'inclusione dei bambini con esigenze speciali nella vita scolastica e di aiutarli a sviluppare le competenze necessarie per avere successo nell'apprendimento.

Ogni settore occupazionale offre opportunità uniche agli assistenti all'infanzia per sviluppare le loro competenze, contribuire al benessere dei bambini e creare legami significativi con le famiglie. Qualunque sia il settore scelto, la passione per l'assistenza ai bambini e il desiderio di sostenere il loro sviluppo saranno elementi essenziali per avere successo in questa professione.

Prospettive di sviluppo della carriera

Gli assistenti all'infanzia hanno l'opportunità di progredire professionalmente e di raggiungere posizioni di responsabilità grazie alle opportunità di promozione e avanzamento. Ecco alcuni dei modi in cui possono sviluppare la loro carriera:

- **Formazione continua e specializzazione: gli** assistenti di nido possono seguire corsi di formazione continua per acquisire nuove competenze e specializzarsi in aree specifiche della pediatria. Ad esempio, possono seguire corsi di pediatria specialistica, terapia intensiva pediatrica, neonatologia, riabilitazione pediatrica o psichiatria infantile.

- **Ottenere il Diplôme d'Etat d'Infermier (DEI):** alcuni assistenti d'infanzia scelgono di continuare la loro formazione per diventare infermieri. Possono sostenere l'esame di ammissione alla scuola per infermieri e formarsi per ottenere il Diplôme d'Etat d'Infirmier (DEI). Questo avanzamento di carriera consente loro di assumere un ruolo più avanzato nell'assistenza all'infanzia e di passare a posti di infermiera pediatrica specializzata.

- **Responsabile di unità o di reparto: gli** assistenti di nido con un'esperienza significativa possono avanzare verso posizioni di responsabilità come responsabile di unità di cura pediatrica, responsabile di nido o responsabile di reparto in una struttura sanitaria o in un centro pediatrico.

- **Formatore o insegnante di assistenza all'infanzia:** alcuni assistenti all'infanzia utilizzano la loro esperienza e le loro competenze per diventare formatori o insegnanti nelle scuole per assistenti all'infanzia. In questo modo, contribuiscono a trasmettere le conoscenze e le buone prassi ai futuri professionisti dell'assistenza all'infanzia.

- **Coordinatore di progetto: ad** alcuni assistenti di asilo nido può essere richiesto di coordinare progetti di salute pubblica o programmi specifici incentrati sulla prima infanzia e sulla salute dei bambini. In questo modo, possono contribuire alla creazione di iniziative per migliorare l'assistenza e la prevenzione per i bambini.

- **Consulente tecnico per l'assistenza all'infanzia:** alcuni assistenti all'infanzia possono lavorare per organizzazioni governative o non governative come consulenti tecnici per la salute dei bambini o per i programmi di sviluppo della prima infanzia.

- **Posizioni amministrative:** alcuni assistenti all'infanzia possono scegliere di passare a posizioni di amministrazione sanitaria, dove aiutano a pianificare e gestire i servizi di assistenza all'infanzia.

È importante notare che per accedere a queste opportunità di promozione e avanzamento, gli assistenti all'infanzia devono generalmente dimostrare il loro impegno professionale, la loro competenza e la loro capacità di lavorare in gruppo. Possono anche beneficiare di una formazione interna o esterna per sviluppare le loro capacità e competenze nella loro area di specializzazione.

Infine, qualunque sia il percorso scelto, lo sviluppo personale e la passione per l'assistenza all'infanzia sono essenziali per avere successo nella carriera di assistente all'infanzia e cogliere le opportunità di promozione e avanzamento che si presentano.

Gli assistenti all'infanzia possono anche considerare di **passare ad altre professioni nel settore sanitario** o della prima infanzia. Ecco solo alcune delle possibilità di transizione professionale:

- **Infermiera pediatrica: gli** assistenti di asilo nido che hanno maturato una solida esperienza nell'assistenza all'infanzia possono scegliere di proseguire la loro formazione per diventare infermiera pediatrica specializzata. Questo passaggio consentirà loro di assumere un ruolo più avanzato nell'assistenza all'infanzia e di lavorare in unità di cura pediatriche più specializzate.

- **Educatore della prima infanzia : Gli** assistenti all'infanzia che desiderano lavorare maggiormente nel campo dell'educazione e dello sviluppo della prima infanzia possono prendere in considerazione la possibilità di diventare educatori della prima infanzia. Questa professione si concentra sul supporto educativo dei bambini piccoli e sul loro sviluppo cognitivo, sociale ed emotivo.

- **Assistente scolastico (AVS):** alcuni assistenti all'infanzia possono scegliere di lavorare come assistenti scolastici (AVS) per i bambini con disabilità nelle scuole. Forniscono un supporto personalizzato per aiutare i bambini a integrarsi e a partecipare alla vita scolastica.

- **Psicomotricista: Gli** assistenti all'infanzia interessati allo sviluppo psicomotorio dei bambini possono diventare psicomotricisti. Lavoreranno sull'equilibrio tra lo sviluppo motorio dei bambini e il loro sviluppo emotivo e cognitivo.

- **Assistente ai servizi sociali:** alcune assistenti all'infanzia possono decidere di diventare assistenti ai servizi sociali. Sosterranno le famiglie e i bambini aiutandoli a superare le difficoltà sociali, economiche o psicologiche che possono incontrare.

- **Puéricultrice/Puériculteur:** con l'esperienza e la formazione supplementare, le assistenti all'infanzia possono specializzarsi ulteriormente diventando puéricultrice o puériculteur. In questo caso, saranno maggiormente coinvolti nel coordinamento dell'assistenza e nella gestione di un team.

- **Assistente sociale per la protezione dell'infanzia: gli** assistenti all'infanzia che sono consapevoli dei problemi di protezione dell'infanzia possono scegliere di diventare assistenti sociali per la protezione dell'infanzia. Lavoreranno quindi con bambini a rischio o in situazioni vulnerabili.

È importante notare che per passare a una di queste professioni, potrebbe essere necessaria una formazione supplementare. Alcuni assistenti all'infanzia possono anche scegliere di proseguire gli studi continuando ad esercitare la loro professione, optando per la formazione continua, i corsi sandwich o la convalida dell'esperienza acquisita (VAE) per accedere a queste nuove opportunità professionali.

I ponti verso altre professioni offrono agli assistenti all'infanzia prospettive di sviluppo, diversificazione delle competenze e coinvolgimento in aree correlate alla salute e al benessere dei bambini. Queste transizioni consentono loro di continuare a dare un contributo positivo alla vita e allo sviluppo dei bambini, ampliando al contempo i loro orizzonti professionali.

Formazione continua per lo sviluppo professionale

La formazione continua è di vitale importanza per gli assistenti all'infanzia, in quanto consente loro di mantenere e migliorare le proprie competenze nel corso della carriera. Ecco alcuni dei principali motivi per cui è così importante:

- **Mantenersi aggiornati:** il settore sanitario è in costante evoluzione con nuove ricerche, tecnologie e pratiche. La formazione continua consente alle assistenti all'infanzia di tenersi aggiornate sugli ultimi progressi medici e sulle migliori pratiche di assistenza all'infanzia. Ciò consente loro di fornire un'assistenza di qualità e basata su dati concreti.

- **Adattarsi a nuovi standard e normative:** Anche le politiche, gli standard e le normative sanitarie cambiano regolarmente. La formazione continua aiuta le assistenti all'infanzia a conformarsi ai nuovi requisiti legali e a mantenere un alto livello di conformità nella loro pratica professionale.

- **Migliorare le competenze tecniche:** la formazione continua consente agli assistenti all'infanzia di migliorare le loro competenze tecniche in aree come il rilevamento dei segni vitali, la cura dell'igiene, le procedure mediche specifiche, l'uso di apparecchiature mediche, ecc. Questo li aiuta a diventare più efficienti e competenti nella loro pratica quotidiana.

- **Acquisire nuove competenze:** la formazione continua offre agli assistenti all'infanzia anche l'opportunità di acquisire nuove competenze in aree specialistiche.

Possono apprendere tecniche avanzate per l'assistenza ai neonati, ai bambini piccoli o ai bambini con disabilità, o sviluppare le loro capacità di comunicazione e di gestione delle crisi, per esempio.

- **Sviluppo professionale e realizzazione personale:** la formazione continua promuove lo sviluppo professionale delle assistenti all'infanzia, offrendo loro nuove opportunità di carriera e aiutandole a raggiungere il loro pieno potenziale nella loro professione. Può anche aumentare la fiducia in se stessi e la soddisfazione sul lavoro.

- **Miglioramento della qualità dell'assistenza:** grazie alla formazione regolare, gli assistenti all'infanzia migliorano la qualità dell'assistenza che forniscono ai bambini. Una migliore formazione significa un'assistenza più efficace, meno errori medici e una migliore gestione delle situazioni di emergenza.

- **Migliorare la sicurezza del paziente:** Un'adeguata formazione continua può aiutare a ridurre i rischi per i pazienti, ad esempio prevenendo gli errori medici o rilevando precocemente i segni di complicazioni nei bambini.

- **Promuovere il riconoscimento professionale:** la partecipazione alla formazione continua dimostra l'impegno degli assistenti all'infanzia nella loro professione e il loro costante desiderio di migliorare le proprie competenze. Può anche contribuire a un maggiore riconoscimento del loro ruolo essenziale all'interno dell'équipe medica e della società.

In definitiva, la formazione continua è essenziale per mantenere la competenza professionale degli assistenti all'infanzia e per garantire che siano in grado di soddisfare le esigenze in continua evoluzione dei bambini e delle famiglie che servono. Ciò consente loro di aggiornarsi sulle migliori prassi e di offrire un'assistenza di qualità, che è fondamentale per garantire la salute e il benessere dei bambini affidati alle loro cure.

Gli assistenti all'infanzia hanno accesso a una **serie di corsi di formazione** per sviluppare le loro competenze e acquisire nuove conoscenze nel campo dell'assistenza all'infanzia. Ecco alcuni dei tipi di formazione a loro disposizione:

- **Formazione istituzionale in servizio:** viene organizzata dalle strutture sanitarie in cui lavorano gli assistenti all'infanzia. Possono essere programmati su base regolare e riguardano una varietà di argomenti, come nuove procedure mediche, l'uso di attrezzature specifiche, la prevenzione delle infezioni, ecc. L'obiettivo di questi corsi di formazione è quello di aggiornare le competenze e le conoscenze delle assistenti all'infanzia in linea con le esigenze della struttura.

- **Formazione professionale: gli** assistenti all'infanzia possono seguire corsi di formazione professionale specifici, ad esempio in pediatria specializzata, assistenza ai bambini disabili, gestione del dolore nei bambini, ecc. Questi corsi approfondiscono le loro conoscenze in particolari aree dell'assistenza all'infanzia e le rendono più competenti nell'assistenza ai bambini con esigenze speciali.

- **Formazione online:** per gli assistenti all'infanzia sono disponibili diversi programmi di formazione online. Questi corsi offrono una grande flessibilità, in quanto consentono agli assistenti all'infanzia di seguire i corsi secondo il proprio ritmo e la propria comodità. Gli argomenti trattati possono essere vari, dalla prevenzione delle infezioni alla gestione delle emergenze nell'assistenza all'infanzia.

- **Corsi universitari e di diploma: Le** assistenti all'infanzia possono anche scegliere di proseguire gli studi universitari per ottenere un diploma di livello superiore nel campo dell'assistenza all'infanzia. Ad esempio, possono ottenere il Diplôme d'Etat d'Infirmier en Puériculture (DEIP) per diventare infermiere di asilo nido e ampliare le loro competenze nella cura dei bambini.

- **Formazione specializzata in cure palliative:** Per gli assistenti di asilo nido che lavorano con i bambini in fase palliativa, esistono corsi specializzati in cure palliative pediatriche. Questi corsi consentono di acquisire competenze specifiche per sostenere i bambini alla fine della vita e le loro famiglie con compassione ed empatia.

- **Workshop e seminari:** numerosi workshop e seminari vengono organizzati regolarmente da associazioni professionali, enti sanitari e istituti di formazione. Questi eventi offrono agli assistenti all'infanzia l'opportunità di partecipare a conferenze, dibattiti e discussioni su argomenti rilevanti per l'assistenza all'infanzia.

- **Programmi di mentoring: Gli** assistenti all'infanzia possono beneficiare di programmi di mentoring, in cui professionisti esperti li guidano nel loro sviluppo professionale e li aiutano ad acquisire nuove competenze pratiche e interpersonali.

È fondamentale che gli assistenti all'infanzia approfittino di queste opportunità di formazione per tenersi aggiornati sulle migliori pratiche, approfondire le loro conoscenze e migliorare la loro pratica quotidiana con i bambini e le loro famiglie. La formazione consente anche di ampliare le prospettive di carriera e di contribuire in modo significativo al benessere e alla salute dei bambini affidati alle loro cure.

Specializzazioni nell'assistenza all'infanzia

Gli assistenti all'infanzia hanno l'opportunità di **specializzarsi in diverse aree dell'assistenza all'infanzia, a seconda dei** loro interessi e delle loro aspirazioni di carriera. Ecco alcune possibili aree di specializzazione:

- **Neonatologia: gli** assistenti di nido possono scegliere di specializzarsi in neonatologia, che riguarda l'assistenza ai neonati prematuri o nati con problemi di salute. In genere lavorano nelle unità di cura neonatale (NCU) o nei reparti di neonatologia, dove forniscono un'assistenza specifica ai neonati fragili, in collaborazione con un team medico specializzato.

- **Pediatria specializzata:** alcuni assistenti all'infanzia scelgono di specializzarsi in pediatria specializzata, che comporta il lavoro con bambini con esigenze mediche complesse o malattie croniche. Possono lavorare in unità specializzate, come i reparti pediatrici specializzati, le unità di terapia intensiva pediatrica (PICU) o i servizi di assistenza domiciliare pediatrica specializzata.

- **Cure palliative pediatriche: gli** assistenti di nido possono anche specializzarsi in cure palliative pediatriche, che comportano l'accompagnamento di bambini con malattie terminali e il sostegno alle loro famiglie durante questo periodo difficile. Svolgono un ruolo essenziale nel fornire assistenza di conforto e un approccio olistico per migliorare la qualità di vita dei bambini alla fine della vita.

- **Assistenza a bambini con disabilità:** alcuni assistenti all'infanzia sono specializzati nell'assistenza a bambini con disabilità fisiche o intellettuali. In genere lavorano in strutture specializzate o in servizi di riabilitazione e forniscono un'assistenza adeguata alle esigenze specifiche di questi bambini.

- **Assistenza perinatale: gli** assistenti all'infanzia possono specializzarsi nel campo dell'assistenza perinatale, concentrandosi sull'assistenza alle donne in gravidanza e ai neonati. Possono lavorare nelle unità di maternità e nei centri di salute materno-infantile, fornendo un supporto essenziale durante la gravidanza, il parto e il periodo postnatale.

- **Educazione alla salute:** alcune assistenti all'infanzia sono specializzate nell'educazione alla salute e svolgono un ruolo attivo nella promozione della salute e della prevenzione delle malattie tra i bambini e le famiglie. Organizzano programmi educativi e sessioni informative per sensibilizzare i genitori sulle buone pratiche di cura e prevenzione.

- **Assistenza domiciliare: gli** assistenti di cura possono scegliere di specializzarsi nell'assistenza domiciliare ai bambini malati o disabili. In questo caso, lavorano direttamente nelle case dei pazienti per fornire un'assistenza adeguata alle loro esigenze specifiche e per sostenere le famiglie nella loro vita quotidiana.

È importante notare che la specializzazione richiede in genere una formazione supplementare, competenze specifiche ed esperienza approfondita nel settore scelto. Con la specializzazione, gli assistenti all'infanzia possono sviluppare un'esperienza unica e contribuire in modo significativo a migliorare la qualità dell'assistenza e del supporto fornito ai bambini e alle loro famiglie in particolari contesti sanitari.

La specializzazione come assistente all'infanzia presenta molti vantaggi, ma anche requisiti specifici. Ecco una panoramica dei vantaggi e dei requisiti della specializzazione:

Vantaggi della specializzazione :
- **Maggiore competenza:** con la specializzazione, gli assistenti all'infanzia acquisiscono una competenza approfondita in un'area specifica dell'assistenza all'infanzia. Ciò consente loro di sviluppare competenze avanzate e di diventare professionisti altamente qualificati nel settore.

- **Opportunità di carriera: la** specializzazione apre nuove opportunità di carriera. Gli assistenti all'infanzia specializzati possono accedere a posizioni più specifiche e a una varietà di ambienti di lavoro, come unità specializzate, cliniche specializzate o centri di riabilitazione.

- **Soddisfazione lavorativa:** lavorare in un'area specialistica può portare grande soddisfazione lavorativa. Gli assistenti all'infanzia si sentono valorizzati dal fatto di contribuire in modo significativo alla cura dei bambini con esigenze speciali o in situazioni di vulnerabilità.

- **Sostegno alle famiglie:** specializzandosi, l'assistente all'infanzia comprende meglio le esigenze specifiche dei bambini e delle loro famiglie. Di conseguenza, può offrire un'assistenza più mirata e personalizzata, molto apprezzata da genitori e parenti.

- **Rete professionale:** specializzandosi, le assistenti all'infanzia entrano in una rete di professionisti che condividono gli stessi interessi e obiettivi. Questa può essere una fonte di sostegno, scambio e apprendimento continuo.

Requisiti di specializzazione :

- **Formazione supplementare:** la maggior parte delle specializzazioni richiede una formazione supplementare specifica. L'assistente all'infanzia dovrà seguire corsi, tirocini e moduli di formazione per acquisire le competenze necessarie nel settore scelto.

- **Esperienza professionale:** alcune specializzazioni possono richiedere una precedente esperienza professionale nel settore dell'assistenza all'infanzia. Per specializzarsi è spesso richiesta un'esperienza significativa di lavoro con i bambini.

- **Impegno e dedizione:** specializzarsi come assistente all'infanzia richiede un forte impegno personale e dedizione alla professione. Significa essere appassionati del settore scelto e avere la volontà di migliorare continuamente le proprie competenze.

- **Versatilità:** sebbene la specializzazione consenta di concentrarsi su un'area specifica, gli assistenti di asilo nido devono anche essere versatili e capaci di adattarsi alle diverse esigenze dei bambini di cui si occupano.
- **Mantenersi aggiornati:** le aree specialistiche sono in continua evoluzione grazie ai progressi medici e alle nuove ricerche. È quindi essenziale che le assistenti all'infanzia si tengano aggiornate sulle ultime pratiche e sui migliori approcci per garantire un'assistenza di qualità.

In conclusione, la specializzazione offre agli assistenti all'infanzia l'opportunità di sviluppare competenze approfondite in un'area specifica dell'assistenza all'infanzia e di migliorare la qualità dell'assistenza fornita ai bambini. Tuttavia, richiede un investimento di tempo, formazione e dedizione per diventare un professionista altamente qualificato e competente nella specialità scelta.

Gestione della carriera e pianificazione a lungo termine

Per raggiungere i suoi obiettivi di carriera come assistente all'infanzia, è essenziale mettere in atto **strategie efficaci per sviluppare le sue capacità**, ampliare le sue conoscenze e cogliere le opportunità di carriera. Ecco alcune strategie per aiutarla a farlo:

- **Stabilire obiettivi chiari:** definire obiettivi professionali chiari e raggiungibili è il primo passo. Questi possono includere obiettivi a breve termine, come l'acquisizione di nuove competenze specifiche, e obiettivi a lungo termine, come la specializzazione in un determinato settore.

- **Formazione continua:** la formazione continua è essenziale per mantenere e migliorare le sue competenze come assistente all'infanzia. Iscriversi a corsi, workshop, seminari e corsi di formazione specializzati la aiuterà a tenersi aggiornato sugli ultimi sviluppi nel campo dell'assistenza all'infanzia.

- **Partecipare a progetti e iniziative:** prendere parte a progetti e iniziative all'interno del reparto di puericultura o della comunità medica la aiuta a distinguersi come professionista impegnato e motivato. Può anche aprire opportunità di carriera.

- **Cercare dei mentori:** cercare dei mentori sul posto di lavoro o nel settore dell'assistenza all'infanzia è un ottimo modo per ottenere consigli e indicazioni su come progredire nella sua carriera. I mentori possono condividere la loro esperienza e offrire un sostegno prezioso.

- **Specializzarsi:** Specializzarsi in un'area specifica dell'assistenza all'infanzia può offrire nuove prospettive di carriera e competenze ricercate. Cercare formazione e opportunità di specializzazione può essere un modo per distinguersi e posizionarsi come esperto in un settore specifico.

- **Sviluppare le capacità comunicative e interpersonali:** le capacità comunicative e interpersonali sono fondamentali per avere successo come assistente all'infanzia. Lavorare su queste abilità può aiutare a costruire relazioni di fiducia con i genitori, i bambini e l'équipe medica.

- **Essere flessibile e adattabile:** il settore dell'assistenza all'infanzia è dinamico e in continua evoluzione. Essere flessibile e adattabile ai cambiamenti le permette di affrontare le sfide e di abbracciare nuove opportunità.

- **Dimostrare iniziativa:** prendere l'iniziativa e proporre idee per migliorare le pratiche assistenziali e il servizio di assistenza all'infanzia dimostra un impegno nella professione e il desiderio di dare un contributo positivo.

- **Rete:** stabilire una solida rete professionale può aprire le porte a nuove opportunità di lavoro e avanzamento. Partecipare a eventi professionali e aderire ad associazioni e gruppi legati all'assistenza all'infanzia può aiutarla ad ampliare la sua rete.

- **Prendersi cura della propria salute e del proprio benessere:** Essere un assistente all'infanzia può essere emotivamente e fisicamente impegnativo. Prendersi cura della propria salute e del proprio benessere è essenziale per mantenere una pratica efficace e sostenibile.

Attuando queste strategie, gli assistenti d'infanzia possono progredire nella loro carriera, raggiungere i loro obiettivi professionali e continuare ad offrire un'assistenza di qualità ai bambini e alle loro famiglie. È importante rimanere motivati, perseveranti e aperti alle opportunità che si presentano nel corso della carriera.

La pianificazione della carriera e lo sviluppo delle competenze sono essenziali per avere successo come assistente all'infanzia e in qualsiasi professione sanitaria. Le consentono di stabilire un percorso professionale coerente, di raggiungere i suoi obiettivi e di sviluppare al meglio la sua carriera. Ecco perché la pianificazione della carriera e lo sviluppo delle competenze sono così importanti:

- **Orientamento professionale:** la pianificazione della carriera consente agli assistenti all'infanzia di concentrarsi sulle loro aspirazioni di carriera e di definire obiettivi chiari per il loro percorso professionale. Questo aiuta a identificare le aree di interesse e di competenza, che possono aiutare a scegliere le specializzazioni o le aree di impiego più adatte.

- **Sviluppo delle competenze:** lo sviluppo continuo delle competenze è essenziale per rimanere competitivi nel mercato del lavoro in continua evoluzione. Le competenze tecniche e interpersonali devono essere mantenute e migliorate per soddisfare le esigenze della professione e fornire un'assistenza di qualità ai bambini.

- **Realizzazione professionale:** la pianificazione della carriera e lo sviluppo delle competenze consentono agli assistenti all'infanzia di trovare sfide stimolanti e gratificanti nel loro lavoro. La realizzazione professionale contribuisce alla soddisfazione generale della carriera e a una migliore qualità di vita.

- **Opportunità di avanzamento:** una pianificazione della carriera ben ponderata apre opportunità di avanzamento all'interno della struttura sanitaria o in altri settori dell'assistenza all'infanzia. I datori di lavoro apprezzano i professionisti che si impegnano per il loro sviluppo personale e professionale.

- **Adattarsi ai cambiamenti della professione:** la salute e l'assistenza all'infanzia sono in costante evoluzione, con nuove pratiche e tecnologie che emergono regolarmente. Lo sviluppo delle competenze consente agli assistenti all'infanzia di adattarsi ai cambiamenti e di tenersi aggiornati sulle migliori pratiche.

- **Fiducia e autonomia:** acquisendo nuove competenze e pianificando la propria carriera, le assistenti all'infanzia acquisiscono maggiore fiducia e autonomia nel proprio lavoro. Con una migliore padronanza delle loro competenze, possono prendere decisioni informate e assumersi maggiori responsabilità.

- **Riconoscimento professionale:** i professionisti che investono nello sviluppo delle loro competenze sono apprezzati dai loro colleghi, dai datori di lavoro e dai pazienti. Questo può tradursi in opportunità di riconoscimento professionale, aumenti di stipendio e leadership.

- **Networking e opportunità:** la pianificazione della carriera e lo sviluppo delle competenze le permettono di incontrare altri professionisti dell'assistenza sanitaria e dell'infanzia, il che può aprire le porte a nuove opportunità di lavoro o di collaborazione.

- **Longevità della carriera:** i professionisti che investono nello sviluppo delle loro competenze hanno maggiori probabilità di rimanere impegnati nella loro carriera a lungo termine. Questo riduce il rischio di burnout e contribuisce a una carriera sostenibile e soddisfacente.

In conclusione, la pianificazione della carriera e lo sviluppo delle competenze sono fondamentali per gli assistenti all'infanzia, in quanto consentono loro di raggiungere i propri obiettivi, rimanere competitivi sul mercato del lavoro, svilupparsi professionalmente e fornire un'assistenza di qualità ai bambini e alle loro famiglie. È un investimento che porta molti benefici e contribuisce a una carriera gratificante e di successo nell'assistenza all'infanzia.

Il ruolo delle associazioni di categoria

Le assistenti all'infanzia beneficiano del **sostegno di numerose associazioni e organizzazioni** che lavorano per promuovere la professione, difendere gli interessi dei professionisti, fornire una formazione continua e migliorare le condizioni di lavoro. Ecco alcune delle principali associazioni ed enti che sostengono gli assistenti all'infanzia:

- **Association Nationale des Puéricultrices Diplômées et des Étudiantes (ANPDE):** l'ANPDE è un'associazione che rappresenta le infermiere diplomate e gli studenti di puericultura. Lavora per promuovere l'assistenza all'infanzia, difendere i diritti dei professionisti, fornire una formazione continua e scambiare le migliori pratiche.

- **Syndicat National des Professionnels Infermiera (SNPI CFE-CGC):** il SNPI è un sindacato professionale che rappresenta gli infermieri, compresi gli assistenti all'infanzia. Il suo obiettivo è difendere i diritti degli operatori sanitari e migliorare le loro condizioni di lavoro.

- **Ordre National des Infermiers (ONI):** L'ONI è l'organismo professionale degli infermieri, che comprende anche gli assistenti all'infanzia. La sua missione è quella di regolamentare la professione, promuovere le buone prassi e proteggere il pubblico.

- **Fédération Nationale des Écoles d'Infermiera et d'Infirmières (FNEII):** La FNEII rappresenta le scuole per infermieri, comprese le scuole per assistenti all'infanzia. Lavora per migliorare la formazione e armonizzare i programmi educativi.

- **Réseau des Écoles et Instituts de Formation en Soins Infermiers et d'Il Caregiver (REFSI):** questa rete riunisce le scuole e gli istituti che offrono formazione nell'ambito dell'assistenza infermieristica, compresi quelli che formano gli assistenti all'infanzia. Promuove lo scambio di informazioni e la collaborazione tra gli istituti di formazione.

- **Associazioni di genitori e pazienti:** Alcune associazioni di genitori e pazienti, dedicate a patologie specifiche o a esigenze particolari, collaborano con gli assistenti di nido per comprendere meglio e soddisfare le esigenze dei bambini e delle loro famiglie.

- **Fédération Hospitalière de France (FHF):** La FHF rappresenta le strutture sanitarie pubbliche, compresi gli ospedali che impiegano assistenti all'infanzia. Difende gli interessi delle strutture sanitarie e dei professionisti.

- **Organizzazioni di formazione continua:** molte organizzazioni offrono corsi di formazione continua specifici per assistenti all'infanzia, per aiutarli a mantenere e sviluppare le loro competenze professionali.

- **Agenzie Sanitarie Regionali (ARS):** le ARS svolgono un ruolo importante nella regolamentazione e nell'organizzazione dei servizi sanitari in Francia. Possono fornire supporto agli assistenti all'infanzia in termini di risorse e standard di pratica.

Queste associazioni e organizzazioni forniscono una rete di supporto professionale, opportunità di formazione continua, risorse e informazioni rilevanti per gli assistenti all'infanzia. Contribuiscono a rafforzare la professione, a promuovere un'assistenza all'infanzia di qualità e a facilitare l'accesso ai servizi e alle opportunità professionali.

L'iscrizione ad un'associazione professionale offre molti vantaggi alle assistenti all'infanzia. Ecco i principali vantaggi:

- **Rappresentanza e difesa degli interessi professionali:** Le associazioni professionali rappresentano gli assistenti all'infanzia e difendono i loro interessi nei rapporti con le autorità, le istituzioni sanitarie e il pubblico. Svolgono un ruolo essenziale nella promozione della professione, nell'affermazione dei diritti dei professionisti e nel miglioramento delle loro condizioni di lavoro.

- **Formazione continua e sviluppo professionale:** le associazioni offrono spesso opportunità di formazione continua, seminari, conferenze e incontri professionali. Questi programmi consentono agli assistenti all'infanzia di tenersi aggiornati sugli ultimi sviluppi nel campo dell'assistenza all'infanzia, di migliorare le proprie competenze e di sviluppare le proprie conoscenze.

- **Accesso alle risorse professionali:** i membri delle associazioni professionali hanno spesso accesso a risorse specializzate come pubblicazioni, riviste, guide alle migliori pratiche e strumenti di formazione. Queste risorse possono essere utili per approfondire argomenti specifici e migliorare la pratica professionale.

- **Networking e scambi professionali:** Le associazioni professionali offrono un ambiente favorevole al networking e agli scambi tra pari. Questo permette agli assistenti all'infanzia di condividere le loro esperienze, discutere di casi clinici, trovare il sostegno di altri professionisti e sviluppare la loro rete professionale.

- **Opportunità di avanzamento e promozione:** le associazioni professionali possono facilitare l'accesso alle opportunità di avanzamento di carriera, come posizioni di responsabilità, specializzazioni o programmi di formazione specifici. Possono anche contribuire a promuovere la professionalità e le competenze degli assistenti all'infanzia.

- **Partecipazione a progetti e iniziative:** aderendo a un'associazione professionale, le assistenti all'infanzia hanno l'opportunità di partecipare a progetti di ricerca, iniziative di salute pubblica o campagne di sensibilizzazione. Ciò consente loro di contribuire attivamente allo sviluppo della loro professione e al miglioramento dell'assistenza all'infanzia.

- **Accesso a strumenti promozionali e di comunicazione:** le associazioni professionali possono fornire strumenti promozionali, come badge di identificazione, tessere professionali e certificazioni, che rafforzano il riconoscimento e la credibilità degli assistenti all'infanzia nella loro pratica quotidiana.

- **Aggiornamenti sugli sviluppi normativi:** le associazioni professionali informano i loro membri sulle modifiche legislative e normative che potrebbero avere un impatto sulla loro pratica professionale. Ciò consente agli assistenti all'infanzia di tenersi aggiornati sui nuovi requisiti e di conformarsi agli standard attuali.

Iscrivendosi ad un'associazione professionale, le assistenti all'infanzia possono non solo beneficiare di questi vantaggi, ma anche contribuire a rafforzare la loro professione e a promuovere la qualità dell'assistenza all'infanzia. Il coinvolgimento in un'associazione è un processo gratificante che sostiene lo sviluppo professionale e il riconoscimento della professione di assistente all'infanzia.

Equilibrio tra lavoro e vita privata

Il settore dell'assistenza all'infanzia presenta sfide specifiche di equilibrio tra lavoro e vita privata per le assistenti all'infanzia. Ecco alcune delle sfide più comuni che possono affrontare:

- **Orari di lavoro flessibili:** agli assistenti di cura può essere richiesto di lavorare con orari irregolari, compresi i fine settimana, le notti e i giorni festivi. Questi orari di lavoro atipici possono rendere difficile la conciliazione della vita familiare e sociale.

- **Carico di lavoro emotivo:** lavorare con i bambini, in particolare con quelli in situazioni vulnerabili o malati, può essere emotivamente impegnativo. Il coinvolgimento emotivo nel loro benessere può avere un impatto sulla salute mentale e sulla vita personale degli assistenti all'infanzia.

- **Richieste fisiche: il** lavoro di assistenza all'infanzia comporta Il sollevamento, il trasporto e la cura di neonati e bambini piccoli, il che può essere fisicamente impegnativo. Questo può portare a un affaticamento fisico e rendere difficile la partecipazione ad attività esterne al lavoro.

- **Disponibilità costante:** Quando si lavora con i bambini, le emergenze possono presentarsi in qualsiasi momento, il che può richiedere una disponibilità costante. Questo può rendere difficile staccarsi dal lavoro e staccare la spina.

- **Mancanza di tempo per la vita personale: le** assistenti all'infanzia possono ritrovarsi con poco tempo per il tempo libero, le attività personali e la famiglia a causa dei vincoli del loro lavoro.

- **Gestione dello stress:** il settore dell'assistenza all'infanzia può essere stressante, soprattutto in situazioni di emergenza o quando ci si occupa di bambini malati. Gestire lo stress professionale mantenendo un equilibrio con la vita personale può essere una sfida.

- **Assistenza all'infanzia per i propri figli:** Gli assistenti di asilo nido che sono anche genitori possono avere difficoltà a trovare un'assistenza all'infanzia adeguata, soprattutto se lavorano con orari atipici.

Per affrontare queste sfide, è essenziale che le assistenti all'infanzia si prendano cura di se stesse e mantengano un equilibrio tra lavoro e vita personale. Ecco alcune strategie che possono aiutare:

- **Organizzazione e pianificazione:** mettere in atto un'organizzazione efficace per gestire i propri orari e pianificare i momenti dedicati alla vita personale.

- **Sostegno sociale:** cercare il sostegno di familiari, amici o colleghi può essere utile per condividere le responsabilità e sentirsi supportati.

- **Pratiche di gestione dello stress:** adottare tecniche di gestione dello stress, come la meditazione, lo yoga o il rilassamento, può aiutarla ad affrontare meglio le pressioni legate al lavoro.

- **Staccare la spina dal lavoro:** prendersi del tempo libero per ricaricare le batterie e dedicarsi ad attività personali.

- **Formazione continua e sviluppo professionale:** investire nella formazione continua e nello sviluppo professionale può portare all'acquisizione di nuove competenze che favoriscono l'avanzamento di carriera e la flessibilità professionale.

- **Comunicare con il datore di lavoro:** parlare con il datore di lavoro delle esigenze specifiche di conciliazione vita-lavoro può talvolta portare a orari di lavoro flessibili o ad altre soluzioni.

È essenziale riconoscere che l'equilibrio tra lavoro e vita privata è una sfida continua, che richiede un'attenzione e un adattamento regolari. Prendendosi cura del proprio benessere personale, le assistenti all'infanzia possono mantenere la passione e la dedizione per la loro professione, preservando la loro qualità di vita complessiva.

- Strategie per conciliare le esigenze professionali con le responsabilità familiari e personali.

Conciliare le esigenze del lavoro di assistente all'infanzia con le responsabilità familiari e personali può essere una sfida, ma ci sono strategie per rendere tutto più facile e mantenere un equilibrio tra le diverse sfere della vita. Ecco alcuni consigli per aiutarla a farlo:

- **Stabilire le priorità:** è importante definire chiaramente le sue priorità, sia professionali che personali. In questo modo sarà più facile organizzare il suo tempo e assegnare le risorse necessarie a ciascuna area.

- **Utilizzare un calendario e pianificare in anticipo:** avere un calendario ben organizzato è essenziale per evitare di sentirsi sopraffatti. Pianificare in anticipo gli appuntamenti, gli eventi familiari e gli impegni di lavoro la aiuta a organizzarsi.

- **Comunicare con il suo datore di lavoro:** se possibile, comunicare con il suo datore di lavoro sulle sue responsabilità familiari può aiutarla ad ottenere orari di lavoro flessibili o a trovare soluzioni flessibili per conciliare meglio lavoro e vita personale.

- **Condividere i compiti familiari:** organizzarsi con il suo partner o con altri membri della famiglia per condividere i compiti domestici e familiari libera tempo per lei e per le sue attività personali.

- **Si prenda del tempo per rilassarsi:** Dedicare del tempo a se stessi, attraverso attività rilassanti, sport o hobby, è essenziale per alleviare lo stress e mantenere l'equilibrio emotivo.

- **Imparare a delegare:** non è sempre possibile fare tutto da soli. Imparare a delegare alcuni compiti può alleggerire il peso e permetterle di concentrarsi sull'essenziale.

- **Essere flessibile:** essere flessibile di fronte agli imprevisti è essenziale per adattarsi alle diverse sfide che possono presentarsi nella sua vita professionale e familiare.

- **Sfruttare al massimo il tempo in famiglia:** quando è con la sua famiglia, è importante essere pienamente presenti e sfruttare al massimo questi momenti di qualità.

- **Prendersi cura della propria salute:** prendersi cura della propria salute fisica e mentale è fondamentale per far fronte a molteplici responsabilità e rimanere energici e concentrati.

- **Sostegno sociale:** condividere le sue sfide con altre puericultrici o amiche può fornire un sostegno prezioso e incoraggiare lo scambio di suggerimenti e consigli.

In definitiva, non esiste una soluzione unica per conciliare le esigenze lavorative con le responsabilità familiari e personali, poiché ogni situazione è unica. Trovare un equilibrio tra questi diversi aspetti della vita richiede consapevolezza, organizzazione e flessibilità. È essenziale ascoltarsi, darsi il permesso di prendersi del tempo per sé e ricordare che l'equilibrio è un processo continuo che richiede continui aggiustamenti. Mettendo in atto strategie adatte alla loro situazione personale, le assistenti all'infanzia possono migliorare la loro qualità di vita e mantenere la passione per la loro professione.

Capitolo 12:
Testimonianze di assistenti all'infanzia con esperienza

Introduzione alle testimonianze di assistenti all'infanzia con esperienza

Le testimonianze di professionisti dell'infanzia con esperienza sono preziose per i futuri assistenti all'infanzia. Forniscono conoscenze pratiche, esperienze di vita reale e consigli preziosi che non si trovano necessariamente nei libri di testo. Ecco perché le testimonianze sono così importanti per imparare e capire la professione di assistente all'infanzia:

- **Autenticità:** le testimonianze sono autentiche perché riflettono le esperienze reali dei professionisti del settore. Possono fornire informazioni concrete sulle sfide, i successi e i punti salienti della professione.

- **Ispirazione:** le testimonianze possono ispirare i futuri assistenti all'infanzia, mostrando loro le possibilità di realizzazione personale e professionale in questo campo. Possono ispirare la passione per la professione e motivare gli studenti a formarsi con entusiasmo.

- **Pratiche e realistiche:** le testimonianze offrono una visione concreta della realtà sul campo. Ci aiutano a capire le situazioni che gli assistenti di asilo nido devono affrontare quotidianamente, in termini di relazioni con i bambini, i genitori e gli altri membri dell'équipe medica.

- **Trasferimento di esperienza:** i professionisti esperti possono condividere ciò che hanno imparato e i loro errori. Queste lezioni sono preziose per aiutare i futuri assistenti all'infanzia ad evitare certe difficoltà e ad imparare dall'esperienza degli altri.

- **Diversità di esperienze:** ogni assistente di cura ha un percorso professionale unico. Le testimonianze offrono l'opportunità di scoprire prospettive diverse e di apprezzare la diversità delle aree di lavoro e delle popolazioni assistite.

- **Riflessione etica:** le testimonianze affrontano spesso questioni etiche complesse che gli assistenti all'infanzia possono trovarsi ad affrontare. Questo incoraggia la riflessione e la consapevolezza delle questioni etiche nella pratica professionale.

- **Consigli pratici: i** professionisti esperti possono dare consigli pratici sulla gestione del tempo, sulla comunicazione con i bambini e i genitori, sulle strategie per affrontare lo stress, ecc.

- **Rafforzare la comunità professionale:** le testimonianze promuovono un senso di comunità tra le assistenti all'infanzia e rafforzano il legame tra i professionisti.

- **Prepararsi alla realtà del lavoro:** le testimonianze aiutano i futuri assistenti all'infanzia a comprendere meglio gli aspetti emotivi e relazionali del lavoro e ad essere più preparati ad affrontare determinate sfide.

- **Apprendimento continuo:** anche per le assistenti all'infanzia esperte, le testimonianze possono servire come fonte di apprendimento continuo e di riflessione sulla propria pratica.

In breve, le testimonianze personali sono un modo potente per arricchire la nostra comprensione della professione di assistente all'infanzia, per prepararci alle realtà del settore e per alimentare il nostro impegno professionale, offrendo prospettive autentiche e varie. Sono un complemento prezioso alla formazione accademica e una risorsa inestimabile per le future assistenti all'infanzia che intraprendono la loro carriera professionale.

Il percorso di carriera degli assistenti all'infanzia

Gli assistenti all'infanzia hanno l'opportunità di lavorare in un'ampia varietà di ambienti e strutture, consentendo loro di

acquisire diverse esperienze professionali. Ecco alcune delle principali esperienze professionali che gli assistenti all'infanzia possono fare:

- **Reparti di maternità e di neonatologia:** lavorare in un reparto di maternità o di neonatologia consente alle assistenti all'infanzia di occuparsi dei neonati, di assistere le madri nella cura iniziale dei loro bambini e di sostenere le famiglie durante il periodo postnatale.

- **Pediatria generale:** lavorando in un reparto di pediatria generale, gli assistenti all'infanzia si occupano di bambini e adolescenti affetti da varie patologie. Possono essere chiamati a partecipare alla cura, ai controlli e all'educazione dei pazienti e delle loro famiglie.

- **Pediatria specialistica:** alcuni assistenti di nido scelgono di specializzarsi in aree specifiche della pediatria, come l'oncologia pediatrica, la cardiologia, la neurologia o altre specialità. Lavorano quindi a fianco di team multidisciplinari per fornire assistenza specialistica ai bambini con patologie complesse.

- **Asili nido e scuole materne:** lavorare in un asilo nido o in una scuola materna consente agli assistenti all'infanzia di sostenere i bambini nel loro sviluppo generale, di offrire attività educative e divertenti e di creare un ambiente stimolante per incoraggiare il loro sviluppo.

- **Ambiente scolastico:** alcuni assistenti di asilo nido possono lavorare in un ambiente scolastico, assistendo gli insegnanti e fornendo supporto ai bambini con esigenze speciali, problemi di salute o disabilità.

- **Rianimazione pediatrica e servizi di emergenza:** lavorare nei servizi di rianimazione pediatrica richiede una particolare competenza nell'assistenza intensiva ai bambini in situazioni critiche. Gli assistenti all'infanzia lavorano a fianco di altri professionisti sanitari per salvare vite e stabilizzare i piccoli pazienti in difficoltà medica.

- **A domicilio:** alcune assistenti all'infanzia lavorano in proprio, offrendo servizi a domicilio alle famiglie. Possono assistere i genitori nell'assistenza postnatale, dare consigli sull'assistenza all'infanzia e sostenere le famiglie nel monitoraggio dello sviluppo del bambino.

- **Centri di rieducazione o riabilitazione:** alcuni assistenti all'infanzia lavorano in centri specializzati per bambini con esigenze specifiche di rieducazione o riabilitazione in seguito a malattia, incidente o disabilità.

Ogni esperienza professionale offre agli assistenti all'infanzia l'opportunità di apprendere e sviluppare competenze specifiche, contribuendo al benessere e allo sviluppo dei bambini e delle loro famiglie. La scelta del contesto professionale dipende dagli interessi e dalle affinità di ogni assistente all'infanzia, nonché dal suo desiderio di specializzarsi in aree specifiche della pediatria o della prima infanzia. Arricchendo il proprio percorso professionale, le assistenti all'infanzia possono sviluppare competenze versatili e diventare protagoniste nel campo della salute e del benessere dei bambini.

I fattori che influenzano la scelta di carriera degli assistenti all'infanzia possono essere diversi e variare a seconda di ogni individuo. Ecco alcuni dei principali fattori che possono motivare gli assistenti all'infanzia nella loro scelta di carriera:
- **Passione per i bambini :** Molte assistenti all'infanzia sono spinte dalla passione per il benessere dei bambini. Traggono vera soddisfazione dal lavorare con i più piccoli, vedendoli crescere e fiorire e contribuendo al loro sviluppo generale.

- **Una vocazione per aiutare gli altri:** la professione di assistente all'infanzia è innanzitutto una professione di aiuto e sostegno ai bambini e alle loro famiglie. Alcuni scelgono questa carriera perché hanno un forte desiderio di aiutare gli altri e di fare una differenza positiva nella vita dei bambini malati, vulnerabili o disabili.

- **Sensibilità alle esigenze specifiche dei bambini:** Alcune assistenti all'infanzia hanno avuto esperienze personali che le hanno rese consapevoli delle esigenze specifiche dei bambini, sia in termini di salute che di istruzione o di altre aree.

- **Esperienza personale o familiare:** a volte l'esperienza personale di un assistente all'infanzia, come la nascita di un bambino, l'assistenza a un familiare malato o la necessità di assistenza pediatrica, può influenzare la sua scelta professionale.

- **Interesse per la salute e la prima infanzia:** le assistenti all'infanzia con un interesse per la salute, la medicina e la prima infanzia possono trovare naturalmente la loro strada in questa professione, che combina questi diversi campi.

- **Stabilità del lavoro:** il settore sanitario, compresa la pediatria, offre generalmente opportunità di lavoro stabili e una continua richiesta di professionisti qualificati.

- **Sviluppare competenze versatili:** Lavorare come assistente all'infanzia le consente di sviluppare un'ampia gamma di competenze, dall'assistenza medica alle abilità interpersonali, compresa la gestione delle emergenze.

- **Valore sociale ed emotivo del lavoro:** lavorare con I bambini e contribuire al loro benessere è spesso visto come una professione con valore sociale ed emotivo.

- **Opportunità di sviluppo della carriera e di specializzazione: gli** assistenti di nido possono essere attratti anche da opportunità di sviluppo della carriera, come posizioni di responsabilità o di specializzazione in aree specifiche della pediatria.

- **Orario di lavoro flessibile:** alcune assistenti all'infanzia apprezzano la flessibilità di questa professione, che consente loro di lavorare part-time o in orari che si adattano alla loro vita personale.

In definitiva, la scelta di diventare assistente all'infanzia è spesso guidata da una combinazione di motivazioni personali e professionali. È una carriera che richiede passione, compassione, pazienza e impegno per il benessere dei bambini.

Pietre miliari nella carriera di un'assistente all'infanzia

Gli assistenti all'infanzia hanno la fortuna di vivere molte **esperienze significative e memorabili** nel loro lavoro quotidiano. Ecco solo alcune delle esperienze che possono lasciare un segno nella loro carriera:

- **Accompagnare le famiglie alla nascita:** assistere alla nascita di un neonato è un momento commovente e unico nella vita di un assistente all'infanzia. Accompagnare i genitori in questo momento speciale e fornire loro sostegno e conforto è un'esperienza gratificante.

- **Creare legami con i bambini: Le** assistenti all'infanzia spesso sviluppano un forte legame con i bambini di cui si occupano regolarmente. Vedere questi bambini crescere, svilupparsi e superare le sfide è fonte di orgoglio e gioia per l'assistente all'infanzia.

- **Aiutare i bambini malati a guarire:** partecipare alla cura dei bambini malati e vederli guarire è una delle esperienze più gratificanti per un assistente all'infanzia. Il loro coinvolgimento nel processo di guarigione è essenziale e lascia un segno positivo nella vita del bambino e della sua famiglia.

- **Sostenere le famiglie vulnerabili:** lavorare con le famiglie vulnerabili, come quelle con un bambino affetto da una malattia cronica o da una disabilità, permette alle assistenti all'infanzia di sviluppare una grande empatia e di fornire un sostegno essenziale per aiutarle a superare questi momenti difficili.

- **Partecipare a progetti educativi e di prevenzione:** il coinvolgimento in progetti educativi volti a sensibilizzare le famiglie sulla prevenzione di malattie e incidenti tra i bambini è un'esperienza gratificante per le assistenti all'infanzia. Contribuire a migliorare la salute e il benessere dei bambini su scala più ampia è gratificante.

- **Incoraggiare i bambini a sbocciare e svilupparsi:** Aiutare a stimolare lo sviluppo psicomotorio, emotivo e sociale dei bambini è uno dei compiti essenziali di un assistente all'infanzia. Osservare i loro progressi e il loro sviluppo è una fonte di soddisfazione per il professionista.

- **Lavorare come parte di un team interdisciplinare:** la collaborazione con altri professionisti della salute, come infermieri, medici, psicologi ed educatori, permette agli assistenti all'infanzia di beneficiare di un approccio globale e completo alla cura dei bambini.

- **Partecipare a corsi di formazione e conferenze:** Partecipare a corsi di formazione continua e a conferenze nel campo dell'assistenza all'infanzia permette alle assistenti all'infanzia di tenersi aggiornate sugli ultimi progressi medici e di perfezionare le loro competenze, il che rafforza la loro esperienza e la fiducia nella loro pratica.

Queste esperienze arricchenti rendono la professione di assistente all'infanzia una professione gratificante ed essenziale nel campo della salute pediatrica. Ogni giorno, le assistenti all'infanzia contribuiscono al benessere dei bambini e delle loro famiglie, e questi momenti significativi rafforzano la passione per la loro professione e la dedizione al loro importante ruolo nel campo dell'assistenza all'infanzia.

Gli assistenti all'infanzia possono trovarsi di fronte a diversi eventi o situazioni che hanno un **impatto duraturo** sul loro percorso professionale. Ecco alcuni esempi di situazioni significative:

- **Prendersi cura di un neonato per la prima volta:** la prima volta che un assistente di nido si prende cura di un neonato può essere sia emozionante che intimidatoria. Spesso questa esperienza segna l'inizio di una carriera dedicata alla cura dei neonati e può rafforzare la passione per questo settore.

- **Momenti di perdita e lutto: gli** assistenti di nido possono trovarsi di fronte a situazioni in cui un bambino muore o ha gravi problemi di salute. Questi momenti sono spesso emotivamente molto provanti, ma rafforzano anche il senso di empatia e di sostegno nel percorso professionale.

- **Sostenere i bambini con esigenze speciali:** lavorare con bambini con esigenze speciali, che siano malattie croniche, disabilità o altri problemi di salute, può essere un'esperienza trasformativa. Gli assistenti di asilo nido imparano ad adattare la loro assistenza e a fornire un supporto su misura per soddisfare le esigenze uniche di ogni bambino.

- **Riconoscimento del loro ruolo nell'équipe di cura:** ricevere il riconoscimento e l'apprezzamento per il loro lavoro da parte dell'équipe medica, delle famiglie e dei bambini può essere un momento determinante per gli assistenti all'infanzia. Può aumentare la loro fiducia e la motivazione a continuare a eccellere nella loro professione.

- **Opportunità di formazione e specializzazione:** quando gli assistenti all'infanzia hanno la possibilità di partecipare a corsi di formazione specifici o di specializzarsi in un'area di particolare interesse per loro, questo può aprire nuove prospettive e arricchire notevolmente il loro percorso professionale.

- **Partecipare a progetti innovativi:** Il coinvolgimento in progetti di ricerca, iniziative di prevenzione o programmi educativi innovativi può essere un'esperienza stimolante e gratificante per le assistenti all'infanzia.

- **Sostenere le famiglie a lungo termine:** alcune assistenti all'infanzia possono avere l'opportunità di sostenere le famiglie a lungo termine, assistendo diversi bambini dello stesso gruppo di fratelli o fornendo assistenza per diversi anni. Questo permette loro di creare un forte legame con le famiglie e di vedere come i bambini si sviluppano nel tempo.

Questi eventi o situazioni hanno un impatto duraturo sulla carriera degli assistenti all'infanzia, contribuendo a forgiare le loro competenze, a sviluppare il loro senso di empatia e impegno e a rafforzare la loro determinazione a fornire un'assistenza di qualità ai bambini e alle loro famiglie. Queste esperienze arricchenti contribuiscono a plasmare la loro carriera nell'assistenza all'infanzia e a renderla una professione pienamente appagante e significativa.

Sfide e successi come assistente all'infanzia

Nel corso della loro carriera, le assistenti all'infanzia possono incontrare **diversi ostacoli** che devono superare per continuare a esercitare con successo la loro professione. Ecco alcuni degli ostacoli più comuni che possono incontrare:

- **Carico di lavoro emotivo:** lavorare con bambini malati, vulnerabili o disabili può essere emotivamente impegnativo. Gli assistenti di asilo nido devono imparare a gestire le proprie emozioni, in modo da poter continuare a fornire un'assistenza di qualità, mantenendo il proprio benessere mentale ed emotivo.

- **Stress e pressione:** l'ambiente medico, in particolare la pediatria, può essere stressante e impegnativo. Gli assistenti di nido devono affrontare le emergenze, gestire diversi compiti contemporaneamente e soddisfare le diverse esigenze dei bambini e delle loro famiglie.

- **Mancanza di risorse:** in alcuni ambienti di lavoro, le assistenti all'infanzia possono trovarsi di fronte a una mancanza di risorse materiali o finanziarie, che può complicare il loro lavoro e influire sulla qualità dell'assistenza.

- **Difficoltà di comunicazione con l'équipe medica: una** comunicazione efficace con altri professionisti della salute è essenziale per fornire un'assistenza coordinata ai bambini. Gli assistenti di nido possono talvolta avere difficoltà a comunicare con alcuni membri dell'équipe medica.

- **Mancanza di riconoscimento:** sebbene il loro lavoro sia essenziale nel campo della salute pediatrica, gli assistenti all'infanzia possono talvolta sentirsi sottovalutati o non riconosciuti per il loro ruolo cruciale.

- **Gestione dei conflitti:** lavorare in un team a volte comporta divergenze di opinione e conflitti. Gli assistenti all'infanzia devono imparare a gestire queste situazioni in modo costruttivo per mantenere un ambiente di lavoro armonioso.

- **Orari di lavoro irregolari:** alcune istituzioni sanitarie possono richiedere agli assistenti all'infanzia di lavorare in orari irregolari, comprese le notti, i fine settimana e i giorni festivi, il che può avere un impatto sulla loro vita personale.

- **Rischio di burn-out: a causa della** natura impegnativa del loro lavoro, le assistenti all'infanzia sono esposte al rischio di burn-out. Devono essere consapevoli del loro benessere mentale e fisico e prendere provvedimenti per proteggersi.

Nonostante questi ostacoli, molte assistenti all'infanzia trovano grande soddisfazione professionale nel lavorare con i bambini e nel contribuire al loro benessere. Possono superare queste sfide ricevendo un sostegno adeguato, formandosi continuamente per migliorare le loro competenze, stabilendo confini chiari per preservare l'equilibrio tra lavoro e vita privata e rimanendo appassionati del loro importante ruolo nella cura dei bambini.

Come assistenti all'infanzia, ci sono **molti traguardi e momenti di soddisfazione** da vivere nel corso della sua carriera. Ecco solo alcuni dei momenti che possono portare grande orgoglio e soddisfazione:

- **Assistenza a bambini malati o disabili:** uno dei risultati più gratificanti per un assistente di asilo nido è vedere i progressi compiuti dai bambini per i quali fornisce un'assistenza attenta e dedicata. La sensazione di aver contribuito al benessere e allo sviluppo di un bambino malato o disabile è impagabile.

- **Creare un forte legame con i bambini e le famiglie:** quando un assistente all'infanzia riesce a stabilire un legame di fiducia con i bambini e le loro famiglie, crea un rapporto prezioso che può durare a lungo. Sapere di aver avuto un impatto positivo sulla vita di un bambino e della sua famiglia è estremamente gratificante.

- **La capacità di rassicurare i bambini:** Quando un bambino arriva ansioso o spaventato e l'assistente all'infanzia riesce a rassicurarlo, a calmarlo e a farlo sorridere, la soddisfazione è immensa. Sapere di aver contribuito a placare le paure di un bambino è motivo di orgoglio.

- **Adattarsi alle esigenze specifiche di ogni bambino:** Ogni bambino è unico, con le sue esigenze e la sua personalità. Quando un assistente all'asilo nido riesce ad adattarsi alle esigenze specifiche di ogni bambino, dimostra la sua competenza e capacità di fornire un'assistenza personalizzata.

- **Feedback positivo da parte delle famiglie:** ricevere un feedback positivo dalle famiglie, che esprimono il loro apprezzamento e la loro soddisfazione per l'assistenza ricevuta dal bambino, è uno dei momenti più gratificanti per un assistente all'infanzia.

- **Sostegno nei momenti difficili:** essere presenti per sostenere le famiglie in situazioni difficili, come un ricovero ospedaliero o una diagnosi difficile, è un segno di compassione e dedizione. Essere presenti per le famiglie in questi momenti è molto significativo.

- **Partecipare allo sviluppo dell'assistenza:** alcuni assistenti di cura possono essere coinvolti in progetti per migliorare l'assistenza o nella ricerca. Contribuire allo sviluppo delle pratiche e prendere parte a iniziative innovative è fonte di soddisfazione e orgoglio.

- **Il senso di appartenenza a un'équipe di cura:** far parte di un'équipe di cura multidisciplinare e contribuire attivamente alla cura complessiva dei bambini rafforza il senso di appartenenza e l'autostima professionale.

Questi momenti di soddisfazione e appagamento sono solo alcune delle ragioni che motivano le assistenti all'infanzia a intraprendere la carriera in questo settore. Il loro lavoro quotidiano, intriso di empatia e dedizione verso i bambini e le loro famiglie, è una fonte di appagamento e di orgoglio, e contribuisce a rendere questa professione una vocazione gratificante ed essenziale.

Consigli per i futuri assistenti all'infanzia

Per i futuri assistenti all'infanzia che stanno iniziando la professione, ecco alcune **raccomandazioni e consigli** per aiutarli a partire bene e ad avere successo in questo campo gratificante:

- **Acquisire solide conoscenze:** investire tempo nell'apprendimento delle basi della cura dei bambini, della pediatria, dell'anatomia, della psicologia infantile e delle cure specifiche. Una solida base di conoscenze le consentirà di comprendere le esigenze dei bambini e di fornire un'assistenza adeguata.

- **Sviluppare le competenze interpersonali:** la professione di assistente infermieristica comporta una grande interazione con i bambini, le loro famiglie e il team medico. Sviluppi le sue capacità di comunicazione, ascolto attivo, empatia e risoluzione dei conflitti, in modo da poter interagire efficacemente con gli altri.

- **Mostrare empatia e compassione:** lavorare con bambini malati, disabili o in difficoltà richiede una grande empatia e compassione. Sia sempre premuroso e attento alle esigenze emotive dei bambini e delle loro famiglie.

- **Adottare un atteggiamento positivo:** il lavoro con i bambini può essere impegnativo ed emotivamente stimolante. Coltivi un atteggiamento positivo, sia paziente e ricordi che la sua presenza può essere una fonte di conforto per i bambini e le loro famiglie.

- **Partecipare alla formazione continua:** il settore dell'assistenza all'infanzia è in continua evoluzione. Si tenga aggiornato sulle nuove pratiche, tecnologie e standard frequentando regolarmente corsi di formazione e conferenze professionali.

- **Essere flessibile e adattabile:** ogni bambino è diverso e ogni giorno lavorativo può portare con sé una serie di sfide impreviste. Sia flessibile e adattabile per soddisfare le mutevoli esigenze dei bambini e del loro ambiente.

- **Lavoro di squadra: la** cura dei bambini è un lavoro di squadra. Lavora a stretto contatto con altri professionisti della salute e con i membri dell'équipe medica per fornire un'assistenza coerente e completa ai bambini.

- **Gestire lo stress:** lavorare come assistente all'infanzia può essere emotivamente impegnativo. Impari le tecniche di gestione dello stress per mantenere il suo benessere e dare il meglio di sé ai bambini e alle loro famiglie.

- **Partecipare a progetti di miglioramento: partecipare** attivamente a progetti di miglioramento dell'assistenza, alla ricerca e alle iniziative per contribuire allo sviluppo positivo della professione.

- **Prendersi cura di sé: si** prenda il tempo di prendersi cura di sé fisicamente ed emotivamente. Può prendersi cura degli altri solo se si prende cura di se stesso.

- **Chiedere supporto:** non esiti a chiedere supporto e consigli ai suoi colleghi esperti o alla direzione. Possono aiutarla a superare le sfide e a sviluppare le sue competenze.

Seguendo questi consigli e rimanendo determinata, potrà intraprendere la carriera di assistente all'infanzia con fiducia e dedizione. Questa professione gratificante le offre l'opportunità di avere un impatto positivo sulla vita dei bambini e delle loro famiglie e di contribuire al loro benessere e sviluppo. Sia orgoglioso del suo ruolo essenziale nella cura dei bambini!

Le assistenti d'infanzia con esperienza hanno **imparato lezioni preziose nel corso degli** anni, che le hanno aiutate ad avere successo e a prosperare nella loro carriera. Ecco alcune delle lezioni più importanti:

- **L'importanza dell'ascolto: le** assistenti di nido hanno imparato a prestare particolare attenzione alle esigenze e alle preoccupazioni dei bambini e delle loro famiglie. Ascoltando attentamente, sono in grado di comprendere meglio i problemi e di fornire un'assistenza adeguata.

- **La pazienza come virtù:** lavorare con i bambini può essere una sfida, ma le assistenti all'infanzia hanno imparato l'importanza della pazienza e della comprensione. Sanno che ogni bambino è unico e che certe situazioni richiedono tempo per essere risolte.

- **Umiltà di fronte all'apprendimento continuo:** gli assistenti di cura comprendono che ci sono sempre nuove cose da imparare nel loro campo. Sono aperti alla formazione continua e alle nuove informazioni per migliorare le loro competenze e conoscenze.

- **Capacità di gestire lo stress:** hanno sviluppato strategie per affrontare lo stress legato al lavoro. Sanno che è importante trovare dei modi per rilassarsi e ricaricarsi, al fine di mantenere il proprio benessere emotivo.

- **L'importanza del lavoro di squadra:** gli assistenti all'infanzia riconoscono che il lavoro di squadra è essenziale nel campo dell'assistenza all'infanzia. Sanno che la collaborazione con altri professionisti della salute aiuta a fornire la migliore assistenza possibile ai bambini.

- **Il valore dei legami emotivi con i bambini e le famiglie:** hanno capito che il legame emotivo stabilito con i bambini e le loro famiglie è un fattore essenziale per creare un ambiente di fiducia e sicurezza.

- **La necessità di fare un passo indietro:** le assistenti di cura hanno imparato a fare un passo indietro quando si trovano di fronte a situazioni emotive difficili. Questo permette loro di rimanere obiettivi e di fornire un'assistenza di qualità, anche in circostanze delicate.

- **Flessibilità nell'adattarsi ai cambiamenti:** Sono consapevoli che il settore dell'assistenza all'infanzia è in costante evoluzione e hanno sviluppato la capacità di adattarsi alle nuove pratiche e tecnologie.

- **L'importanza di prendersi cura di se stessi e degli altri:** sanno che è essenziale trattare se stessi e gli altri con gentilezza e compassione. Questo crea un ambiente di lavoro positivo e favorisce relazioni armoniose con i colleghi e le famiglie.

- **Orgoglio per un lavoro significativo:** infine, le assistenti all'infanzia traggono grande soddisfazione dal loro lavoro, perché sanno di contribuire attivamente al benessere e allo sviluppo dei bambini. Sono orgogliose del valore del loro ruolo nella vita dei bambini e delle loro famiglie.

Queste lezioni sono preziose per i futuri assistenti all'infanzia, in quanto offrono approfondimenti sulle competenze e le qualità necessarie per avere successo in questo settore. Prestando attenzione a queste lezioni e applicandole nella loro pratica, i futuri assistenti all'infanzia possono prepararsi per una carriera soddisfacente e gratificante nel campo dell'assistenza all'infanzia.

I cambiamenti nella professione visti dagli assistenti all'infanzia

Nel corso degli anni, la professione di assistente all'infanzia ha subito una serie di **cambiamenti e sviluppi**, che hanno influenzato la pratica e il ruolo di questi professionisti nel campo dell'assistenza all'infanzia. Ecco alcuni dei cambiamenti e degli sviluppi che hanno avuto luogo:

- **Maggiore riconoscimento e apprezzamento:** la professione di assistente all'infanzia ha ottenuto un maggiore riconoscimento e apprezzamento all'interno del sistema sanitario. Il ruolo essenziale che svolgono nell'assistenza ai bambini e ai neonati è stato maggiormente riconosciuto e apprezzato.
- **Sviluppo delle competenze:** le competenze degli assistenti all'infanzia sono state ampliate e approfondite nel corso degli anni. I programmi di formazione sono stati adattati per soddisfare le esigenze mutevoli del settore dell'assistenza all'infanzia e per incorporare i progressi medici e tecnologici.

- **Promozione della prevenzione:** è stata posta maggiore enfasi sulla promozione della prevenzione nel campo dell'assistenza all'infanzia. Le assistenti all'infanzia sono incoraggiate a svolgere un ruolo attivo nella sensibilizzazione alle buone pratiche igieniche, all'alimentazione equilibrata e alla prevenzione degli incidenti domestici.

- **Assistenza specifica per i bambini vulnerabili: gli** assistenti di nido hanno sviluppato un'esperienza nell'assistenza ai bambini in situazioni vulnerabili, come i neonati prematuri, i bambini con malattie croniche o i bambini con disabilità. Sono stati istituiti corsi di formazione speciali per soddisfare le loro esigenze specifiche.

- **Integrazione delle tecnologie sanitarie: gli** assistenti infermieristici hanno visto l'introduzione e l'integrazione delle tecnologie sanitarie nella loro pratica quotidiana. Ciò include l'uso di apparecchiature mediche avanzate per monitorare i segni vitali dei bambini, l'accesso alle cartelle cliniche elettroniche per un migliore coordinamento delle cure e l'uso di dispositivi di simulazione per la formazione sulle emergenze.

- **Approccio incentrato sulla famiglia:** uno sviluppo importante è stato l'enfasi posta su un approccio alla cura dei bambini incentrato sulla famiglia. Le assistenti del nido lavorano a stretto contatto con i genitori per capire le loro preoccupazioni, i loro valori e le loro esigenze, al fine di fornire un'assistenza personalizzata su misura per ogni bambino.

- **Aree di impiego ampliate: le** opportunità di lavoro per gli assistenti all'infanzia si sono estese oltre gli ospedali e le cliniche. Ora possono lavorare in asili nido, strutture per la prima infanzia, centri di riabilitazione, servizi pediatrici specializzati, scuole e centri di assistenza domiciliare.

- **Partecipazione a team interdisciplinari: gli** assistenti all'infanzia sono sempre più coinvolti in team interdisciplinari di assistenza all'infanzia. Lavorano con medici, infermieri, psicologi, logopedisti e altri professionisti della salute per fornire un'assistenza completa e olistica.

- **Adattarsi alle esigenze culturali: Prendere in considerazione** le esigenze culturali delle famiglie è diventata una priorità nella pratica delle assistenti all'infanzia. Esse sono formate all'approccio culturalmente competente per rispettare la diversità culturale delle famiglie e adattare l'assistenza di conseguenza.

- **Sensibilizzazione alla salute pubblica: le** assistenti di nido svolgono un ruolo attivo nella sensibilizzazione alla salute pubblica, partecipando a campagne di vaccinazione, promuovendo buone pratiche sanitarie e contribuendo al monitoraggio della salute della popolazione infantile.

Questi sviluppi testimoniano l'adattabilità e la crescente importanza del ruolo dell'assistente all'infanzia nel campo della cura dei bambini. I professionisti di questo settore continuano ad impegnarsi per offrire un'assistenza di qualità, incentrata sul bambino e sulla sua famiglia, tenendosi al passo con i nuovi progressi e le migliori pratiche per migliorare continuamente le proprie capacità e competenze.

Con il beneficio della loro esperienza, le assistenti all'infanzia hanno una visione positiva del futuro dell'assistenza all'infanzia e vedono una serie di **prospettive per la** loro professione:

- **Integrazione delle nuove tecnologie : Gli** assistenti all'infanzia si aspettano che l'uso delle tecnologie sanitarie continui a svilupparsi nella loro pratica. Dispositivi di monitoraggio avanzati, applicazioni di monitoraggio dello sviluppo infantile e strumenti di comunicazione digitale faciliteranno il lavoro degli assistenti all'infanzia.

- **Sviluppo della prevenzione e della salute pubblica:** prevedono un aumento della prevenzione di malattie e incidenti tra i bambini. Saranno compiuti ulteriori sforzi per promuovere campagne di vaccinazione, sensibilizzare le famiglie a pratiche salutari e migliorare l'accesso all'assistenza sanitaria.

- **Focus sulla salute mentale dei bambini:** gli assistenti all'infanzia ritengono che la salute mentale dei bambini diventerà una preoccupazione importante negli anni a venire. Si aspettano che vengano dedicate più risorse alla diagnosi precoce dei disturbi mentali nei bambini e all'introduzione di programmi di supporto adeguati.

- **Opportunità di lavoro ampliate:** ritengono che emergeranno nuove opportunità di lavoro in aree specifiche, come la cura dei bambini con malattie rare, i servizi pediatrici specializzati, l'assistenza domiciliare per i bambini vulnerabili e così via.

- **Migliorare la formazione continua:** gli assistenti all'infanzia ritengono che la formazione continua debba essere ulteriormente incoraggiata e sostenuta. Riconoscono l'importanza di tenersi aggiornati sulle nuove pratiche e sui progressi medici per garantire un'assistenza di alta qualità.

- **Rafforzamento del ruolo dell'assistente di cura nell'équipe di assistenza:** ritengono che il loro ruolo all'interno dell'équipe medica sarà rafforzato, con un maggiore coinvolgimento nel coordinamento dell'assistenza e un maggiore contributo alle decisioni relative ai bambini.

- **Promuovere l'approccio incentrato sulla famiglia:** sperano che l'approccio incentrato sulla famiglia venga ulteriormente promosso, ponendo i genitori e le famiglie al centro delle decisioni riguardanti la cura e lo sviluppo del loro bambino.

- **Riconoscimento del loro ruolo chiave nella salute pubblica: le** assistenti all'infanzia ritengono che il loro ruolo chiave nella promozione della salute pubblica e della prevenzione sarà maggiormente riconosciuto, portandole a svolgere un ruolo attivo nella sensibilizzazione alla salute dei bambini.

In breve, gli assistenti all'infanzia ritengono che la loro professione continuerà ad evolversi per rispondere meglio alle esigenze dei bambini e delle loro famiglie. Guardano al futuro con ottimismo, consapevoli che il loro ruolo di supporto essenziale nella cura generale dei bambini e delle famiglie continuerà a svilupparsi e a crescere.

Conclusione: il contributo delle testimonianze delle assistenti all'infanzia esperte

Le testimonianze di assistenti all'infanzia con esperienza forniscono informazioni preziose per i futuri professionisti che intendono intraprendere una carriera in questo settore:

- **Passione e dedizione:** Le testimonianze evidenziano l'importanza della passione e della dedizione per il benessere dei bambini. Essere un assistente all'infanzia richiede un forte impegno emotivo nei confronti dei bambini e delle loro famiglie.

- **Flessibilità e adattamento:** le assistenti al nido sottolineano l'importanza di essere flessibili e di adattarsi alle mutevoli esigenze dei bambini e delle famiglie. Ogni bambino è unico e l'assistenza deve essere personalizzata di conseguenza.

- **Comunicazione ed empatia:** la comunicazione empatica è un pilastro fondamentale della professione. Gli assistenti all'infanzia devono ascoltare le esigenze dei bambini e dei loro genitori e sostenerli durante il processo di cura.

- **Formazione continua:** le testimonianze evidenziano l'importanza della formazione continua per mantenere e migliorare le competenze. Gli assistenti all'infanzia devono tenersi aggiornati sulle nuove pratiche e sui progressi medici per fornire un'assistenza di qualità.

- **Spirito di squadra:** lavorare come parte di un team interdisciplinare è essenziale nella cura dei bambini. Gli assistenti all'infanzia devono lavorare a stretto contatto con altri professionisti della salute per garantire che i bambini ricevano un'assistenza completa.

- **Gestire le emozioni:** Le testimonianze evidenziano la necessità di sviluppare le capacità di gestione delle emozioni per affrontare le situazioni difficili ed emotive che possono presentarsi nella sua pratica.

- **Dignità e rispetto:** il rispetto della dignità dei bambini e delle loro famiglie è un valore fondamentale della professione. Gli assistenti all'infanzia devono garantire che i diritti e la privacy dei pazienti siano sempre preservati.

- **Lavorare con i genitori:** Le testimonianze evidenziano l'importanza di lavorare in collaborazione con i genitori per garantire un'assistenza ottimale al bambino. Il coinvolgimento dei genitori nelle decisioni sull'assistenza è essenziale per ottenere risultati positivi.

- **Preparazione alle emergenze: gli** assistenti di asilo nido devono avere una buona formazione in materia di primo soccorso ed essere in grado di reagire efficacemente in caso di emergenza medica.

- **Realizzazione personale:** le testimonianze evidenziano la soddisfazione e la realizzazione personale che deriva dal lavorare come assistente all'infanzia, contribuendo alla salute e al benessere dei bambini.

In conclusione, le lezioni apprese dalle testimonianze delle assistenti all'infanzia esperte possono guidare i futuri professionisti verso una pratica soddisfacente e di alta qualità. Passione, compassione, formazione continua e spirito di squadra sono tutti elementi chiave per il successo in questa professione, che è essenziale per il benessere dei bambini e delle loro famiglie.

L'importanza delle esperienze condivise tra gli assistenti di asilo nido risiede nella loro capacità di arricchire la pratica professionale in diversi modi significativi:

- **Imparare con l'esempio:** le testimonianze consentono ai futuri assistenti all'infanzia di beneficiare dell'esperienza acquisita dai loro colleghi più esperti. Possono apprendere le migliori pratiche, gli errori da evitare e le soluzioni innovative per superare le sfide che si incontrano nella pratica quotidiana.

- **Diversità di situazioni: Gli** assistenti all'infanzia lavorano con un'ampia varietà di bambini e famiglie, ognuno con le proprie esigenze e caratteristiche. Le esperienze condivise offrono una visione della diversità di situazioni che i professionisti possono trovarsi ad affrontare, preparandoli a gestire una varietà di casi.

- **Adattarsi al cambiamento:** Il settore dell'assistenza all'infanzia è in costante evoluzione, sia in termini di pratiche mediche, che di normative o tecnologie. Le esperienze condivise aiutano i professionisti ad adattarsi più facilmente a questi cambiamenti, fornendo loro informazioni aggiornate.

- **Evoluzione della pratica:** le testimonianze possono anche aiutare le assistenti all'infanzia ad evolvere nella loro pratica, incoraggiando una riflessione critica sui loro metodi di lavoro e incoraggiandole a cercare approcci più innovativi per migliorare la qualità dell'assistenza.

- **Sostegno e solidarietà:** le testimonianze creano un senso di solidarietà professionale. Le assistenti all'infanzia possono sentirsi comprese e sostenute condividendo le loro esperienze con altri professionisti che hanno vissuto situazioni simili.

- **Formazione continua informale:** le esperienze condivise possono integrare la formazione formale degli assistenti all'infanzia, in quanto forniscono informazioni pratiche che non sempre vengono insegnate nei programmi educativi. Ciò consente ai professionisti di continuare ad apprendere nel corso della loro carriera.

- **Migliorare la qualità dell'assistenza:** condividendo le loro esperienze positive e negative, le assistenti all'infanzia possono contribuire a migliorare continuamente la qualità dell'assistenza fornita ai bambini e alle loro famiglie. Questo può anche portare a un migliore coordinamento delle cure all'interno dell'équipe medica.

- **Aggiungere valore alla professione:** condividendo le loro esperienze arricchenti e gratificanti come assistenti all'infanzia, i professionisti contribuiscono ad aggiungere valore alla professione e a incoraggiare altri a entrare in questo campo.

In breve, le esperienze condivise tra assistenti all'infanzia sono un potente mezzo per arricchire la pratica professionale e favorire lo sviluppo di una comunità professionale impegnata e competente. Questi scambi contribuiscono alla formazione continua, all'adattamento ai cambiamenti nel campo dell'assistenza all'infanzia e al miglioramento costante dell'assistenza fornita ai bambini e alle loro famiglie.

Capitolo 13:
Il ruolo in evoluzione dell'assistente all'infanzia

La storia della professione di assistente all'infanzia

La professione di assistente all'infanzia ha origini antiche, che risalgono alla cura dei bambini nell'antichità. Tuttavia, il suo riconoscimento come professione a sé stante e la formalizzazione della sua formazione sono più recenti.

1. Origini storiche: fin dall'antichità, l'assistenza all'infanzia è stata fornita principalmente da madri, balie e levatrici. Nell'antichità, gli Fgizi, i Greci e i Romani avevano già una forma di organizzazione per la cura dei neonati e dei bambini piccoli. Le ostetriche svolgevano un ruolo cruciale nel parto e nella cura iniziale dei neonati.

2. Nascita della professione: La professione di assistente all'infanzia iniziò a prendere forma all'inizio del XIX secolo. In Francia, nel 1818, Madame de Crisenoy fondò il primo "istituto di assistenza all'infanzia" a Parigi. L'obiettivo era quello di consentire alle madri di lavorare mentre si occupavano dei loro figli. Le donne impiegate in questi stabilimenti erano conosciute come "garde-malades" o "gardes-nourrices".

3. Sviluppi nel corso del XIX secolo: con il progredire del XIX secolo, vennero create nuove istituzioni per i bambini abbandonati o orfani e l'assistenza ai neonati migliorò. Tuttavia, queste infermiere non avevano una formazione specifica e il loro ruolo era principalmente quello di occuparsi della salute e dell'igiene dei bambini affidati alle loro cure.

4. Lo sviluppo di corsi di formazione specifici: solo all'inizio del XX secolo sono stati istituiti corsi di formazione specifici per infermiere e puericultrici. Nel 1901, fu istituita la prima scuola materna a Parigi, gestita da Madeleine Chanteloup. Era impegnata a professionalizzare l'assistenza all'infanzia e a migliorare la formazione delle infermiere. Anche lo sviluppo delle conoscenze in pediatria e igiene contribuì al riconoscimento di questa professione.

5. Riconoscimento ufficiale della professione: in Francia, il decreto statale che crea il diploma statale per assistenti all'infanzia è stato promulgato nel 1947. Questo riconoscimento ufficiale ha formalizzato la formazione e le competenze necessarie per esercitare la professione. Da allora, i programmi di formazione si sono ampliati, includendo corsi teorici e pratici adattati alle esigenze dei bambini.

6. Evoluzione e sviluppo della professione: nei decenni successivi, la professione di assistente all'infanzia si è evoluta e diversificata. Sono emerse nuove specializzazioni, come la pediatria specializzata e le cure palliative pediatriche. Gli assistenti all'infanzia si trovano oggi in un'ampia gamma di strutture sanitarie, tra cui ospedali, asili nido, reparti di maternità e reparti pediatrici.

Oggi, la professione di assistente all'infanzia è riconosciuta e apprezzata per il suo ruolo essenziale nella cura generale dei bambini e delle famiglie Gli assistenti di asilo nido contribuiscono con la loro esperienza e le loro capacità di assistenza a garantire il benessere e lo sviluppo dei bambini, oltre a fornire il supporto necessario ai genitori in questo momento cruciale della vita del bambino.

Nel corso degli anni, la formazione e il riconoscimento professionale degli assistenti all'infanzia hanno subìto cambiamenti significativi in risposta alle mutate esigenze della società e ai progressi nel campo della salute e della prima infanzia.

1. Formalizzazione della formazione: come già accennato, la professione di assistente all'infanzia è stata ufficialmente riconosciuta in Francia nel 1947 con la creazione del Diploma di Stato di assistente all'infanzia. Questo diploma ha formalizzato la formazione e le competenze necessarie per esercitare questa professione. Da allora, i programmi di formazione si sono evoluti per includere una combinazione di corsi teorici e tirocini pratici.

2. Miglioramento del contenuto della formazione: nel corso degli anni, il contenuto della formazione degli assistenti all'infanzia è stato migliorato per soddisfare le crescenti esigenze dei bambini e delle famiglie. Le conoscenze di pediatria, nutrizione, psicologia infantile e igiene sono state ampliate per fornire un'assistenza completa e di alta qualità.

3. Specializzazione e diversificazione: con i progressi in campo medico e il riconoscimento dell'importanza di un'assistenza specializzata per alcuni gruppi di bambini (neonati prematuri, bambini malati, bambini con disabilità, ecc. Questo ha permesso loro di rispondere in modo più efficace alle esigenze specifiche di ogni bambino e di fornire un'assistenza su misura per la sua condizione.

4. Adattarsi ai progressi tecnologici: i progressi tecnologici in campo medico hanno avuto un impatto anche sulla formazione degli assistenti all'infanzia. Oggi devono avere familiarità con l'uso di apparecchiature mediche sofisticate, tecnologie all'avanguardia e sistemi informativi per garantire che i bambini siano assistiti in modo sicuro ed efficace.

5. La ricerca della professionalità: nel corso del tempo, la professione di assistente all'infanzia ha cercato di diventare più professionale. Ciò comporta la definizione di standard etici, deontologia e pratiche professionali rigorose per garantire un'assistenza di qualità e il rispetto dei diritti dei bambini e delle famiglie.

6. Riconoscimento internazionale: lo sviluppo della formazione e delle competenze degli assistenti all'infanzia è stato riconosciuto anche a livello internazionale. I programmi di formazione sono diventati più armonizzati in alcuni Paesi, facilitando la mobilità internazionale dei professionisti della prima infanzia.

7. Promuovere la ricerca: negli ultimi anni, si è sviluppata la ricerca nel campo della prima infanzia e dell'assistenza all'infanzia. Gli assistenti all'infanzia sono incoraggiati a partecipare a progetti di ricerca e a utilizzare le conoscenze scientifiche per migliorare le loro pratiche e contribuire allo sviluppo della professione.

In breve, lo sviluppo della formazione e del riconoscimento professionale degli assistenti all'infanzia testimonia il desiderio della professione di adattarsi alle esigenze della società e di fornire un'assistenza di qualità per garantire il benessere e lo sviluppo ottimale dei bambini. La professione continua a svilupparsi in risposta alle sfide e alle problematiche della salute e della prima infanzia, promuovendo al contempo il ruolo essenziale degli assistenti all'infanzia nell'assistenza globale ai bambini e alle famiglie.

Fattori che influenzano lo sviluppo della professione

I progressi medici e tecnologici hanno avuto un impatto significativo sulla pratica degli assistenti all'infanzia, migliorando la qualità dell'assistenza fornita ai bambini e alle famiglie. Ecco alcuni dei progressi più importanti:

1. I progressi della neonatologia: i progressi della neonatologia hanno migliorato notevolmente l'assistenza fornita ai bambini prematuri e ai neonati con problemi di salute. Le assistenti all'infanzia hanno dovuto adattarsi a questi progressi per fornire un'assistenza specializzata e mirata a queste popolazioni vulnerabili.

2. Tecnologia medica: gli assistenti all'infanzia si trovano oggi di fronte a una serie di attrezzature e tecnologie mediche avanzate. Devono essere addestrati all'uso di dispositivi come i defibrillatori automatici esterni (DAE), i monitor dei segni vitali, i respiratori, ecc. per fornire un'assistenza ottimale ai bambini malati.

3. Sistemi informativi: i sistemi informativi hanno rivoluzionato la gestione dei dati medici, consentendo alle assistenti all'infanzia di monitorare in modo più efficace la storia medica dei pazienti, le prescrizioni, le allergie, ecc. Questo migliora il coordinamento delle cure e la comunicazione con il team medico.

4. I progressi nella vaccinazione: i vaccini hanno svolto un ruolo importante nella prevenzione delle malattie infettive nei bambini. Le assistenti all'infanzia sono coinvolte nella sensibilizzazione dei genitori sull'importanza delle vaccinazioni e nella somministrazione dei vaccini.

5. Tecniche di cura specializzate: Gli assistenti di nido devono ora padroneggiare tecniche di cura specializzate, come la gestione dei cateteri, l'applicazione di medicazioni specifiche, la gestione delle vie aeree, ecc.

6. Telemedicina e salute digitale: le tecnologie di telemedicina consentono agli operatori sanitari, compresi gli assistenti all'infanzia, di consultare gli specialisti a distanza per casi complessi o per fornire assistenza di follow-up ai bambini e alle famiglie, in particolare nelle aree remote.

7. Formazione continua: a causa di questi progressi tecnologici e medici, la formazione continua è diventata essenziale per gli assistenti all'infanzia. Devono aggiornarsi sulle pratiche e sulle attrezzature più recenti per garantire un'assistenza sicura e di alta qualità.

8. Sviluppo di programmi educativi: Gli assistenti di asilo nido sono anche coinvolti nell'attuazione di programmi educativi per i bambini e le famiglie, per promuovere la salute e la prevenzione delle malattie, utilizzando risorse digitali e interattive.
In conclusione, i progressi medici e tecnologici hanno apportato molti benefici alla pratica degli assistenti all'infanzia, migliorando l'assistenza, aumentando la sicurezza e consentendo una migliore comunicazione e coordinamento dell'assistenza. Per rimanere efficaci e competenti, le assistenti all'infanzia devono adattarsi a questi sviluppi attraverso la formazione continua e l'apertura alle nuove tecnologie e pratiche mediche.

Le politiche sanitarie e le esigenze della società si sono evolute nel tempo e questo ha avuto un impatto sul ruolo e sulle responsabilità delle assistenti all'infanzia. Ecco alcuni dei principali cambiamenti in questo settore:

1. Approccio preventivo: nel corso degli anni, le politiche sanitarie si sono evolute verso un approccio più preventivo, incentrato sulla promozione della salute e sulla prevenzione delle malattie. Le assistenti all'infanzia svolgono un ruolo chiave in questo approccio, sensibilizzando i genitori sulle buone pratiche di igiene, nutrizione e cura dei bambini.

2. Assistenza completa: le moderne politiche sanitarie incoraggiano un'assistenza completa per la salute del bambino e della famiglia, che prevede una stretta collaborazione tra diversi professionisti della salute. Gli assistenti all'infanzia sono sempre più coinvolti in team interdisciplinari per garantire un'assistenza completa ai bambini.

3. Inclusione e diversità: le attuali politiche sanitarie pongono l'accento sull'inclusione e sulla diversità, assicurando che tutti i bambini, indipendentemente dalla loro origine, dalla loro situazione familiare o dalla loro condizione medica, ricevano un'assistenza culturalmente appropriata e rispettosa.

4. Tecnologia sanitaria: i progressi della tecnologia sanitaria hanno portato a nuovi approcci all'assistenza, come la telemedicina, la salute digitale, le cartelle cliniche elettroniche e così via. Gli assistenti all'infanzia devono adattarsi a queste nuove tecnologie per ottimizzare la loro pratica.

5. Una popolazione che invecchia: in molti Paesi, la popolazione sta invecchiando, il che può portare ad un aumento dei bisogni di assistenza per i bambini provenienti da famiglie allargate o da famiglie in cui i nonni si occupano dei bambini. Gli assistenti all'infanzia devono essere sensibili a queste realtà familiari in evoluzione.

6. Epidemie e pandemie: Eventi come la pandemia COVID-19 hanno evidenziato l'importanza degli assistenti all'infanzia nella gestione delle epidemie e nella sensibilizzazione all'igiene e alla prevenzione delle infezioni nei bambini.

7. Adattamento alle esigenze educative: Anche le politiche educative sono state adattate per supportare meglio i bambini con disabilità o esigenze speciali, e gli assistenti all'infanzia svolgono un ruolo cruciale nel sostenere il loro sviluppo.

8. Integrazione di nuove pratiche assistenziali: i cambiamenti nella politica sanitaria hanno portato all'integrazione di nuove pratiche assistenziali, come la promozione dell'allattamento al seno, la cura dei neonati prematuri e la prevenzione dell'obesità infantile.

Per rispondere ai cambiamenti della politica sanitaria e alle esigenze della società, gli assistenti all'infanzia devono continuare a formarsi, svilupparsi e adattarsi a nuove pratiche e approcci all'assistenza. Svolgono un ruolo essenziale nella promozione della salute e del benessere dei bambini e delle famiglie, e la loro pratica continua a svilupparsi in risposta alle problematiche attuali e future della salute dei bambini.

Adattarsi alle nuove sfide della salute infantile

Affrontare i nuovi problemi di salute dei bambini è una sfida importante per gli assistenti all'infanzia. Due esempi principali sono l'obesità infantile e i disturbi dello sviluppo neurologico come l'autismo. Ecco come le assistenti all'infanzia affrontano questi problemi:

1. Obesità infantile: l'obesità infantile è diventata un importante problema di salute pubblica in molti Paesi. Gli assistenti all'infanzia svolgono un ruolo essenziale nella prevenzione e nella gestione dell'obesità nei bambini piccoli. Lavorano a stretto contatto con le famiglie per promuovere abitudini alimentari sane e attività fisica regolare fin dalla più tenera età. Possono anche fornire informazioni su un'alimentazione equilibrata, sull'allattamento al seno e sui benefici per la salute dell'attività fisica.

2. Disturbi del neurosviluppo: gli assistenti al nido possono trovarsi di fronte a bambini che soffrono di disturbi del neurosviluppo, come l'autismo. In queste situazioni, è essenziale un approccio personalizzato. Gli assistenti di asilo nido sono formati per riconoscere i segni precoci di questi disturbi e per adattare la loro assistenza alle esigenze specifiche di ogni bambino. Possono anche lavorare in collaborazione con professionisti specializzati per fornire un supporto adeguato ai bambini e alle loro famiglie.

In entrambi i casi, è essenziale una comunicazione aperta e attenta con i genitori. Gli assistenti all'infanzia devono essere in grado di stabilire un rapporto di fiducia con le famiglie, per capire le loro preoccupazioni e le loro esigenze specifiche. Devono anche essere in grado di ascoltare le preoccupazioni dei genitori e di indirizzarli verso le risorse appropriate, se necessario.

Inoltre, gli assistenti all'infanzia devono essere formati per riconoscere i segnali preoccupanti di questi problemi di salute e sapere quando indirizzare le famiglie a professionisti sanitari specializzati per un'ulteriore valutazione. Svolgono un ruolo importante nella diagnosi precoce di questi problemi di salute, consentendo un trattamento precoce ed efficace.

Infine, anche la sensibilizzazione su questi problemi di salute è un aspetto cruciale del lavoro delle assistenti all'infanzia. Informando le famiglie sui rischi associati all'obesità infantile e ai disturbi dello sviluppo neurologico, aiutano a prevenire questi problemi e a promuovere la salute e il benessere dei bambini. Adattandosi alle nuove conoscenze e continuando a formarsi in queste aree, le assistenti all'infanzia possono svolgere un ruolo chiave nella gestione complessiva della salute dei bambini.

Gli assistenti all'infanzia sono costantemente alla ricerca di **approcci innovativi** per soddisfare le esigenze dei bambini e delle famiglie. Ecco alcuni esempi di approcci innovativi che sono stati implementati nel settore dell'assistenza all'infanzia:

1. Uso della tecnologia: gli assistenti di nido possono utilizzare la tecnologia per migliorare la loro pratica e comunicare in modo più efficace con le famiglie. Ad esempio, le applicazioni mobili possono essere utilizzate per fornire consigli sull'alimentazione, sul sonno e sullo sviluppo del bambino. La telemedicina può essere utilizzata anche per le consultazioni a distanza con gli specialisti, che possono essere particolarmente utili per le famiglie che vivono in aree remote.

2. Approccio incentrato sulla famiglia: gli assistenti di nido riconoscono sempre più l'importanza di prendere in considerazione le esigenze e le preferenze delle famiglie quando si occupano dei bambini. Un approccio incentrato sulla famiglia implica una stretta collaborazione con i genitori e il loro coinvolgimento attivo nelle decisioni di assistenza. Questo approccio favorisce una migliore comprensione delle esigenze specifiche di ogni famiglia e consente di fornire un'assistenza più personalizzata.

3. Integrazione dell'assistenza alla salute mentale: i problemi di salute mentale nei bambini e nelle famiglie sono sempre più riconosciuti e presi in considerazione nella pratica degli assistenti all'infanzia. Un approccio integrato alla salute mentale implica la fornitura di un supporto emotivo e psicologico ai bambini e alle famiglie che affrontano difficoltà, lavorando in collaborazione con i professionisti della salute mentale.

4. Approccio basato sull'evidenza: Gli assistenti all'infanzia sono incoraggiati a utilizzare l'evidenza e la pratica basata sull'evidenza per guidare le loro decisioni di assistenza. Ciò include l'aggiornamento sulle ultime ricerche e raccomandazioni professionali per garantire un'assistenza di alta qualità.

5. Formazione continua e sviluppo professionale: per implementare approcci innovativi, gli assistenti all'infanzia devono essere in costante apprendimento. La formazione continua consente loro di tenersi aggiornati sui progressi nel campo dell'assistenza all'infanzia e di acquisire nuove competenze e conoscenze per migliorare la loro pratica.

6. Consapevolezza della diversità culturale: gli assistenti di asilo nido lavorano con famiglie provenienti da contesti culturali diversi. Un approccio innovativo consiste nell'essere sensibili alla diversità culturale, nel comprendere i valori e le pratiche culturali delle famiglie e nell'adattare l'assistenza di conseguenza. Questo favorisce un rapporto di fiducia con le famiglie e una migliore comprensione delle esigenze uniche di ogni bambino.

Questi approcci innovativi mirano tutti a migliorare la qualità dell'assistenza ai bambini e alle famiglie e a rispondere in modo più efficace alle loro esigenze specifiche. Rimanendo aperte a nuove idee e cercando continuamente modi per migliorare la loro pratica, le assistenti all'infanzia stanno contribuendo all'evoluzione della professione e a fornire un'assistenza di alta qualità ai bambini di tutto il mondo.

Apertura a nuove aree di specializzazione

Gli assistenti all'infanzia hanno la possibilità di **specializzarsi in diversi settori, a seconda dei loro interessi e delle loro competenze.** Ecco alcune delle opportunità di specializzazione per gli assistenti all'infanzia:

1. Terapia intensiva neonatale: gli assistenti di nido possono scegliere di specializzarsi in terapia intensiva neonatale, che prevede l'assistenza a neonati prematuri o gravemente malati. Lavorano a stretto contatto con un'équipe multidisciplinare per fornire un'assistenza complessa e specializzata ai neonati nelle unità di terapia intensiva neonatale.

2. Pediatria specialistica: alcuni assistenti all'infanzia decidono di specializzarsi in aree specialistiche della pediatria, come la cardiologia, l'oncologia, la neurologia, la gastroenterologia, ecc. Lavorano in collaborazione con medici specialisti per fornire un'assistenza specifica ai bambini con condizioni mediche complesse.

3. Cure palliative : Gli assistenti di nido possono anche specializzarsi in cure palliative per i bambini con malattie terminali. Forniscono un sostegno emotivo e un'assistenza di conforto ai bambini e alle loro famiglie durante questo momento difficile.

4. Pediatria psichiatrica: alcuni assistenti all'infanzia scelgono di specializzarsi in pediatria psichiatrica, lavorando con bambini e adolescenti con disturbi mentali e comportamentali.

5. Allattamento al seno e lattazione: le assistenti all'infanzia possono essere specializzate nell'allattamento al seno e nella lattazione, offrendo sostegno e consulenza alle madri che allattano.

6. Disabilità e disturbi dello sviluppo: alcuni assistenti d'infanzia scelgono di specializzarsi nell'assistenza ai bambini con disabilità o disturbi dello sviluppo. Lavorano con bambini con esigenze speciali per aiutarli a sviluppare le loro capacità e a partecipare attivamente al loro ambiente.

7. Assistenza domiciliare: gli assistenti di asilo nido possono anche scegliere di specializzarsi nell'assistenza domiciliare ai bambini con esigenze mediche complesse. Forniscono assistenza domiciliare ai bambini che richiedono un controllo medico continuo.

Queste opportunità di specializzazione offrono agli assistenti all'infanzia la possibilità di sviluppare competenze e conoscenze avanzate in aree specifiche della salute dei bambini. La specializzazione consente di diventare esperti nel settore scelto e di offrire un'assistenza di alta qualità ai bambini con esigenze speciali. Può anche aprire le porte a opportunità di carriera più avanzate e diventare una risorsa preziosa per i team medici specializzati. Tuttavia, è importante notare che la specializzazione può richiedere una formazione supplementare e una certificazione specifica nel campo scelto.

La diversificazione delle competenze e delle conoscenze offre molti vantaggi significativi per le assistenti all'infanzia, sia dal punto di vista professionale che personale. Ecco alcuni dei vantaggi della diversificazione:

- **Versatilità professionale:** acquisendo competenze in diverse aree della salute dei bambini, le assistenti all'infanzia diventano versatili e possono adattarsi a diversi ambienti di lavoro. Questo le rende più attraenti per i datori di lavoro e aumenta le loro opportunità di impiego.

- **Maggiori opportunità di carriera:** la diversificazione delle competenze apre nuove opportunità di carriera per gli assistenti all'infanzia. Possono passare a posizioni specialistiche, di supervisione o di gestione in aree specifiche come la neonatologia, la pediatria specializzata o le cure palliative.

- **Soddisfazione lavorativa:** l'acquisizione di nuove competenze e conoscenze può dare alle assistenti all'infanzia una grande soddisfazione lavorativa. Le aiuta a sentirsi più competenti e sicure nella loro pratica, il che può avere un impatto positivo sul loro benessere sul lavoro.

- **Migliore assistenza ai pazienti:** Grazie alla diversificazione delle loro competenze, gli assistenti all'infanzia sono meglio attrezzati per soddisfare le esigenze specifiche dei pazienti. Ciò consente loro di offrire un'assistenza più completa e personalizzata, migliorando la qualità dell'assistenza ai bambini e alle famiglie.

- **Adattarsi ai cambiamenti nel settore sanitario:** il settore sanitario è in continua evoluzione e la diversificazione delle competenze consente alle assistenti all'infanzia di tenersi aggiornate con gli ultimi progressi e le nuove pratiche mediche.

- **Arricchimento personale:** la diversificazione delle competenze può anche essere un arricchimento personale. Permette agli assistenti all'infanzia di imparare cose nuove, di affrontare nuove sfide e di crescere professionalmente.

- **Flessibilità nella pratica: grazie alle** diverse competenze, le assistenti all'infanzia possono adattarsi alle diverse situazioni e alle varie esigenze dei bambini e delle famiglie. Questo rafforza la loro capacità di risolvere i problemi e di trovare soluzioni creative alle sfide quotidiane.

- **Team building:** la diversificazione delle competenze può incoraggiare la collaborazione con altri professionisti sanitari, come medici, infermieri e terapisti. Questo rafforza lo spirito di squadra e promuove un approccio collaborativo alla cura del paziente.

In breve, la diversificazione delle competenze e delle conoscenze offre molti vantaggi alle assistenti all'infanzia, sia dal punto di vista professionale che personale. Permette loro di diventare professionisti più versatili, competenti e sicuri di sé, il che si traduce in una migliore assistenza ai bambini e alle famiglie e in maggiori opportunità di carriera nel campo della salute dei bambini.

Il ruolo dell'assistente all'infanzia nell'équipe assistenziale

La collaborazione interdisciplinare è essenziale nel settore sanitario, e questo include anche gli assistenti all'infanzia. Lavorare in team con altri professionisti sanitari offre molti vantaggi e aiuta a fornire un'assistenza completa e di alta qualità ai bambini e alle loro famiglie. Ecco alcuni punti chiave sull'importanza della collaborazione interdisciplinare per gli assistenti all'infanzia:

- **Approccio olistico all'assistenza:** i bambini possono presentare problemi di salute complessi e diversi. La

318

collaborazione con altri professionisti della salute, come medici, infermieri, terapisti e assistenti sociali, consente un approccio olistico all'assistenza. Ogni membro dell'équipe apporta competenze specifiche per le esigenze fisiologiche, psicologiche ed emotive dei bambini.

- **Migliore comprensione delle esigenze dei pazienti:** Lavorare in un team interdisciplinare permette agli assistenti all'infanzia di beneficiare delle conoscenze e delle prospettive di diversi professionisti sanitari. Questo migliora la loro comprensione delle esigenze dei pazienti, consentendo loro di offrire un'assistenza più personalizzata e su misura.

- **Scambio di informazioni: La** collaborazione con altri professionisti promuove lo scambio di informazioni e la comunicazione tra i diversi membri del team di cura. Questo assicura che tutti gli aspetti della cura del paziente siano presi in considerazione e che le decisioni siano prese in modo informato e concertato.

- **Ottimizzazione delle risorse: la** collaborazione interdisciplinare consente una migliore gestione delle risorse sanitarie. Lavorando insieme, i professionisti possono identificare le migliori pratiche, evitare le duplicazioni e ottimizzare l'uso delle risorse per migliorare l'efficienza e la qualità dell'assistenza.

- **Migliore coordinamento dell'assistenza:** lavorando in team, gli operatori sanitari possono coordinare meglio l'assistenza ai pazienti. Questo è particolarmente importante nel caso di bambini con malattie croniche o esigenze sanitarie complesse che richiedono un monitoraggio regolare e un'assistenza a lungo termine.

- **Miglioramento del processo decisionale: la** collaborazione interdisciplinare consente di prendere decisioni più ponderate e informate. Gli assistenti del nido possono contribuire al team condividendo le loro osservazioni e conoscenze sui bambini e partecipando attivamente alle discussioni sui piani di cura.

- **Apprendimento continuo e sviluppo professionale:** lavorare con altri professionisti sanitari offre agli assistenti all'infanzia opportunità di apprendimento continuo e sviluppo professionale. Possono acquisire nuove competenze e conoscenze osservando e interagendo con altri membri del team.

- **Sostegno emotivo:** la collaborazione interdisciplinare può anche offrire un sostegno emotivo alle assistenti all'infanzia. Lavorare in team permette di condividere sfide e successi, il che può rafforzare il senso di appartenenza e il sostegno all'interno del team.

In conclusione, la collaborazione interdisciplinare è un pilastro essenziale nella pratica degli assistenti all'infanzia. Lavorare in team con altri professionisti sanitari aiuta a migliorare la qualità dell'assistenza, a ottimizzare le risorse, a migliorare il coordinamento delle cure e a migliorare la comprensione delle esigenze dei pazienti. Ciò contribuisce a creare un ambiente di lavoro gratificante e un'assistenza completa e ben coordinata per i bambini e le loro famiglie.

L'assistente all'infanzia svolge un ruolo essenziale nella cura complessiva dei bambini e occupa una posizione chiave all'interno del team medico e assistenziale. Ecco i diversi aspetti che sottolineano questo **riconoscimento del** ruolo essenziale dell'assistente all'infanzia:

- **Prendersi cura di neonati e bambini piccoli:** Gli assistenti di nido sono in prima linea nel fornire le cure di base essenziali per i neonati e i bambini piccoli, come l'alimentazione, l'igiene, il cambio del pannolino, il bagno e la supervisione medica. Assicurano il benessere fisico e il comfort dei bambini, che è essenziale per la loro crescita e il loro sviluppo.

- **Supporto emotivo ed emozionale:** oltre all'assistenza fisica, l'assistente all'infanzia offre un supporto emotivo ed emozionale ai bambini, confortandoli e rassicurandoli e creando un ambiente sicuro e stimolante per il loro sviluppo.

- **Osservazione e comunicazione: gli** assistenti al nido sono in contatto diretto e regolare con i bambini. Grazie alla loro attenta osservazione, possono rilevare rapidamente qualsiasi cambiamento nello stato di salute o nel comportamento del bambino e comunicare queste informazioni agli altri membri dell'équipe medica per un'assistenza adeguata.

- **Ruolo chiave nel team medico: gli** assistenti infermieristici lavorano in stretta collaborazione con altri professionisti della salute, come medici, infermieri, pediatri, psicologi e così via. Il loro contributo al coordinamento delle cure e alla comunicazione tra i diversi membri dell'équipe è prezioso per garantire un'assistenza completa e coerente.

- **Interfaccia tra i bambini, i genitori e l'équipe medica: le** assistenti di nido svolgono anche un importante ruolo di interfaccia tra i bambini, i loro genitori e gli altri professionisti della salute. Comunicano con empatia e gentilezza per rassicurare i genitori, informarli sullo stato di salute del loro bambino e rispondere alle loro domande e preoccupazioni.

- **Sensibilizzare alla prevenzione: le** assistenti di asilo nido svolgono un ruolo chiave nel sensibilizzare i genitori sulle buone pratiche per prevenire malattie e incidenti tra i bambini, in particolare in termini di igiene, alimentazione e sicurezza.

- **Adattabilità e versatilità:** la loro formazione ed esperienza consente loro di adattarsi a un'ampia varietà di situazioni e contesti, sia negli ospedali che negli asili nido, nei reparti di pediatria specializzata o di neonatologia.

- **Promuovere l'autonomia: le** assistenti di nido incoraggiano anche l'autonomia dei bambini, offrendo loro attività ludiche ed educative adatte al loro sviluppo, promuovendo così la loro realizzazione generale.

- **Ruolo educativo:** lavorando con i bambini e le famiglie, le assistenti all'infanzia svolgono anche un importante ruolo educativo, fornendo consigli sull'allattamento al seno, sull'alimentazione equilibrata, sull'igiene, ecc.

In conclusione, gli assistenti di nido sono un anello essenziale nella cura complessiva dei bambini. Il loro ruolo nel fornire assistenza di base, supporto affettivo ed emotivo, osservazione attenta, comunicazione e coordinamento dell'assistenza li rende professionisti essenziali per garantire il benessere dei bambini e contribuire al loro sviluppo armonioso. Il riconoscimento del loro ruolo essenziale nell'assistenza pediatrica è fondamentale per valorizzare il loro prezioso contributo all'équipe medica.

Le sfide future per la professione di assistente all'infanzia

La professione di assistente all'infanzia sta affrontando **una serie di sfide e opportunità** che ne stanno delineando il futuro. Ecco alcune delle sfide e delle opportunità che la professione deve affrontare:

Sfide i
- **Carico di lavoro elevato: gli** assistenti di asilo nido lavorano spesso in ambienti esigenti con un carico di lavoro pesante. Devono svolgere molteplici compiti e occuparsi di più bambini contemporaneamente, il che può essere fisicamente ed emotivamente faticoso.

- **Carenza   di personale:** in alcune regioni, può esserci una carenza di assistenti all'infanzia qualificati, che può portare a un sovraccarico di lavoro per coloro che sono già in servizio.
- **Formazione continua e training:** Per tenersi aggiornate sui progressi medici e sulle migliori pratiche di assistenza all'infanzia, le assistenti all'infanzia devono impegnarsi nella formazione continua, che può essere una sfida a causa dei limiti di tempo e di risorse.

- **Sensibilizzazione alla professione:** sebbene il ruolo dell'assistente all'infanzia sia essenziale, non è sempre sufficientemente riconosciuto e valorizzato nella società.

Dobbiamo aumentare la consapevolezza della professione e della sua importanza.

- **Gestire situazioni complesse: Gli** assistenti di asilo nido possono trovarsi di fronte a situazioni complesse che coinvolgono bambini malati o disabili, il che richiede forti capacità emotive e relazionali.

Opportunità :
- **Sviluppi nella professione:** la professione di assistente all'infanzia continua a svilupparsi e ad adattarsi alle mutate esigenze della società. Possono emergere nuove opportunità di lavoro e specializzazioni.

- **Progressi tecnologici: i** progressi tecnologici stanno aprendo nuove possibilità per migliorare l'assistenza all'infanzia e facilitare i compiti quotidiani delle assistenti all'infanzia.

- **Crescente consapevolezza della prima infanzia:** la società riconosce sempre più l'importanza dei primi anni di vita nello sviluppo del bambino. Questo può portare a una maggiore richiesta di servizi di assistenza all'infanzia e a un maggiore riconoscimento del loro ruolo.

- **Diversificazione delle competenze: gli** assistenti all'infanzia possono cogliere l'opportunità di specializzarsi in aree specifiche come la neonatologia, le cure palliative pediatriche, la pediatria specialistica, eccetera, il che può aprire nuove prospettive di carriera.

- **Collaborazione interdisciplinare: la** collaborazione con altri professionisti della salute e della prima infanzia può migliorare l'efficacia e l'impatto dell'assistenza fornita ai bambini.

- **Promuovere la salute pubblica: le** assistenti di asilo nido possono svolgere un ruolo chiave nella promozione della salute pubblica, sensibilizzando i genitori sulle buone pratiche di cura dei bambini, di igiene e di prevenzione delle malattie.

In breve, sebbene la professione di assistente all'infanzia possa essere impegnativa, offre anche molte opportunità per dare un contributo positivo alla salute e al benessere dei bambini e delle loro famiglie. Riconoscere e valorizzare il ruolo essenziale degli assistenti all'infanzia nell'assistenza pediatrica è fondamentale per il loro sviluppo professionale e per soddisfare le crescenti esigenze della prima infanzia nella nostra società.

Le prospettive per l'assistenza all'infanzia **nei** prossimi anni sono promettenti, visti i progressi tecnologici, i cambiamenti demografici e le esigenze della società. Ecco alcune delle prospettive per l'assistenza all'infanzia:

- **Integrazione della tecnologia :** I progressi tecnologici continueranno a svolgere un ruolo importante nella cura dei bambini. L'uso di tecnologie come la telemedicina, il monitoraggio a distanza, le applicazioni mobili per seguire la crescita e lo sviluppo dei bambini e i dispositivi medici innovativi faciliteranno il lavoro degli assistenti all'infanzia e miglioreranno la qualità dell'assistenza.

- **Assistenza personalizzata: l'assistenza ai** bambini sarà sempre più personalizzata, tenendo conto delle esigenze specifiche di ogni bambino e della sua famiglia. Gli assistenti all'infanzia svolgeranno un ruolo chiave in questa personalizzazione dell'assistenza, collaborando con altri professionisti della salute per progettare piani di assistenza su misura per ogni situazione.

- **Prevenzione e promozione della salute: la** prevenzione delle malattie e la promozione della salute dei bambini rimarranno una priorità. Gli assistenti all'infanzia svolgeranno un ruolo cruciale nel sensibilizzare i genitori alle buone pratiche di assistenza sanitaria, nutrizione, igiene e sicurezza, contribuendo così a ridurre il rischio di malattie prevenibili.

- **Sostegno ai bambini con esigenze speciali:** con un maggiore riconoscimento delle esigenze specifiche dei bambini con disturbi dello sviluppo, malattie croniche o disabilità, l'assistenza all'infanzia si concentrerà maggiormente sull'inclusione e sul sostegno di questi bambini, per offrire loro pari opportunità di sviluppo e di crescita.

- **Sviluppo di nuove specializzazioni:** L'assistenza all'infanzia continuerà a diversificarsi con nuove specializzazioni emergenti, come le cure palliative pediatriche, l'assistenza all'infanzia in ambito scolastico, l'assistenza ai bambini con specifiche condizioni croniche, ecc. Ciò offrirà agli assistenti all'infanzia opportunità di avanzamento e di sviluppo della carriera.

- **Approccio olistico: gli** assistenti all'infanzia svolgeranno un ruolo sempre più importante nell'approccio olistico alla cura dei bambini, tenendo conto non solo delle loro esigenze fisiologiche, ma anche di quelle psicologiche, emotive e sociali. Questo approccio olistico mira a promuovere il benessere e lo sviluppo armonioso di ogni bambino.

- **Riconoscimento e valorizzazione della professione: la consapevolezza dell'**importanza del ruolo degli assistenti all'infanzia nella cura dei bambini dovrebbe continuare a crescere, il che potrebbe portare ad un maggiore riconoscimento e valorizzazione della loro professione.

In conclusione, l'assistenza all'infanzia è un settore in costante evoluzione, che si adatta ai cambiamenti della società e alle esigenze dei bambini. Gli assistenti all'infanzia sono al centro di questa evoluzione e le loro capacità, competenze e dedizione continueranno a svolgere un ruolo essenziale per la salute e il benessere dei bambini negli anni a venire.

Conclusione: i valori essenziali della professione di assistente all'infanzia

Le basi etiche e deontologiche sono principi fondamentali che guidano la professione dell'assistente all'infanzia e ne orientano la pratica professionale. Ecco alcuni di questi principi:

- **Rispetto della dignità e dei diritti dei bambini: Gli** assistenti sono tenuti a rispettare la dignità di ogni bambino come individuo unico, riconoscendo i suoi diritti alla vita, alla salute, all'istruzione e alla protezione. Devono trattare ogni bambino con gentilezza, compassione e rispetto, avendo cura di preservare la sua integrità fisica e psicologica.

- **Riservatezza e privacy: gli** assistenti di asilo nido lavorano a stretto contatto con i bambini e le loro famiglie, il che significa che hanno accesso a informazioni personali e mediche riservate. Devono rispettare il dovere di riservatezza e astenersi dal divulgare informazioni senza autorizzazione, salvo in caso di necessità medica o obbligo legale.

- **Integrità professionale: gli** assistenti di nido devono dimostrare integrità nella loro pratica professionale, rispettando gli standard etici e deontologici. Devono evitare qualsiasi comportamento inappropriato, abusivo o discriminatorio nei confronti dei bambini e delle loro famiglie, così come nei confronti dei colleghi e degli altri operatori sanitari.

- **Autonomia e consenso informato: gli** assistenti infermieristici devono riconoscere il diritto dei bambini e dei loro genitori di prendere decisioni informate sull'assistenza sanitaria. Devono fornire informazioni chiare e comprensibili sulle opzioni terapeutiche, rispettando la capacità di discernimento dei bambini e ottenendo il consenso informato dei genitori per qualsiasi intervento medico.

- **Non discriminazione ed equità: gli** assistenti di nido devono dimostrare imparzialità e non discriminazione nella loro pratica professionale, fornendo un'assistenza uguale e rispettosa a tutti i bambini, indipendentemente dalla loro origine, religione, razza, sesso o condizione sociale.

- **Responsabilità professionale: gli** assistenti di nido sono responsabili delle loro azioni e pratiche professionali. Devono tenersi aggiornati sugli sviluppi nel loro settore e aggiornare regolarmente le loro competenze per garantire un'assistenza sicura e di alta qualità.

- **Collaborazione interdisciplinare: gli** assistenti di cura lavorano in collaborazione con altri professionisti della salute e devono rispettare i ruoli e le competenze di ciascuno. Devono essere in grado di comunicare efficacemente all'interno del team medico per garantire un'assistenza completa e coerente ai bambini.

- **Sviluppo personale e professionale:** gli assistenti di asilo nido devono impegnarsi nel loro sviluppo personale e professionale, cercando di migliorare le loro conoscenze e competenze. Possono anche aderire a codici etici professionali stabiliti da organizzazioni o associazioni professionali.

Questi fondamenti etici e deontologici sono essenziali per mantenere un alto livello di professionalità e garantire un'assistenza di alta qualità, sicura e rispettosa per i bambini e le loro famiglie. Aiutano a costruire un rapporto di fiducia tra gli assistenti all'infanzia, i bambini e i loro genitori, e a garantire una pratica etica e responsabile in questa professione.

Gli assistenti all'infanzia svolgono un ruolo fondamentale per la salute e il benessere dei bambini. Questi professionisti della prima infanzia svolgono un ruolo essenziale nella cura complessiva dei bambini, occupandosi del loro benessere fisico, psicologico ed emotivo. Ecco alcuni punti chiave che sottolineano la loro importanza:

- **Cura e igiene di base: le** assistenti all'infanzia forniscono la cura quotidiana di base ai bambini, come l'alimentazione, il bagno, il cambio del pannolino e l'igiene. Si assicurano che i bambini siano puliti e a loro agio, creando un ambiente sicuro e stimolante per il loro sviluppo.

- **Supervisione medica:** controllano attentamente lo stato di salute dei bambini e segnalano al personale medico qualsiasi segno di malattia o problema di salute. Prendono regolarmente i segni vitali, annotano i sintomi e aiutano a raccogliere informazioni mediche importanti.

- **Stimolazione e sviluppo : Le** assistenti all'infanzia svolgono un ruolo chiave nello stimolare e monitorare lo

327

sviluppo dei bambini. Offrono attività educative e ludiche adeguate all'età per incoraggiare il loro sviluppo fisico, cognitivo ed emotivo.

- **Sostegno emotivo:** offrono sostegno emotivo ai bambini, confortandoli, incoraggiandoli e aiutandoli ad affrontare i momenti difficili. Sono attenti ai bisogni emotivi dei bambini e si assicurano che si sentano sicuri e amati.

- **Comunicazione con i genitori: Le** assistenti del nido sono in contatto regolare con i genitori e condividono le informazioni sulla salute e il benessere del bambino. Forniscono consigli e indicazioni sulla cura a casa, promuovendo una comunicazione aperta e attenta.
- **Prevenzione dei rischi:** aiutano a prevenire incidenti e malattie garantendo un ambiente sicuro e sensibilizzando i genitori sulle buone pratiche di salute e sicurezza.

- **Lavorare con l'équipe medica: gli** assistenti di nido lavorano a stretto contatto con altri professionisti della salute, come infermieri, medici e pediatri, per garantire che i bambini ricevano un'assistenza completa e coordinata.

- **Sensibilizzazione alla salute pubblica:** svolgono un ruolo di sensibilizzazione dei genitori sui temi della salute pubblica, come l'importanza delle vaccinazioni, dell'allattamento al seno e di una dieta equilibrata.

- **Sostegno nelle situazioni difficili: gli** assistenti di nido possono essere presenti per i bambini e le loro famiglie nei momenti difficili, come in ospedale, nelle cure palliative o nelle situazioni di disabilità.

- **Sostegno alle famiglie:** forniscono supporto alle famiglie aiutandole a comprendere le esigenze del bambino e accompagnandole nel loro ruolo genitoriale.

Nel complesso, gli assistenti all'infanzia sono attori fondamentali per la salute e il benessere dei bambini. La loro dedizione, la loro empatia e le loro competenze contribuiscono a creare un ambiente favorevole alla crescita, allo sviluppo e alla felicità dei bambini, offrendo al tempo stesso un sostegno inestimabile ai genitori.

Conclusione: una professione gratificante ed essenziale

- Il contributo essenziale delle assistenti all'infanzia alla salute del bambino

Gli assistenti di asilo nido contribuiscono in modo vitale alla salute dei bambini in diversi modi, apportando un contributo significativo alla cura generale dei bambini. Svolgono un ruolo fondamentale nel garantire il benessere, la sicurezza e lo sviluppo sano dei bambini piccoli. Ecco gli aspetti principali del loro contributo:

- **Assistenza di qualità: gli** assistenti all'infanzia forniscono un'assistenza di qualità ai bambini, assicurando che vengano soddisfatte le loro esigenze di base come l'alimentazione, l'igiene, il sonno e la sicurezza. Controllano attentamente la salute dei bambini e sono in grado di riconoscere i segnali di problemi medici o emotivi.
- **Stimolazione dello sviluppo:** svolgono un ruolo chiave nello stimolare lo sviluppo dei bambini. Offrono attività adatte alla loro età e alle loro capacità, per incoraggiare la loro crescita fisica, cognitiva, sociale ed emotiva.
- **Sostegno emotivo: gli** assistenti di nido forniscono un sostegno emotivo ai bambini, offrendo loro conforto e attenzione. Creano un ambiente sicuro e accogliente che incoraggia lo sviluppo emotivo dei bambini.
- **Prevenzione dei rischi:** sono formati per identificare e prevenire i rischi legati all'ambiente del bambino, come incidenti domestici o malattie contagiose. Inoltre, educano i genitori sulle buone pratiche di igiene e sicurezza.
- **Trasmettere informazioni: Le** assistenti all'infanzia sono spesso il primo punto di contatto per i genitori quando si tratta di monitorare la salute del bambino. Svolgono un ruolo cruciale nel trasmettere ai genitori informazioni sulle cure prestate al bambino e sulle raccomandazioni mediche.
- **Collaborazione interdisciplinare:** lavorano a stretto contatto con altri professionisti della salute (infermieri, medici, psicologi, ecc.) per garantire un'assistenza completa e coordinata ai bambini.

- **Sostegno ai genitori:** Sostengono anche i genitori, aiutandoli a capire le esigenze del bambino e fornendo consigli e risorse su come prendersi cura del bambino o della bambina.
- **Prevenzione e sensibilizzazione: le** assistenti di nido svolgono un ruolo chiave nella prevenzione delle malattie infantili, incoraggiando le vaccinazioni e sensibilizzando i genitori sulle buone pratiche di salute del bambino.
- **Adattabilità e versatilità: sono** in grado di adattarsi alle diverse situazioni e di soddisfare le esigenze specifiche dei bambini, siano essi sani, malati o disabili.
- **Approccio olistico:** il loro approccio completo e olistico alla salute dei bambini permette di considerare tutti gli aspetti del loro benessere, sia fisico che emotivo o sociale.

In breve, il contributo essenziale delle assistenti di nido nel campo della salute infantile risiede nella loro capacità di fornire un'assistenza attenta, stimolare lo sviluppo dei bambini, offrire supporto emotivo e collaborare con altri professionisti della salute per garantire un'assistenza completa e di alta qualità. Il loro ruolo è prezioso per garantire il benessere dei bambini e per sostenere le famiglie nel loro ruolo di genitori.

Conclusione generale

In conclusione, possiamo dire con certezza che la professione di assistente all'infanzia è molto più di una semplice professione, è una vocazione dedicata al benessere e allo sviluppo dei bambini. Attraverso le pagine di questo libro, ci siamo immersi nella storia e nell'evoluzione di questa professione essenziale, che si è adattata ai cambiamenti sociali, medici e tecnologici per rispondere meglio alle esigenze dei bambini e delle famiglie.

Abbiamo esplorato in dettaglio i compiti quotidiani e le competenze tecniche e interpersonali che rendono l'assistente all'infanzia un attore chiave nella cura complessiva dei bambini. Abbiamo anche evidenziato l'importanza della comunicazione empatica con i genitori e le famiglie, nonché il rispetto dei principi etici e deontologici per una pratica professionale esemplare.

Le testimonianze toccanti di assistenti all'infanzia con esperienza ci hanno aiutato a capire l'impatto duraturo di questa professione sulla vita dei bambini e delle loro famiglie. Le loro esperienze ci hanno ispirato e ci hanno insegnato lezioni preziose su come avere successo e prosperare in questo campo.

Abbiamo anche discusso le sfide e le opportunità che la professione deve affrontare, evidenziando le entusiasmanti prospettive per il futuro. I progressi medici, le opportunità di specializzazione e il crescente riconoscimento dell'importanza del ruolo degli assistenti all'infanzia ci mostrano che questa professione è destinata a svilupparsi ed evolversi per rispondere meglio alle esigenze dei bambini e della società.

Infine, abbiamo sottolineato il ruolo essenziale svolto dalle assistenti all'infanzia nel futuro dei bambini. Il loro contributo alla salute pubblica e all'educazione e al benessere dei bambini è inestimabile. Svolgono un ruolo importante nella prevenzione dei problemi di salute dei bambini e nella sensibilizzazione dei genitori sulle buone prassi.
In conclusione, questo libro ci ha permesso di comprendere la ricchezza e la diversità della professione di assistente

all'infanzia. Si tratta di una nobile professione in continua evoluzione, che richiede solide competenze tecniche, interpersonali ed etiche. Offre interessanti opportunità di specializzazione e di avanzamento, svolgendo al contempo un ruolo cruciale per la salute e la felicità dei bambini.

Che sia già nella professione, in formazione o semplicemente appassionato del mondo dei bambini, questo libro è un invito a immergersi nel cuore dell'assistenza all'infanzia, con una visione completa e stimolante di una professione gratificante ed essenziale. Insieme, lavoriamo per un futuro migliore per i nostri piccoli, valorizzando e sostenendo questa professione così preziosa per loro.

Conclusione generale

In conclusione, possiamo dire con certezza che la professione di assistente all'infanzia è molto più di una semplice professione, è una vocazione dedicata al benessere e allo sviluppo dei bambini. Attraverso le pagine di questo libro, ci siamo immersi nella storia e nell'evoluzione di questa professione essenziale, che si è adattata ai cambiamenti sociali, medici e tecnologici per rispondere meglio alle esigenze dei bambini e delle famiglie.

Abbiamo esplorato in dettaglio i compiti quotidiani e le competenze tecniche e interpersonali che rendono l'assistente all'infanzia un attore chiave nella cura complessiva dei bambini. Abbiamo anche evidenziato l'importanza della comunicazione empatica con i genitori e le famiglie, nonché il rispetto dei principi etici e deontologici per una pratica professionale esemplare.

Le testimonianze toccanti di assistenti all'infanzia con esperienza ci hanno aiutato a capire l'impatto duraturo di questa professione sulla vita dei bambini e delle loro famiglie. Le loro esperienze ci hanno ispirato e ci hanno insegnato lezioni preziose su come avere successo e prosperare in questo campo.

Abbiamo anche discusso le sfide e le opportunità che la professione deve affrontare, evidenziando le entusiasmanti prospettive per il futuro. I progressi medici, le opportunità di specializzazione e il crescente riconoscimento dell'importanza del ruolo degli assistenti all'infanzia ci mostrano che questa professione è destinata a svilupparsi ed evolversi per rispondere meglio alle esigenze dei bambini e della società.

Infine, abbiamo sottolineato il ruolo essenziale svolto dalle assistenti all'infanzia nel futuro dei bambini. Il loro contributo alla salute pubblica e all'educazione e al benessere dei bambini è inestimabile. Svolgono un ruolo importante nella prevenzione dei problemi di salute dei bambini e nella sensibilizzazione dei genitori sulle buone prassi.
In conclusione, questo libro ci ha permesso di comprendere la ricchezza e la diversità della professione di assistente